现代临床超声诊断实践

沈颜芹 ◎ 主编

黑龙江科学技术出版社
HEILONGJIANG SCIENCE AND TECHNOLOGY PRESS

图书在版编目（CIP）数据

现代临床超声诊断实践 / 沈颜芹主编. -- 哈尔滨：
黑龙江科学技术出版社，2022.11
ISBN 978-7-5719-1679-4

Ⅰ.①现… Ⅱ.①沈… Ⅲ.①超声波诊断 Ⅳ.
①R445.1

中国版本图书馆CIP数据核字(2022)第206340号

现代临床超声诊断实践
XIANDAI LINCHUANG CHAOSHENG ZHENDUAN SHIJIAN

作　　者	沈颜芹
责任编辑	单　迪
封面设计	邓姗姗
出　　版	黑龙江科学技术出版社
	地址：哈尔滨市南岗区公安街70-2号　邮编：150007
	电话：（0451）53642106　传真：（0451）53642143
	网址：www.lkcbs.cn
发　　行	全国新华书店
印　　刷	山东道克图文快印有限公司
开　　本	787mm×1092mm　1/16
印　　张	14
字　　数	331千字
版　　次	2022年11月第1版
印　　次	2022年11月第1次印刷
书　　号	ISBN 978-7-5719-1679-4
定　　价	128.00元

前　言

　　临床医学和数字化技术的飞速发展,让影像技术得到不断提升。超声影像作为影像学的重要内容之一,其检查涉及范围得到大幅度的扩展,按检查解剖结构划分,包括心脏、腹部、盆腔、血管、浅表淋巴、肌肉、骨关节等全身大多数器官和组织。超声医学从单纯的灰阶超声(B超)发展成包括彩色多普勒超声、三维超声、超声造影和介入性超声的综合型检查手段。同时,介入性超声开展的多种微创治疗所显示出的实时性、安全性和有效性等特点正逐步得到临床的广泛认可。为进一步推动临床超声影像的发展,编者编写了本书。

　　本书将临床经验与最权威的参考文献相结合,并尽可能的对所选内容做全面性介绍。全书结构上安排了五篇,其中第一篇介绍了超声诊断基础和超声诊断技术;第二篇介绍了心脏超声诊断,包括心脏瓣膜病、冠状动脉畸形、心肌病等;第三篇则围绕腹部和盆腔脏器疾病进行介绍;第四篇对甲状腺、乳腺、肾上腺疾病诊断进行阐述;最后一篇对介入超声及其他超声诊断进行了补充介绍。通过以上内容,让阅读者掌握各系统常见病和多发病的超声表现,训练观察和独立思维的能力。

　　在编写过程中,由于时间原因以及自身水平的限制,书中难免存在疏漏和不足之处,望广大相关专业同仁提出宝贵意见和建议,共同促进临床超声影像的发展。

编　者

目　　录

第一篇　总　论

第二篇　心脏超声诊断

第一篇 总 论

第一章　超声诊断基础和超声诊断技术

第一节　人体组织超声成像

超声在人体组织中的传播,回声的强弱取决于两种介质的声阻之差、入射超声与界面的角度,并与组织成分有关。

现代超声诊断仪显示实时动态图像,二维超声显示动态切面图、M 型显示实时幅度-时间曲线、频谱多普勒显示实时频移-时间曲线。

一、二维超声成像

二维超声包括线阵、凸阵或相控阵(扇形)等为电子扫描,每秒成像 30 帧以上。探头发射多数扫描线,射入人体,快速扫描被检部位,每条扫描线遇不同声阻的组织界面产生反射、散射回声,由浅入深的回声按序显示在监视器上即成二维图像。

(一)正常人体组织及脏器的结构与回声规律性

正常人体组织从声学特性上分为三类:①人体软组织的声学特性(声速、声衰减等)与水近似属一类;②骨骼;③空气。

1.皮肤及皮下组织的回声规律

均为实性软组织,皮肤深部依次为皮下脂肪、肌肉;胸、腹部深层为胸、腹膜壁层及胸腹腔间隙;四肢及外周则深部为骨膜及骨骼。超声束在经过皮肤-皮下脂肪-肌肉-胸、腹膜壁层-胸、腹腔间隙等上述两种组织间的界面时,产生强弱不等的反射与散射,在声像图上显示界面回声,在一种组织内部根据组织声阻均匀性,决定回声的强弱。

2.实质性组织或脏器的回声规律

实质性脏器如肝、脾、肾、甲状腺、子宫、脑等脏器,表面均有致密的结缔组织包膜,内部结构均匀一致的组织回声弱,如脑及神经组织、淋巴结等;内部结构不均匀的各有一定结构特点,如肝脏呈楔形,外有包膜,内以肝细胞为主,有汇管区,门静脉、肝静脉、肝动脉、胆道各自成树枝状有序分布;超声束经腹腔间隙-肝包膜-肝实质-肝内管道之间的各个界面反射,肝内细小结构间有散射,显示肝声像图。肾脏声像图显示低回声的肾脂肪囊,较强回声的细线状肾包膜,低回声的肾皮质、锥体,较强回声的肾盏及肾盂与肾门。横纹肌由肌纤维、肌束组成,肌束外均有肌膜包裹,形成无数声阻不同的界面,回声明显不均匀。

3.含液体脏器的回声规律

含液脏器如眼球、胆囊、膀胱、心脏、血管等,结构特点为有实性组织为壁,壁厚薄不一,正常脏器壁整齐,腔内液体各脏器密度不一,尿液密度小,依次为胆汁、眼玻璃体(1.010 g/cm³)、血液(1.055 g/cm³)。胆囊、膀胱壁,由外向内为浆膜、肌层及黏膜层,腔内为声阻均匀的胆汁、尿液。经腹超声束先经腹壁各层-肝脏前-肝后缘-胆囊前壁-胆汁-胆囊后壁,声像图上分别显示各界面回声,腔内为无回声区。心脏壁较厚,有特定的结构,腔内血液为较黏稠液体。超声束经前胸壁-胸腔间隙-右室前壁(心外膜-心肌-心内膜)-血液-室间隔-血液-心后壁,各界面均有回声,血液通常为无回声,灵敏度高的仪器可显示血液中的极低回声。

4.含气脏器的回声规律

含气脏器如肺,肺表面有包膜、肺泡壁,肺泡内充气,超声束经胸壁、胸膜到达肺泡壁与气体交界处,因声阻相差悬殊,两者的声强反射系数为0.9989,即99.89%的能量被反射,几乎无能量进入肺内。回声能量在探头—空气之间往返反射多次,反射波在组织中传播能量逐渐衰减,声像图中显示距离相等(胸壁)的多次反射,回声强度逐渐减弱。即超声不能穿透肺内气体,不能显示正常肺内结构及被正常肺遮盖的深部结构与病变。同理,胃、肠胀气时,超声亦无法显示胃肠深部组织。

5.正常骨骼回声规律

正常骨由骨密质构成骨板,含钙质多,与周围肌肉声阻相差数倍,超声束经软组织—颅骨界面声强反射系数为0.32,即32%的能量被反射,二维图上显示强回声。骨板下为骨松质,由骨小梁交织排列成海绵状,超声进入骨松质后在海绵状结构中来回反射、折射,能量被吸收衰减,不能穿透骨骼(除头颅颞侧骨板最薄处外),骨骼后方无超声,称声影。即超声不能显示骨组织的内部结构及骨髓腔,也不能显示骨骼后方的组织或脏器。

(二)病理组织的声学特性与回声规律

病理组织的声学特性可分为液性、实质性、钙化、气体。同一疾病在病程中不同时期的声学特性可不同,回声亦不相同,但不同疾病在病程中某一时期可能出现声学特性类似的病变,如肝脓肿早期炎症为实质性占位病变表现,声像图相似,肝脓肿化脓期为肝内液性占位病变,肝癌巨块型中心可液化、坏死、出血,超声图显示亦为肝内液性占位病变。

1.液性病变

液性病变包括囊肿、积液、脓肿、液化等。单纯囊肿通常液体稀,壁薄、光滑,二维超声显示清晰无回声区,边界清楚,伴有光滑、较强线状回声,呈圆形或椭圆形。积液可为浆液、黏液、血性液或脓液,为清晰或不清晰的无回声区,形状与所在部位有关。脓液与坏死液化如坏死完全为无回声区,坏死不完全则无回声区内常有多少不等的低回声,边界多不整齐,形态不规则。

2.实质性病变

实质性病变,病理上可有水肿、炎性浸润、纤维化、瘢痕、肿瘤、结石、钙化、血栓、斑块等,可以发生在各种组织或脏器内。

(1)水肿:局部组织或脏器水肿,声像图显示局部组织增厚或脏器各径增大,内部回声较正常部位低。

(2)炎性浸润:轻度或慢性炎症超声图像可无异常,急性炎症常局部肿大,炎症局限时如脓肿早期,局部回声增多、增强伴分布不均匀。

(3)纤维化:纤维组织较致密,含胶原较多,声阻较大,在其他组织中有纤维组织增生或局部纤维化,声像图显示局部回声增强,但无声影。

(4)瘢痕:为胶原纤维组织收缩成瘢痕,超声显示局部斑块状强回声。大的瘢痕后方可有声影。

(5)肿瘤：占位性病变，有良性、恶性之分，多呈圆形。良性肿瘤多有包膜，内部结构多较均匀。超声显示有线状包膜回声，表面规则，内部回声多均匀。恶性肿瘤生长快，多无包膜，向周边浸润生长，小肿瘤多为瘤细胞，稍大肿瘤内部有坏死、出血，超声显示肿瘤边界不平或有伪足样伸展，小肿瘤内部多为低回声，稍大者内部回声强弱不一。含液脏器如胆囊、膀胱壁发生肿瘤，多突向腔内。

(6)结石：结石以胆道系统及泌尿系统多见，多含钙盐，超声显示强回声伴后方声影。

(7)钙化：钙盐沉积常可见于结核病灶、风湿性瓣膜病、肿瘤内、动脉粥样硬化斑块中。声像图表现局部回声明显增强并伴后方明显声影。

(8)血栓：可发生在心腔及血管内，由于血栓发生时间不同，内部组成成分不一，声像图显示早期新鲜血栓为很低回声，不易发现，陈旧血栓内有纤维增生或机化，回声明显增强。

(9)斑块：发生于动脉粥样硬化的血管壁，声像图显示斑块回声强弱不一(与组成成分有关)，并向腔内突起。

3.含气病变

(1)含气脏器内病变：肺内任何病变，位于肺边缘，表面无正常肺遮盖者超声均能显示，如肺脓肿、肿瘤等。肺外病变如大量胸腔积液将肺压缩萎陷，超声可穿过少气或无气(实变)的肺组织检查病变。胃内空腹时有气体影响检查，可饮水充盈胃腔后检查观察全胃，肠管亦可充液驱气后检查，不仅可显示胃、肠壁病变，还可显示胃肠后方的胰腺、腹膜后组织及输尿管等病变。

(2)含气脏器穿孔、破裂：胃肠穿孔，胃肠内气体逸出至腹腔，积存在腹腔的高位处，仰卧位可进入肝前间隙，左侧卧位进入肝右间隙，超声检查局部各肋间均显示气体，无肝脏回声，但在低位或改变体位后检查，肝位置正常，表明腹腔有游离气体，超声十分敏感。肺泡破裂，气体进入胸膜腔，超声无法与肺内气体回声区分。含气病变如巨结肠，肠管内充满气体，压力大，触诊似实性肿块，超声从前方(高位)或侧方检查均为强烈气体回声。

4.骨骼病变

骨骼(除颅骨颞侧外)诊断超声无法穿透。骨折即骨组织折断即使是裂缝超声即可从裂缝中穿过，显示骨折线。骨质因病变被破坏如化脓性骨髓炎、骨肿图瘤等，超声可显示病变的大小及声学性质及周围软组织受侵犯情况。

二、M型成像

(一)M型超声

以单声束经皮肤-皮下组织-胸膜腔-心包-心室壁-血液-室间隔-血液-二尖瓣-血液-心脏后壁，在两种结构界面处产生反射，自前向后形成一纵列回声点，随心脏的收缩、舒张而前后运动，此列在监视器上自左向右等速移动，使这列回声随时间展开成为曲线。

(二)正常M型曲线

正常心脏各部位结构如主动脉、心房壁、心室壁、室间隔、二/三尖瓣、主/肺动脉瓣等运动曲线各有其特点，形态、幅度、速度不同，各曲线间的距离随心脏运动时相而变化。心脏收缩期右室前壁及室间隔向后运动，左室后壁向前运动，上述各曲线间距离变小，舒张期则相反。正常二、三尖瓣前叶呈细线样曲线，舒张早期开放最大，形成尖峰，随心室充盈迅速后退至半关闭状态,心房收缩又略开放并迅即关闭,形成第二峰。

(三)病理性曲线

各种心脏疾病受累的部位不同,风湿性心脏病常使瓣膜受损,增厚,纤维化,弹性明显减退,活动僵硬等。M 型超声显示二尖瓣曲线增粗,舒张期尖峰消失呈平顶、城墙样改变。心肌缺血时心室壁回声曲线幅度降低,速度下降。心脏扩大时室间隔与室壁间距离增大等。

三、超声多普勒成像

超声多普勒接收血流中细胞的散射信号频率,减去发射波频率,获得差频(频移),显示血流(血细胞)运动速度(由频移转换成的),称速度显示,以频谱曲线(PWD、CWD,一维)或彩色多普勒血流成像(CDFI,二维)方式显示。接收血细胞散射的能量成像,显示能量多普勒成像(PDI,二维)。

(一)正常血流显示

(1)速度显示:正常心脏及动、静脉内各部位血流速度有一定测值范围。超声多普勒可显示心脏、血管内血流速度、血流方向(动脉系统为离心性、静脉系统为向心性)、血流性质(层流)。血流速度频谱曲线分析,心动周期中瞬间血流速度、加速度、减速度、血流持续时间等参数。

(2)能量显示:低速血流敏感性高,主要用于显示小血管、迂曲血管、正常脏器血管树及末梢微小血管,不能显示血流方向。

(二)病理性血流显示

(1)血流方向异常:各瓣膜口反流、先天性心内外分流及动静脉瘘、窃血(为血管闭塞致远侧血流逆向)。

(2)血流性质异常:湍流产生于血流通过异常狭窄口,如瓣口狭窄、反流、分流、血管腔狭窄,PWD 频谱曲线呈充填型,CDFI 呈多彩镶嵌。涡流产生于血管腔突然膨大的部位,如动脉瘤及假性动脉瘤等,局部血流呈漩涡状。

(3)血流速度异常:频谱多普勒可显示在上述反流、分流及重度狭窄部位远侧血流速显著加快。在狭窄部位近侧血流速度缓慢,静脉血栓形成的远侧血流速度极慢。

(4)能量显示:可显示肿瘤内微小血管。

第二节　多普勒效应

当声源与反射界面或散射体之间存在相对运动时,接收到的声波信号频率与入射波频率存在差别(产生频移),频差的幅值与相对运动速度成正比,这一现象称为多普勒效应。

在生物医学超声学中,常遇到运动脏器的反射界面,如心脏房室壁或散射体(如红细胞)运动。设反射界面以速度 v 向着或背离发射器运动,与声束发射方向成夹角 θ(多普勒角),用同一换能器作为发射器和接收器测得的多普勒频移为:

$$f_D = \pm \frac{2v\cos\theta f V_0}{Vc} \text{ 或 } v = \pm \frac{cf V_D}{2\cos\theta f_0} = k f_D$$

式中,k 为常数。由此可见,频移的幅值与相对运动速度成正比,只要测出多普勒频移 f_D 就可计算出反射界面运动速度 v 及方向,这正是医学超声多普勒测血流的原理。

正常生理情况下,通过心室腔、瓣膜口的血流中,各红细胞流速及流向相近,产生同正负的多普勒频移,音调平稳,称为层流。由于疾病使心内血流受干扰,各红细胞流速及流向产生较大差异,产生的多普勒频移有正有负,且频谱波动范围很大,出现频谱较宽,音调粗糙,即为湍流。这些生理现象均可利用多普勒效应进行方便的检测。

应用多普勒测量时,频谱是重要的信息载体,其重要参数如下。

(1)以频谱图中央基线为零位,基线以上的频移信号为正值,表示血流方向朝向探头;基线以下的频移信号为负值,表示血流方向背离探头。

(2)频谱宽度(频谱离散度)为频移在频谱垂直方向上的宽度,表示某瞬间取样容积中粒子运动速度的分布范围。

(3)频谱幅度用纵坐标的数值表示,代表血流速度的快慢。

(4)频谱相位用横坐标的数值表示。

(5)频谱辉度(亮度)反映了取样容积内具有相同运动速度的粒子数量的多少,数量越多频谱辉度越亮。

第三节 超声波的生物效应

一、超声生物效应的产生机制

超声波的安全性,一直是人们关注的热点。近年来,国内外学者对超声波生物效应的机制和安全性进行了大量的研究。目前认为,超声波生物效应的机制主要是热效应、空化作用和应力机制。

(一)热效应

当超声束通过组织介质时,超声波使介质中的分子振动,而产生摩擦力,在此过程中部分声能被吸收并转换成热能。产生的热量决定于产热和散热的平衡。发射超声的振幅、介质的声阻特征和声波的吸收系数控制产热的量,散热则取决于局部血流的灌注。

控制超声产热的因素包括热耐受、声学参数和组织特征。

引起产热的声学参数有探头的发射能量、发射频率、脉冲重复频率和聚焦等。组织对产热的影响主要是吸收和衰减系数。假设骨质的吸收系数为 3 Np/cm,探头频率为 3 MHz,中等程度的血流灌注,发射声能为 30 mW/cm² 时,骨质的温度可升高 1 ℃。

人体在不同的生理环境下对温度升高有一定的耐受力。然而,动物实验表明,在迅速复制和分化细胞形成器官期间,胚胎和胎儿组织易于受到热损伤。温度升高 2.5~5 ℃ 时,可能导致发育畸形和胎儿死亡。温度升高<1 ℃,持续时间很短时,对胎儿一般无任何损害。

(二)机械效应

声波在媒体内传播时,会出现谐波滋生、辐射压和空化作用,影响作用于生物组织即产生机械效应。空化效应是超声在液体中引起的特殊的物理现象,在不同声场条件下,空化气泡的运动形式也各不相同。一般来说,在线性声场中,气泡随声场频率作小振幅波的球形脉动,这通常称为"稳态空化"。而在有限振幅波声场中,气泡作多模式的复杂运动:随着声强的增加,首先会依次产生二次以上的高阶谐波;在声强达到一定阈值时,还会依次产生 1/2 次分谐波等;当声强更高时,气泡会发生剧烈压缩乃至泡壁完全闭合,此即为"瞬态空化"。此时,气泡将在瞬间产生各种局部极端效应(高压、高温、发光、放电、射流、冲击波等)可能造成生物组织的最大损伤。所以,在考虑与安全性相关的问题时,机械效应实际上主要是指空化效应。

与机械效应密切相关的声学参量主要是声压负压峰值,机械指数(MI)则是评价空化效应发生可能性和影响程度的主要参数,在声波频率不太高时,MI 与声波发射频率基本呈线性关系。

空化阈值是指液体出现空化现象的负压临界值。纯净不含气体的液体的空化阈取决于液体分子之间的内聚力所形成的结构强度,常温下水的结构强度为 -100 MPa。若液体内部存在气体(微小气泡,即空化核)时,空化阈值大大下降。在生物组织内,空化阈值还受许多因素影响而难以简单计算。现有资料表明,无空化核的状态下,人体软组织中的空化阈值约为 8 MPa,有空化核时约为 1 MPa。

近年来,随着超声造影技术的发展,高分子聚合物包膜微泡造影剂已经广泛应用于临床。这种微泡可作为空化核降低液体的空化阈值,为超声诊断安全带来新的隐患。幸好目前研究认为,这种微泡和以往的无包膜微泡(自由微泡)在声场下的行为有很大不同,安全性较高。这种现象产生的原因可能是因为高聚物包膜具有较好的弹性,要使其发生瞬态崩解需要很强的声压才行。

二、超声生物效应的影响

(一)对细胞结构和功能的影响

近年来研究表明:低强度超声通过空化产生的微流使细胞膜通透性增加,促进离子和代谢产物的跨膜扩散,引起细胞电生理和生化方面的改变,从而调节细胞信号传递、基因表达。在此基础上,采用超声破坏微泡的方法,其空化效应在瞬间产生的振动波使细胞膜表面出现可逆性小孔,大幅度增加细胞膜的通透性(声孔效应),外源基因因此能较容易地经细胞膜上的小孔进入细胞内,从而增强外源基因的摄取、转染和表达。

此外超声波能够促进或者抑制细胞增殖,也可以诱导细胞凋亡,超声辐照剂量是主要影响因素。一般情况下,小剂量超声可以促进细胞增殖,大剂量则会出现抑制效应。而超声诱导凋亡可能有两种机制:①热效应:低强度超声被组织吸收后可产生少量热能,使其在不破坏酶的同时通过增强对温度变化敏感的酶的活性,促进细胞代谢。而较高剂量超声使组织细胞过热导致酶的活性破坏,抑制细胞代谢,从而影响基因表达,导致细胞凋亡。②空化效应:较高强度超声通过空化效应使细胞膜、DNA 和其他细胞结构损伤,抑制细胞增殖,诱导细胞凋亡。

(二)对生物大分子和细胞的效应

超声对生物大分子的影响已被证实,主要是超声被大分子吸收所引起。分子量 $>10^4$ 的大分子只记录到去极化作用,而没有腔化作用的发生。分子量 $<10^4$ 的大分子,只观察到腔化作用。分子量愈大,愈容易发生去极化作用。超声强度为 3～5 W/cm² 时,显示水溶性的碱基发生降解。可能的机制是释放的自由基作用于碱基。在溶液中,20 mW/cm² 的声强可以使

DNA 发生降解。根据超声照射条件的不同,溶液中的酶可以被激活或失活。

培养基中的细胞和微生物,在声波的作用下,可以显示细胞从功能失调到细胞破坏的全过程。细胞死亡的主要机制似乎是腔化作用和热效应。在细胞分裂期细胞最易受损。超声照射同样可改变细胞表面的电荷、增加细胞膜对钾离子的通透性,并可引起细胞膜的结构崩解。声波作用诱发的超微结构的损伤可累及内质网、线粒体、溶酶体、微管和微丝。这些作用的最大可能的机制是腔化作用、热效应和剪切力作用的结果。

(三)对组织、器官和各系统的影响

1.对眼睛的作用

动物实验超声所致的眼损伤包括晶状体浑浊、虹膜水肿、眼内压增高、玻璃体溶解、视网膜萎缩、视神经受损等。损伤的类型、部位和范围由多种因素决定,其中包括声强、时间-强度关系、照射的频率和超声的方式,如连续波和脉冲波等。这些作用的机制似乎是热效应。

2.对肝脏的作用

在哺乳动物的肝脏,实验性声波作用可产生多方面的损伤。这些损伤包括细胞的损害、超微结构的崩解如:线粒体的损害、DNA 的减少、RNA 的增加、脂肪的降解、葡萄糖的损耗等。重庆医科大学王智彪等经实验研究证明高强度超声照射动物肝脏,聚焦区可出现肝组织块状坏死。

3.对肾脏的作用

声强在 1 W/cm^2,频率为 880 kHz～6 MHz,照射时间为 1 秒～20 分钟,对肾脏的损害包括肾小球和肾小管的功能改变、出血、水肿和肾脏体积缩小等。热效应机制可能是其主要因素。

4.甲状腺

动物甲状腺在 0.8 MHz 频率,0.2～2 W/cm^2 声强的作用下证实其摄碘率减低、滤泡减小和甲状腺素水平降低。

5.中枢神经系统

动物实验表明脉冲波超声可引起神经系统损伤和出血。哺乳动物的胚胎神经组织和白质较成年动物的神经组织和灰质易于受损。较低的声强和较长时间的照射可产生热效应,腔化作用在高声强和短时间照射时产生。0.5 W/cm^2 声强的连续波可以引起神经系统传导速度和动作电位的变化。

6.血液

足够的声强可以影响所有的血细胞和血小板,离体超声照射时其形态出现改变、水肿和聚集。红细胞经高声强照射后,显示红细胞功能减低、膜的通透性发生改变、表面抗原的丢失和氧合血红蛋白离解曲线的位移。白细胞则表现为吞噬细菌、溶解细菌和氧的利用能力下降。

7.胎儿发育的影响

许多学者对诊断用超声对胎儿发育的影响进行了研究,发现由于超声强度较小,无明显的不良反应,未导致胎儿生长迟缓、流产、胎儿畸形(骨、脑和心脏)和行为异常等。重庆医科大学经实验研究证明:治疗用的高强度超声照射猴的妊娠子宫,可引起流产。

(四)生物学效应的流行病学研究

总的看来,诊断用超声的频率高,功率很小,在 15 mW/cm² 左右,且为断续发射,每次脉冲持续时间仅 5～7 微秒,检查时间短,一般为 10 分钟左右,故对组织无任何影响。这已被不少作者的动物试验所证实。美国超声医学学会生物效应委员会(AIUM)对此问题曾提出如下的意见:"强度低于100 mW/cm² 的几兆频率的超声,目前未证实对哺乳动物组织有明显的生物效应。超声辐射时间短于 500 秒,只要强度与辐射时间的乘积<50 J/mm²,即使再高的强度亦未见明显影响。"因此,多数学者认为超声波检查是一种无痛苦、无损伤的检查方法。

所谓诊断超声的安全阈值剂量主要是指产科超声诊断的安全阈值剂量问题。这个问题自20 世纪 80 年代以来变得十分重要而引人注目,其背景之一是目前诊断超声在产科的应用范围迅速扩大,用于产科的超声诊断仪,一般声强为零点几毫瓦至几十毫瓦(mW/cm²),用于腹部扫描的探头频率为 3～5 MHz,腔内探头为 5～7.5 MHz,随着近年对仪器分辨力要求的提高,仪器功率有增大的趋势,并出现了超宽频带探头。其次是诊断超声设备输出的瞬态声强有时竟可能高达 1000 W/cm² 以上。这样高的声强足以能够在那些含有空化核的生物体内产生空化。Carstensen 指出:"空化引起的效应可能是很局部的,只损伤其周围的几个细胞。对于人体大部分器官或生物流体而言,损伤少量细胞不会影响到健康。但唯一例外的是涉及人体的生殖细胞,或处于发育敏感时期的胚胎或胎儿,在这种情况下,即或是损伤几个细胞,人们也是难以接受的"。因此,诊断超声安全阈值剂量标准的建立,应该是基于对产科临床超声诊断大量的科学研究,而这正是国际上研究的空白。西安医科大学巩岩等率先在国内完成了首例临床研究,其研究结果引起了国际医学超声界的积极反响。近 5 年来,研究成果的一个重要突破,是把研究内容从诊断超声辐照对胎儿发育环境(如绒毛组织)的影响,进而深入对胎儿本身某部分器官的影响。从这些研究结果中,大体上可以得到如下的安全阈值剂量提示:对于现有的多数超声诊断设备,其输出超声的定点辐照时间如超过20 分钟,即会对胚胎的发育环境(如绒毛组织)乃至胎儿本身造成损伤。个别研究甚至表明,定点辐照胎儿眼球 5 分钟即可导致角膜的局部水肿。

鉴于此,我国学者冯若指出,在产科使用超声诊断技术应认真坚持积极而谨慎的科学态度。具体而言,应遵循如下各点。

(1)只有在特定的医学指征条件下,才可进行妊娠期的超声检查。

(2)妊娠期的超声检查应严守使用最小剂量的原则,即在保证获取必要诊断信息的前提下,使用的声强尽量小,辐照时间尽量短。

(3)以商业或教学为目的胎儿超声成像,以及为鉴别胎儿性别的胎儿成像,应严加杜绝。

(4)对于 3 个月以内的妊娠早期除非有特殊需要,一般不宜进行超声检查。即使对孕龄>3 个月的胎儿脑、眼、骨髓及心脏等部位,如必要做超声检查时,超声辐照时间亦应控制在 3～5分钟之内。

(5)对每一位从事临床超声诊断的医生进行业务培训时,其培训内容应包括有关超声生物效应及超声安全诊断剂量的知识。

第四节　实时二维超声

实时二维超声仪通称 B 型超声仪,是当前超声成像检查的主体部分,应用极为广泛和深入。自20 世纪50 年代初 Howry 和 Bliss 首次报道应用这一新的超声成像技术以来,随着科技的进步,在技术上有三次重大的突破,第一次为 B 型超声双稳态显示到"灰阶"显示,使图像具有更丰富的层次,提高了对病变的分辨力。第二次为"实时"技术的出现,使图像由静态到动态,不仅能显示动态结构,而且使成像检查更加方便和快捷,扩大了超声的应用范围。第三次突破即是微型电子计算机更广泛地与超声技术相结合,使超声设备的全数字化和多功能超声仪的成功应用,促使超声诊断技术向更高水平发展。

一、实时二维超声的工作原理

实时二维超声仪实属亮度调制型,系将回声信号以光点亮度或辉度形式加以显示,故名 B型超声。

(一)实时二维超声仪的结构与工作原理

B 型超声仪主要由超声换能器即探头和主机(包括脉冲信号发射和接收系统、显示与记录)以及电源等部分组成。将仪器发射系统产生的短促高频电脉冲信号转化成高频机械振动,即由逆压电效应产生超声信号,并通过体表向人体组织器官内发射。探头随即接收体内多种不同界面反射回来的强弱不同的信号(机械振动),即由正压电效应转换成高频电信号。超声仪的接收系统将高频电信号加以接收和放大,通过对数放大器压缩动态范围,经过时间增益补偿(TGC)、灰阶变换等前处理和后处理,并经过数字扫描转换器(DSC),将探头扫描获得的系列回声信号变成视频信号,同时在荧光屏上显示出来。这种人体内部组织器官系列回声通过超声扫描构成反映人体局部断层切面图,即声像图。

1.主控电路

主控电路即同步触发信号发生器,由它周期性地产生同步触发脉冲信号,分别去触发发射电路与扫描发生器中的时基扫描电路。其触发脉冲的重复频率即决定其超声脉冲发射的重复频率。

2.发射电路

当受主控电路触发后,便产生高频电脉冲去激发换能器(探头),换能器受到激发后,即发射一定频率和宽度的脉冲超声波。发射频率通常由压电晶片的材料特性和厚度决定,而频宽则取决于探头的结构及发射电路的阻力。

3.高频信号放大电路

当换能器向人体发射出脉冲超声波之后,即接收其来自人体内的超声回波并将其转换为高频电信号,继而通过高频信号放大电路放大。高频信号放大电路一般具有 120 dB 以上的增益和足够大的带宽。在该电路中设有时间增益补偿(TGC)电路等。

4.视频信号放大

B 型超声成像的主要原理是将单条声束传播途径中遇到各个界面所产生的一系列散射和

11

反射信号,在示波屏时间轴上以光点辉度(灰度)表达。声束顺序扫切脏器时,每一单条声束线上的光点群按次分布连成一切面声像图。

B 型超声仪器的工作过程:首先由探头内的压电晶体,回波电信号经高频信号放大器放大后,再由检波器进行检波。回波信号中含有返回目标的多种信息,包括幅度、频率、相位等。一般多采用幅度检波,但随着电子技术的发展采用多声束形成技术,即利用接收声束间的相位信息等,从而提高成像质量。检波后的视频包括信号,频率较低,需经过视频信号放大器作适当放大,然后加至显示器的极上进行图像的亮度调制(DSC),即在其信号合成及 A/D 转换后,经视频放大调节显示器的亮度。

5.扫描发生器

扫描发生器产生的扫描电压加至显示器的偏转系统上,使电子束按一定的规律扫描。

6.显示器

通常采用的为阴极射管(CRT),或液晶显示器,从人体反射回来的超声信息最终从显示器荧光屏幕上展示为图像,高分辨力的彩色显示器,一般采用逐行扫描,无闪烁,图像稳定,清晰。

根据成像和显示方式不同,分为静态成像和动态或实时成像以及灰阶或双稳态显示。静态成像图像展示范围较广,图像较清晰,但成像速度慢,检查时间长,现已很少使用。目前应用最为广泛者为实时(帧频大于 30 f/s)及灰阶(灰阶数大于 64)仪器。

(二)超声换能器

关于超声换能器根据晶片的个数,分为单晶片和多晶片,前者用于 A 超、M 超及机械的扇扫 B 超仪中,但目前已很少应用,后者即用于线阵、凸阵、相控阵和环阵等电子扫描换能器中。

线阵探头:将多个晶体片组成若干个阵元沿一直线排列,并用电子开关按一定时序将激励电压加至某些阵元上,发射出一束超声,同时由电子开头按一定时序去接通某些阵元接收反射回的超声信息,由此形成声束扫描。高频的线阵探头主要适用于浅表小器官的检查。

凸阵探头:晶片是沿圆弧排列并按一定组合和顺序工作,向外发射并按超声脉冲的换能器阵,其内部结构类似线阵,只是各窄条晶片均匀分布在凸形圆弧上,其振动面的法线是呈扇形辐射状的,其波束以扇面扫描故呈扇面显示图像。凸阵扫描介于线阵扫描和相控阵扫描之间,故应用范围较广。

相控阵探头(扇形探头):利用雷达天线的相控阵扫描原理,通过适当调整,控制各单元激励信号的时相,以实现声束偏转的换能器阵为主体的超声探头。其扫描声束呈扇面,接触面小,远区视野广阔,故适于心脏的超声检查。

还有根据不同需要设计的各种专用探头如经食管、经直肠、经阴道等特殊的腔内探头以及为了借助声像图指导穿刺用的穿刺和术中探头,尤其是超高频探头的应用(20~40 MHz)。采用 20 MHz 频率的体表探头,可以进行皮肤的厚度、层次及弹性的测定。导管式的腔内微型探头,外径仅 2 mm 可作心脏冠状动脉、胆管和胰管内成像。有的甚至不用机械传动方式,而在人体外用磁场控制其旋转,从而进行管腔内无线超声成像。

(三)二维图像的分辨力与二次谐波成像

近年来随着高新超声工程技术的发展,诸如全数字化声束形成技术和信息处理技术以及二次谐波成像等新技术的应用,大大地提高了图像的分辨力与清晰度。

二维图像的分辨力包括如下几种。

1.空间分辨力

空间分辨力即细微分辨力,它与声束特性和像素的数量有关,纵向半波长愈短发射频率愈高,其轴向分辨力愈好;侧向声束(长轴,短轴)愈窄或愈细,其侧向分辨力愈好,亦即细微分辨愈高。

2.对比分辨力

对比分辨力指能显示器官组织回声信号间微小差别的能力,其与灰阶级数有关,灰阶级数愈多,其对比分辨力愈好。常用的有 64 级,128 级和 256 级灰阶等。

3.时间分辨力

时间分辨力即单位时间成像的帧速率,其帧速率愈高(一般为 30 帧/秒),时间分辨力愈好,愈能真实地反映活动脏器的瞬间变化情况。

二次谐波成像技术即利用超声波在人体组织中传播、反射(和散射)均具有非线性效应,使发射的基波 f_0 会出现谐波频率。当接收时提取 $2f_0$ 的谐波回声信号,包括自然组织谐波与造影剂的谐波信号。在实际的谐波接收过程中,采取多种技术措施使二次谐波与基波相分离,而提取纯净的谐波成分。

谐波成像在成像困难的患者中,可提高信/噪比改善组织的对比分辨力、空间分辨力、消除近场伪像提高图像的清晰度。

二、检查方法

(一)检查前的准备

一般的超声检查不需特殊准备,但在腹部检查时为了避免胃肠内容物或气体的干扰,一般应在空腹时进行。必要时需饮用温开水充盈胃腔,以此作"透声窗"进行检查。在经腹妇产科或盆腔部位检查时亦同样适度充盈膀胱,以避免气体干扰。

(二)检查时的体位以及常用的扫查切面

超声探测时常规采取仰卧位,也可根据需要取侧卧位或俯卧位、半卧位或站立位。露出皮肤,涂布耦合剂,探头紧贴皮肤进行扫查,常用的扫查切面如下。

(1)矢状面扫查(纵切面的一种),以扫查面由前向后并与人体的长轴平行。

(2)横向扫查(横切面,水平切面,)即扫查面与人体的长轴垂直。

(3)斜向扫查,即扫查面与人体的长轴成一定角度。

(4)冠状扫查(冠状切面或额状切面,属纵切面的一种),即扫查面与腹壁和背部平行或与人体额状面平行。

(三)扫查的手法

在操作过程中,使用探头常采用以下四种手法。

1.顺序连续平行断面法

顺序连续平行断面法即"编织"式扫查法,在选定某一成像平面后,依次将探头沿该平面平行移动作多个平行的断面图像,可从各个连续的图像中,观察分析脏器轮廓、内部结构及病灶的整体情况。

2.立体扇形断面法

立体扇形断面法即定点摆动扫查法,在选定某一成像平面后,不移动探头在体表的位置,而以顺序改变探头与体表之间的角度时,可在一个立体的扇形范围内,观察分析脏器及病灶的整体情况。

3.十字交叉法

十字交叉法即纵横平面相交扫查法。对某一切面为圆形的图像为了鉴别是圆球形还是管状,可采用十字交叉法的纵横切面相交予以鉴别。此外,在对病灶中心定位穿刺引导时,亦可采用此法即十字交叉中心定位法。

4.对比加压扫查法

对比加压扫查法即利用探头加压腹部观察回声有无变化,并对两侧腹部对应部位进行对比以鉴别真假肿块。各种特制的腔内探头使用时,除应严格选择适应证外,须按一定的操作规程进行。

(四)回声的描述与命名

超声图像是由许多像素所构成,像素的亮暗反映了回声的强弱。反映在荧光屏上从最亮到最暗的像素变化过程即从白到灰再到黑的过程称为灰度。将灰度分为若干等级,即为灰阶。在荧光屏上一侧用格数表示灰阶的标志称为灰标。人体被测脏器与病灶的断面图像即是根据各种不同界面的灰阶强度,回声的空间范围和几何形状来加以描述。

1.回声强弱的命名

根据图像中不同灰阶强度将其回声信号如下。

(1)强回声:强回声反射系数大于50%以上,灰度明亮,后方常伴声影,如结石和各种钙化灶等即是。

(2)高回声:高回声反射系数大于20%左右,灰度较明亮,后方不伴声影,如肾窦和纤维组织等为此类回声。

(3)等回声:等回声灰阶强度呈中等水平,如正常肝、脾等实质脏器的回声即是。

(4)低回声:低回声呈灰暗水平的回声,如肾皮质等均质结构即表现为此类回声。

(5)弱回声:弱回声表现为透声性较好的暗区,如肾锥体和正常淋巴结的回声即属此类。

(6)无回声:均匀的液体内无声阻差异的界面,即呈无回声暗区,正常充盈的胆囊、膀胱和肝肾囊肿等即呈典型的无回声区。

2.回声分布的描述

按其图像中光点的分布情况分为均匀或不均匀,不均匀者有:①随机性不均,包括点状、线状和小区性分布不均;②规律性的深度递减。此外,在病灶内部的回声分布可用均质或非均质表述。

3.回声形态的命名

(1)点状回声:回声呈细小亮点状。

(2)斑片状回声:回声聚积呈明亮的小片状,其大小在0.5 cm以下,有清晰的边界。

(3)团状回声:回声光点聚集呈明亮的光团,有一定的边界。

(4)环状回声:回声光点排列呈圆环状。

(5)带状或线状回声:回声光点排列呈明亮的带状或线状。

4.某些特殊征象的描述

某些病变呈现某种特殊征象,即形象化的命名为某征,用以突出或强调这些征象的特点,常用的有"靶环征"及"牛眼征"。即在某些病灶中心呈强回声区而其周围形成圆环状低回声,称晕圈或声晕。在结节外周呈1~2 mm无回声环形围绕者称"暗环"。肝脏肿瘤自肝表面隆起者,称"驼峰"征;肝门部肝外胆管因阻塞扩张后在声像图上形成与肝门部门静脉平行,且管径相近或略宽,即所谓"双筒枪"征。肝内胆管扩张与相应的门静脉构成平行"管道"征。又如,胃肠肿瘤时壁增厚与残腔形成的"假肾"征。宫内避孕环强回声后方出现狭长带状强回声即"彗星尾"征。乳房内或肝内小囊肿无回声区后方回声增强所出现的"蝌蚪尾"征等。

5.病灶后方回声的描述

在某些圆球形病灶声像图后方出现的回声,即回声增强效应和侧后声影、中心声影等。

在超声图像命名时,既要反映回声的差异,又要具有形态学特点并与大体病理改变相联系。

(五)超声图像分析的内容

观察分析声像图时,首先应了解切面方位,以便于认清所包括的解剖结构,并注意分析以下内容。

1.外形

脏器的形态轮廓是否正常,有否肿大或缩小。如系肿块,则其外形为圆形、椭圆形或不规则形,呈分叶状或条索形等。

2.边界和边缘回声

肿块有边界回声且显示光滑完整者为有包膜的证据,无边界回声和模糊粗糙,形态不规则者多为无包膜的浸润性病变。除观察边缘回声光滑或粗糙、完整或有中断等征象外,边缘回声强度也有重要区别,某些结节状或团块状肿块周边环绕一圈低回声暗圈,即"暗环"征或周边为高回声的边缘,即"光轮"征等。仔细地观察病变的形态和边缘,在病变性质的鉴别以及了解肿瘤的生物学活性等均有一定意义。

3.内部结构特征

内部结构特征可分为结构如常、正常结构消失、界面增多或减少、界面散射点的大小与均匀度以及其他各种不同类型的异常回声等。

4.后壁及后方回声

由于人体各种正常组织和病变组织对声能吸收衰减不同,则表现后壁与后方回声的增强效应或减弱乃至形成后方"声影",如衰减系数低的含液性的囊肿或脓肿,则出现后方回声增强,而衰减系数高的纤维组织、钙化、结石、气体等则其后方形成"声影"。另外,某些质地均匀,衰减较大的实质性病灶,内部可完全表现为低回声,在声像图上酷似液性病灶,但无后壁及后方回声增强效应可作区别。

5.周围回声强度

当实质性脏器内有占位性病变时,可致病灶周围回声的改变,如系膨胀性生长的病变,则其周围回声呈现较均匀性增强或有血管挤压移位;如系浸润性生长病变,则其周围回声强弱不均或血管走行中断。肝脓肿则在其边缘与正常组织之间出现从高回声向正常回声过渡的"灰阶梯度递减区"。

6.邻近关系

根据局部解剖关系判断病变与邻近脏器的连续性,有无压迫、粘连或浸润。如胰头癌时可压迫胆总管致肝内外胆管扩张、胆囊肿大以及周围血管的挤压移位,淋巴结或远隔脏器转移灶等。

7.量化分析

量化分析包括测量病变所在位置、数目、范围、大小等,即应用电子游标测量其径线、面积、体积(或容量)和时距四种基本时空度量。另外,还有谱分析,包括灰阶直方图、视频密度分析以及超声多普勒频差分析,对有关血流动力学参数的定量检测等。

8.功能性检测

根据声像图上的形态改变、活动、搏动等进行生理学上的功能检测分析,如应用脂餐试验观察胆囊的收缩功能,空腹饮水后测定胃的排空功能及收缩和蠕动状态以及心脏的各种复杂功能等。

通过以上内容的观察分析,以达到对病变进行定位、定量和定性诊断的目的。但在诊断分析中需要注意以下事项。

(1)对超声成像过程中某些伪回声或伪像要注意识别和避免,如多次反射或旁瓣效应所致的假界面等。

(2)注意临床思维,不能单纯地"看图论病"。因在影像检查中常有"同图异病"或"异图同病"的表现。故必须结合有关临床资料,综合分析。

(3)注意动态观察,以了解其不同病理阶段的变化,同时注意各项影像技术的互补作用,以达到正确诊断的目的。

三、应用的范围与局限性

实时二维超声系超声成像检查的主体和基础。它可提供人体各部位软组织器官和病变及管腔结构高清晰度断层图像,准确地反映其解剖结构和病变的形态学变化。由于成像速度快,对心血管等活动器官,能实时地观察其活动状态,反映其生理功能。在高清晰度断层图像上,叠加显示彩色血流信息,便可无创地检测有关血流动力学参数以及观察组织器官血流灌注状态等。因此,实时二维超声已广泛应用于内科、外科、妇产科、儿科和眼科等临床各科。它已成为许多内脏、软组织器官首选的影像学检查方法。尤其对肝、肾等实质性脏器内局限性病变的诊断以及胆囊内微小的隆起性病变和结石的诊断均有很高的敏感性。在妇产科领域对早期妊娠的诊断和围产医学中的应用均有一定价值。在计划生育、健康体检或防癌普查工作中超声亦已成为重要检查方法。

借助于多种腔内探头、术中探头,对某些微小病变的早期发现,肿瘤侵犯范围的精确定位,有无周围淋巴结的转移等,用以进行肿瘤的分期和制定合理的治疗方案。

超声引导定位穿刺技术即介入性超声诊断与治疗,进一步提高临床诊断与治疗水平。

应当指出,超声诊断也有其局限性,由于超声的物理性质,使其对骨骼、肺和肠道的检查易受到气体的干扰使图像显示不清楚,在应用上受到一定限制。另外,声像图表现所反映的器官和组织声阻抗差的改变只有一定的规律性而缺乏病源学上的特异性,需注意结合其他资料综合分析。此外,超声成像中的伪像亦较多,需注意识别。超声每一切面所显示范围较小,图像的整体性不如 CT 和 MRI。因此,有选择地联合应用或有针对性地选择 CT、MRI 等其他影像技术相互补充也是十分必要的。

第五节　三维超声成像

人体脏器繁多,组织结构各异,检查者为了解其形态、厚度、腔径、空间位置及毗邻关系,需要进行多方位二维超声扫查,在自己的头脑中"构想"出一幅立体图像,才能作出正确的判断。随着计算机及超声探测技术的飞速发展,超声不仅能显示器官的立体形态和动态变化,还可以直接观察血管分布和血流状况,此即三维超声成像。现就其成像种类、图像采集与显示、临床应用价值等介绍如下。

一、三维超声成像的分型

自 1961 年 Baun 提出了三维超声成像的概念,许多学者相继进行了三维超声的理论和实验研究,随着计算机技术的发展,20 世纪 80 年代后期,三维超声应用于临床。三维超声成像大致可分为三大类。

(一)静态三维超声成像

超声扫查时,将不同方位所获取的二维图像按对应的空间位置关系彼此横向连接组合,即为静态三维超声成像。肝、肾、子宫等脏器屏气时活动幅度较小,不同二维图像上各结构位移很少,易于叠加而组成精确清晰的三维图像。这种成像方式简便,发展成熟,在临床上主要用于妇产科及腹部脏器的检查。根据不同需要,可选择多种三维显示方式,表面显示法观察感兴趣结构的表面轮廓,如胆囊、膀胱及胎儿面部等;透明显示法观察实质性脏器内的管道分布及胎儿骨骼等。

(二)动态三维超声成像

如欲显示心脏各结构的活动和毗邻关系,可将多个心动周期中同一时相、不同方位上的二维图像重建为单帧三维图像,再将不同时相的三维图像按心动周期先后顺序显示,即形成动态三维超声成像。此图像像素密集、画面清晰,但因图像采集及重建耗时长,且图像质量受心律、呼吸、肋骨、肺等多因素影响,临床应用有很大的局限性。

(三)实时三维超声成像

为了使三维超声真正应用于临床常规检查,研究者进一步开始了实时三维超声成像的研究。采用专用的三维容积或矩阵探头,采图时无需摆动或移动探头即可直接获取三维图像立体数据库,采样受外界环境因素影响小,成像及重建处理速度大大加快,因而可实现实时显示三维图像,故在临床上的应用得到快速发展。实时三维超声技术帧频虽有大幅度提高,但用于心脏超声成像时在改善图像的分辨力方面仍有待进一步提高。

(四)实时立体三维超声成像

近来,有研究者提出"立体三维超声成像"的设想,它突破了以往三维超声成像的局限性,不再使用二维成像方式显示三维图像,而显示真正的立体三维图像。矩阵型换能器采集到三维图像后,在原图旁侧复制另一与其视角稍有差异的三维图,并将两图编码和叠加,如戴上相应的滤色眼镜观察,不同视角的两幅画面分别成像于左右侧视网膜,信息传入视觉中枢后,根据二者视角差异的大小,将会在观察者头脑中形成一幅立体三维超声图像。这样的超声成像远近层次分明,立体感有了明显改进。

二、三维图像的采集方法

三维图像的获取有两种基本方法,第一种就是采集一系列二维图像并存储,再依据位置及时相信息按序重建成三维图像。第二种方法更为简便、快捷,检查时采用矩阵型三维探头直接采集三维立体容积数据库。

(一)三维超声重建的图像采集

三维超声重建的首要步骤是扫查时采集多个二维图像,三维成像效果取决于二维图像的质量。常用的图像采集方式如下。

1.机械驱动扫查

将探头固定于一机械臂装置上,计算机控制步进马达驱动探头以特定的形式运动,同时采集图像。可作平行、扇形及旋转扫查,前者已少用。

(1)扇形扫查:探头固定,远场沿 Z 轴做扇形运动,采集一系列等夹角呈扇形分布的二维图像,建立金字塔形的数据库,而后插补三维像素,该法主要用于静态三维重建,但远场空间分辨力降低,影响图像质量。

(2)旋转扫查:探头前端换能器晶片围绕某一中轴自动旋转180°,获得一系列等夹角、轴心恒定的锥形分布二维图像。该法采集速度较快,图像非常清晰。如行静态成像,每一旋转方位上只需采图一幅;如欲显示动态三维心脏结构,在每一方位上需采集一个完整心动周期的二维图像,再按心电图所示时序选取 10～20 帧图像,由此建立动态三维锥体形数据库。

2.自由臂扫查

该法利用声学、光学或者电磁遥控装置探测扫查探头的位置与角度,从而确定所获二维图像的空间坐标及方位信息并贮存之,供三维重建用。最常用的自由臂装置为电磁位置感受器和微型磁场接收器。此法扫查范围和角度可调,适合做一次性较大范围复合形式的扫查取样,但易受周围环境磁铁材料和磁场的影响。

(二)三维探头的实时图像采集

随着探头工艺及计算机技术的发展,目前的三维超声多采用专用三维超声探头获取图像,它无需摆动或移动探头即可获取三维数据,成像速度快,可实时获取并显示三维图像。三维超声探头大体上分为两种。

1.机械驱动容积探头

它将超声探头和机械驱动装置组合成完整的组件,机械马达驱动晶片做扇形或旋转扫查获得三维立体数据库。成像方式同上述需重建的三维超声,但由于成像及三维重建处理速度快,可达到实时显示三维超声图像,多用于腹部及妇产科三维超声检查。

2.实时三维矩阵探头

21 世纪初由美国 Duke 大学提出,经 Philips 和 GE 等公司精心研发而成。换能器晶片被纵向、横向多线均匀切割为矩阵(matrix)排列的多达 $60 \times 60 = 3600$(或 $80 \times 80 = 6400$)个微小阵元。后者由计算机控制,发射声束沿 X 轴前进,并按相控阵方式沿 Y 轴进行方位转向形成二维图像,再使二维图像沿 Z 轴方向扇形移动进行立体仰角转向,瞬时之间形成一个立体结构的金字塔形三维图像数据库。因三维扫描速度极快,免除了呼吸和位移的干扰,每秒能建立 20 帧以上的三维图像,故能实时观察运动中的心脏,主要用于经胸或经食管的心脏三维超声检查。

三、三维图像的显示

(一)静态三维超声图像的建立

目前,静态结构的三维超声成像在临床应用中可采用多种显示模式,并可根据需要通过平移、旋转、切割等方式显示局部感兴趣结构。

1.表面成像模式

三维表面成像是利用灰阶差异的变化或灰阶阈值法自动勾画出感兴趣区组织结构的表面轮廓。此法已广泛地应用于含液性结构及被液体环绕结构的三维成像,如胆囊、膀胱、胎儿面部等。由于组织结构与液体灰阶反差大,因此,三维表面成像清晰,可显示感兴趣结构的立体形态、表面特征和空间关系,并可单独提取和显示感兴趣结构,精确测量其面积或体积等。

2.透明成像模式

这种模式是用透明算法实现三维重建,淡化周围组织结构的灰阶信息,使之呈透明状态,而着重显示感兴趣区域的结构,同时保留部分周围组织的灰阶信息,使重建结构具有透明感和立体感,从而显示实质性脏器内部感兴趣区的结构及其空间关系。按照不同的计算方法,透明成像又可分为以下几种模式:最小回声模式、反转模式、最大回声模式、X 线模式及混合模式。

(1)最小回声模式:最小回声模式仅接收容积数据库中声束方向上最小回声信息,适合于观察血管、扩张的胆管等无回声或低回声病灶结构。

(2)反转模式:反转模式是在最小回声模式的基础上,反转低回声与高回声的显示(类似于胶片的正片和负片),使低(无)回声结构的显示及测量更加清晰和准确。

(3)最大回声模式:最大回声模式是仅接收声束方向的最大回声信息,适合于观察实质性脏器内强回声结构,譬如肝内强回声的肝癌或血管瘤,胎儿的骨性结构(包括颅骨、脊柱、胸廓、四肢骨骼等),子宫腔内高回声的子宫内膜层、宫内节育器等。

(4)X 线模式:X 线模式是接收声束方向上所有灰阶信息总和的平均值,其成像效果类似于 X 线平片的效果。

(5)混合模式:混合模式为以上模式的混合,有利于观察病变组织与周围结构的空间毗邻关系,譬如肝内占位病变与周围血管的空间毗邻关系。

3.多平面显示

多平面显示通常可获得互相垂直的 A、B、C 三平面,A 平面为直接扫查所获纵切面,B、C平面为重建的横切面和冠状面,其中 A 平面图像质量最好,C 平面常规超声无法扫查到。三个平面可任意平移和旋转,对病灶及周围结构关系行细致观察。也可采取类似 CT 逐层扫描的断层超声成像(TUI),采集到全部三维超声图像数据库后,可自定义断层成像的间隔宽度及数目后,同时获得多个平行切面的超声图像。4.彩色多普勒血流显示

彩色多普勒血流显示通过将能量(彩色)多普勒信号及组织信号的复合使用,对组织结构内血管行三维成像,明确其分布、走行、方向及与周围组织关系。

(二)动态三维超声图像的建立

1.三维锥体数据库的建立

动态三维超声图像重建时采用总体显示法,信息量显著增多,其图像质量有很大改进。成像时使用三维图像重建系统将各个方向扫查时所获的数以千计的二维图像上的全部信息尽皆收集,数字化后予以储存,再根据心电图提取心动周期中同一时相各方位上的二维图像重建,并插补立体方位像素,形成单帧静态三维图像,而后汇总各个时相点的图像信息,建立起心脏某一扫查区域内的可以动态连续显示的三维锥体数据库。

2.切割剖析与动态显示

三维锥体数据库建成之后,并不能在荧光屏上直接观察到心脏的立体图像,而仅显示为几个新组成的二维切面。利用平行切割或任意方向切割功能,根据所需观察方位选出基准参考平面,调出其前或其后各层结构的数据,恰当调节阈值、透明度、切面数和旋转角度等三维图像重建参数,并依次累加,建成多层次、多结构、具有灰阶的心脏立体图像,按照各时相的先后顺序依次显示各帧三维图像,此即"动态三维超声心动图"。

二尖瓣前叶脱垂患者,经胸检查二尖瓣口,左图系从左室侧向左房侧观察,显示部分二尖瓣前叶(AMV)向左房凹陷,其部位、范围及程度显示非常清楚(箭头),二尖瓣后叶(PMV)形态正常;右图系从左房侧向左室侧观察,见脱垂的二尖瓣前叶向左房膨出。

此外,二维图像上的彩色多普勒血流信号也可按原来的彩色编码转入三维成像系统,实现动态三维彩色多普勒血流显示。直接观察心内分流与反流的位置、时相、轮廓、范围、周径、行程、长度等,并可准确显示间隔缺损、瓣膜关闭不全及狭窄处血流束的横断面大小与剖面形态。另外,彩色组织多普勒图像也可转入三维成像系统,显示心肌活动的规律、心肌兴奋的起搏点、心电传导的顺序与方向,称为动态三维组织多普勒显示。

(三)实时三维超声图像的建立

1.实时三维金字塔数据库的建立

矩阵探头顶端的换能器由计算机以相控阵方式控制声束的发射和接收。调节各脉冲发射延迟时间,可改变波阵面方向,从而改变声束的倾斜角度及焦距深浅,实现声束的自动转向。当发射的声束沿预定方向 X 轴前进时,可形成一条扫描线(即一维显示);随即沿 Y 轴进行方位转向形成二维图像;再使二维图像沿 Z 轴方向扇形移动进行立体仰角转向,由于声束在互相垂直的三个方向进行扫描,故最后形成一个覆盖靶区各个部位立体结构的金字塔形三维图像数据库。

与此同时,设计者采用全新的 16∶1 并行处理方式获得图像,16 条声束并行扫描,能够在较大容积内提供相当于二维图像扫描线密度的三维心脏图像,同时发射声束的脉冲重复频率大幅度提高,三维图像的帧频亦随之增加。

2.实时三维图像的显示方式

根据实时三维超声心动图的不同扫描方式,可有多种图像显示模式,在每种显示模式下均可通过旋转和切割图像,从多方位实时观察心脏结构。

（1）实时窄角成像：声束扫描线在 Y 轴上作 60°方位转向、Z 轴上作 30°仰角转向扫描，获取结构大小为 60°×30°的立体数据库及三维超声心动图。这种方法为真正的实时三维成像，快速清晰，图像直观，伪像很少。缺点是图像显示范围偏小，观察范围较大的结构会出现图像缺失。部分超声仪器中，也可根据需要调整该显示模式的宽度与深度，但保持立体数据库的总体大小不变。

（2）全容积宽角成像：全容积成像图像由紧邻的四个 15°×60°实时窄角图组合相加，形成 Y 轴与 Z 轴方向转向均为 60°，即 60°×60°的"金字塔形"数据库。这种成像方式获取的数据范围大，能包含较大范围的结构，对观测心搏量、心肌重量、心壁动态、心肌灌注造影等有很大帮助。缺点是图像由先后 4 个心动周期的实时三维图像组合，属于"准实时显示"，受检者心脏移动及呼吸动度大、心律不齐时可出现衔接错位。

最近，有超声厂家采用瞬间四维容积采集法，实时三维图像采集速度快，一个心动周期即可收集 20 幅以上 90°×90°心脏动态数据。因无需多幅组合，故无缝隙与错位现象，观察时不受心律失常的影响。

（3）三维彩色多普勒血流窄角成像：三维彩色多普勒窄角显示方法与"全容积"成像类似。采图时在连续心动周期中选取相间的 7 个紧邻的纵宽 30°，厚度约 4.3°的实时窄角数据库，组合成大小为 30°×30°的"方锥形"数据库。此种准实时显示方式能在三维空间中同时显示彩色多普勒血流信号及周围组织灰阶信息，反映心内异常血流的位置、时相、方向、长度、宽度、面积、流量、起止点和严重程度，并能用三维图像处理软件对反流和分流进行比较精确的定量。但此成像方式成像范围亦小，且可出现衔接错位。三维彩色多普勒血流也可采用瞬间四维容积法成像，一个心动周期即可采集一幅宽角三维彩色多普勒血流图像。

（4）实时三平面成像：该成像方式使用矩阵型换能器实时采集并显示心脏相互交叉的三个切面，获得同一周期、同一时相、不同切面上的心脏解剖信息，而后在夹角之间插补数据，建立三维超声图像数据库。三平面之间可以相互调整角度，以获得操作者理想的结构显示。该成像法虽含有众多插补信息，精确度有所降低，但因能实时成像，在较大范围内快速显示心脏整体形态及心壁运动，在检测心脏功能和室壁活动方面具有重要意义，尤其在存在心律失常的情况下。实时三平面成像还可以在彩色多普勒模式下实现，多平面观察心内异常血流。结合组织多普勒、组织同步化成像、组织应变（应变率）、组织追踪成像模式还可多参数评价心脏室壁运动状态及激动顺序。

（5）立体三维成像：该成像方式参照立体电影的原理，使用单个矩阵型换能器获取单幅实时窄角或全容积宽角三维图像，同时复制出另一稍有视角差异的三维图，并模拟人双眼视差叠加两个三维图，形成一全新的立体视觉超声图像。裸眼视之，觉图像模糊，双影重叠，但配上左红右绿滤色眼镜观察，将会在观察者头脑中形成一组轮廓结构清晰、远近层次分明、立体感极强的新型三维超声图像。

其他的实时三维成像方式还包括三维超声与其他超声技术的结合，如三维室壁运动斑点追踪成像、心肌声学造影的实时三平面成像等。

四、三维超声的临床应用

三维超声成像提出之后，已经在诊断上发挥了良好的作用，现就此法在临床上的主要应用对象、诊断价值及潜在功能予以说明。

(一)静态脏器的检查

1.静态脏器的三维超声定性诊断价值

(1)脑部疾病:婴幼儿及胎儿囟门开放,透声良好,三维超声可显示大脑镰、大脑、小脑与脑室的形态、对称性、径线等参数,在诊断脑积水、实质病变方面有重要作用。彩色多普勒三维检查时对 Willis 动脉环的构成、血管分布、血流走向与缺血部位等均能清晰显示。

(2)眼球:眼球内含液体,使三维成像效果非常理想。临床业已证明三维超声对眼内外肿物与异物、晶状体混浊与脱位、玻璃体病变,特别是对视网膜脱离诊断准确,而且有助于对手术效果的判定,受到临床的重视。清晰显示眼动脉及视网膜动脉立体彩色三维血流,将可精细地确定缺血与出血的部位与范围。

(3)胃:胃为空腔脏器,充盈液体后超声易于探测。将胃腔黏膜的鸟瞰图和胃壁断面图相结合,不仅能观察黏膜表面溃疡的大小、深度、边缘形态,而且可以了解病变厚度、浸润的范围和层次,这些数据在诊断上有重要意义。三维彩色血流成像对溃疡出血和静脉曲张也可能有所帮助。

(4)胆囊:胆囊亦为充满液体的空腔结构,故用三维超声检查囊壁厚度、黏膜表面状况,囊腔是否萎缩或扩张,其内有无结石、息肉、肿瘤等有较大作用。以三维图像观察增粗的胆管树,能更容易地识别扩张分支的归属,判断阻塞的部位。

(5)肝脏:肝囊肿与脓肿超声诊断早已成熟,而对肝癌等占位性病变的超声诊断有时仍感困难。三维超声能从不同方位观察肝脏表面和边界轮廓,肿物的立体形态、径线、数目和邻近关系。彩色三维多普勒成像可显示的肝内血管分支或属支较灰阶方式显示的肝内血管级别更高,同时可观察血管的粗细、分布及其对邻近动静脉的压迫,为诊断提供重要的参考意见。

(6)肾脏:探测肾脏的整体大小形态,观察实质内有无肿物,特别在显示珊瑚树样肾盂积水时,三维超声能清晰显示扩张肾盂的轮廓、鹿角状外突的肾盏,并有可能显示结石的部位。

(7)膀胱:充盈的膀胱呈椭圆形,内壁平滑,当出现占位性病变时能清晰显示肿物的位置、轮廓、形态、大小、数目、内部结构、浸润的层次与深度,对了解肿瘤性质有较大帮助。

(8)子宫与附件:对于子宫实质性肿瘤的诊断,三维超声有一定辅助作用。三维超声宫腔造影尚可直观显示子宫内膜息肉、黏膜下肌瘤的形态。对早期妊娠可根据三维图像上宫腔大小、羊水多少、胚胎形状作出诊断。卵巢和输卵管病变(特别是存在液体时)可显示其立体外形、内部结构、肿物分隔、囊壁突起和液体混浊度等。三维超声显示子宫冠状面能更清晰地描述子宫及内膜形状,明确双角子宫、纵隔子宫等子宫先天畸形,显示宫内节育器的形状及位置。

(9)胎儿及其附属物:胎儿与脐带浮游于羊水之中,形成良好的超声界面,故三维超声能清晰显示其头部轮廓(有无脑积水或是否无脑儿)、面部形态(有无眼、耳、鼻、唇、上腭畸形);用透明显示法可观察脊柱与脊髓有无畸形、弯曲或膨出。可全面立体的检查胎盘的大小、厚度、钙化程度、血管分布与供血情况,另外对前置胎盘或胎盘剥离的诊断也有价值。

三维彩色多普勒及能量多普勒成像可清晰显示脐带在羊水内的空间结构与形状,观察脐带有无过长过短,有无项链样的彩色脐带绕颈现象,并可显示胎儿的 Willis 环和颅内循环情况。

(10)血管:利用三维彩色多普勒技术,可以扫查全身血管的形态、走行及与周围组织的空间关系。如显示夹层动脉瘤的立体形态、波及范围、程度,分辨真假腔、判断血流是否通畅;显示门静脉、肝静脉两组血管树的分布与相互关系,有无受压现象,对诊断占位病变、门静脉高压、指导 TIPPS 手术的进行可能有所裨益;观察大静脉腔内有无血栓形成及占位肿物,其效果优于二维图像;检查肿瘤区域血管网的形态、分布、供血量,了解肿瘤的部位、大小及其血流循环状况。

2.静态脏器的三维超声定量分析

三维超声不仅能够多方位全面扫查静态脏器的形态结构,还能够结合相应的在线或脱机分析软件进行定量分析,如使用容积测量技术,能够测量感兴趣区的体积,如移植肾、肿块及监测发育中的卵泡体积等。使用能量多普勒模式的三维彩色直方图可以显示正常和新生血管的血管形成指数(VI)、血流指数(FI)以及血管-血流指数(VFI),使组织内的血管及血流得以量化。

(二)心脏的三维超声检查

1.三维超声心动图的定性诊断

(1)观察心脏形态:采集到心脏的三维容积数据库后,可结合图像的切割与旋转,从不同方位了解心脏各个结构的形态、位置、大小、腔室内径、走向、空间关系、立体方位与活动状态,观察心壁、间隔与大血管的连续状态。

(2)瓣膜疾病诊断:三维超声心动图中能动态观察瓣膜装置的立体结构及与周围组织的关系,同时还可适当转动图像方位,观察二维超声无法显示的瓣口沙盘样立体活动图。宛如将摄像机置于瓣口上侧或下侧观察其瓣膜的整体立体结构,显示瓣膜的形态、厚度及关闭和开放时的活动情况。如风湿性心脏病患者可直观显示狭窄二尖瓣口的形态及动态变化。可准确显示瓣膜畸形,如二尖瓣裂、双孔二尖瓣等。也可区分瓣膜置换术后的反流起于人工瓣环内还是瓣周漏。

(3)先天性心脏病诊断:可多方位显示房、室间隔缺损的有无、位置、形状、直径、周长、面积、类型及与邻近结构的空间关系。如沿间隔附近平行切割,从与之垂直的方向观察,可获得相应部位的房间隔或室间隔的平面图。对于复杂先天性心脏畸形患者,三维超声检查通过剖切,对多个非标准切面观察,能完整显示出病变的复杂空间关系和异常血流走向。

(4)心脏占位病变诊断:对心腔内黏液瘤、附壁血栓、Valsalva 窦瘤及其他肿物,三维超声空间分辨力高,可更准确地检测其位置、形态、大小,确定与心壁结构的关系。

(5)冠心病诊断:实时三维超声心动图结合负荷超声心动图,能够获取同一心动周期内室壁各节段的运动图像,更全面、准确评价心肌缺血和梗死。实时三维超声心动图结合心肌声学造影,能在造影剂注射后短期内获取三维数据库,完成全部心肌灌注区的声学造影成像,从而可全面评价及定量分析各节段心肌的造影灌注情况。三维超声心动图结合组织多普勒技术可形象立体地观察室壁异常活动的部位、幅度、方向和范围。

(6)心脏血流的显示:应用三维彩色多普勒成像可显示瓣膜反流、心内异常分流的起源、时相、方向、长度、宽度、面积、流程、起止点及与周围结构的关系。观察冠状动脉主干、前降支、回旋支、左缘支、右缘支、间隔支以及心肌内血管的立体走向,帮助了解冠状动脉血供情况。

（7）胎儿超声心动图：三维超声能够多角度立体观察心脏各结构及空间位置关系，使用空间-时间相关技术（STIC）获得容积数据后，可对胎儿心脏进行多平面观察和三维重建，可获得较常规二维胎儿超声心动图检查更多的切面及信息，且较少依赖于胎儿位置或检查者经验。

（8）心脏手术和介入治疗的监测：最近，随着探头工艺的改进，经食管实时三维矩阵探头已投入市场使用，可近距离、高质量的采集心脏形态和血流的三维图像。用于监测房、室间隔缺损封堵及修补术、二尖瓣整形术及置换术等。

2.三维超声心动图的定量诊断

三维超声技术采集全部左室容积数据后，使用三维图像脱机分析软件，可无需几何假设直接测量心腔容积和收缩功能，尤其是对于形态不规则的右室与变形的左室腔容积的测量，较常规二维超声心动图更具优势。同时还可结合左室 16 或 17 节段的观察，得出各左室节段的容积及容积-时间变化曲线，进一步评价节段左室收缩功能及左室机械同步性。容积计算法同样可用于计算心肌肥厚时和心脏占位时病变的体积与重量。对于风湿性二尖瓣狭窄的患者，还可在三维数据库中调整、寻找真正的二尖瓣口图像，准确测量狭窄的二尖瓣口面积。对于存在瓣膜反流和心内异常分流的患者，可通过计算三维彩色多普勒血流信号的容积，了解心内异常血流量。

第六节　频谱多普勒

1842 年奥地利数学和物理学家 Christian Johann Doppler 在观察来自星球的光色变化时发现，当星球迎向地球运动时，光波频率升高并向光谱的紫色端移动；当星球背离地球运动时，光波频率降低并向光谱的红色端移动。这种因光波和接收器之间的相对运动而引起的接收频率与发射频率之间的差别称为多普勒频移，这种光波频率变化的物理学效应称为多普勒效应。

日常生活中经常可以观察到波源和接收器之间产生的多普勒效应，例如当火车鸣笛（波源）由远而近驶来时，笛声本身的频率并未变化，但人耳（接收器）却听到笛声变尖即声波频率升高；反之，当火车鸣笛由近而远驶去时，人耳可听到频率固定的笛声变粗即声波频率降低。这种效应同样见于临床多普勒超声心动图的检查过程中。

频谱多普勒是利用超声波的多普勒效应来研究心脏和大血管中血流动力学变化的一种技术，频谱多普勒主要包括频谱型脉冲多普勒、高脉冲重复频率式多普勒和连续多普勒。频谱多普勒是血流动力学定量分析中的首选手段。因此，本章将就常用的频谱型脉冲多普勒和连续多普勒测量血流速度的基本原理和分析方法作一介绍。

一、频谱多普勒的工作原理

(一)脉冲型频谱多普勒

假如组织中的声速为 C，探头的声束方向与血细胞流动的方向之间存在夹角 θ，血细胞的运动速度为 V，探头发射频率为 f_0，则多普勒频移 f_d 可由下列公式得出。

$$f_d = 2f_0(V\cos\theta)/C$$

脉冲式多普勒在很多方面相似于 M 型和二维超声心动图技术。超声换能器作为发射声源发射出一组超声脉冲后,即作为接收器接收反射的回声。接受回声的过程与 M 型和二维超声心动图不同,脉冲式多普勒的接收器并不接受反射的所有回声信号,而是在一时间延迟(T_d)后,才接受反射的回声。已知组织中的声速为 C,那么在时间 T_d 内,脉冲波从探头到达声靶,然后从声靶返回探头的总距离应为 $C \cdot T_d$,而探头与声靶间的距离(R)则为总距离的一半,即:$R = C \cdot T_d/2$。

上式中,R 为产生回声信号的深度。由于声速 C 为常数,因此人为地改变时间延迟 T_d,就可得到来自不同深度的超声反射信号。这种沿超声束的不同深度对某一区域的多普勒信号进行定位扫查的能力称为距离选通或距离分辨力。此区域称为取样容积。取样容积是一个三维的体积,其宽度和高度等于扫查区域处超声束截面的宽度和高度,其长度等于脉冲群的长度即脉冲波的波长和脉冲波数目的乘积。在大多数仪器中,取样容积的宽度和高度是不可调节的,但通过调节发射脉冲波的数目,可达到调节取样容积长度的目的。这就使脉冲式多普勒技术可沿二维超声切面内的不同扫描线,每条扫描线的不同深度以及在每个深度上的不同取样长度进行定位调节,从而可适应对不同区域的血流进行定位扫查的需要。脉冲式多普勒技术的距离选通功能,对于心脏疾病的定位诊断和体积血流的定量分析,是一个十分重要的优点。

脉冲式多普勒技术的主要缺点是所测流速的大小受到脉冲重复频率的限制。所谓脉冲重复频率是指每秒钟超声脉冲群发射的次数,因此亦称为取样频率。脉冲重复频率不同于脉冲频率,后者是指每秒钟内脉冲波的个数,即探头的频率。在脉冲式多普勒技术中,脉冲频率一般为几兆赫兹(MHz),而脉冲重复频率一般只有几千赫兹(kHz)。

如前所述,脉冲式多普勒的换能器在发出一组超声脉冲波之后,需经过时间延迟 Td 后才发出下一组超声脉冲,因此,脉冲式多普勒的脉冲重复频率(PRF)为:$PRF = 1/Td$。

根据取样定理,脉冲重复频率必须大于多普勒频移的两倍,才能准确地显示频移的方向和大小,即:$fd < (1/2)PFR$。

脉冲重复频率的 1/2 称为 Nyquist 频率极限。如果多普勒频移值超过这一极限,脉冲式多普勒所检出的频率改变就会出现大小和方向的伪差,称为频率失真。在脉冲式多普勒的频谱显示中,如果 $fd < (1/2)PRF$,频移的大小和方向均可得到准确的显示。如果 $PRF > fd > (1/2)PRF$,则频谱充填 $(1/2)PRF$ 的范围后又折叠到 $-(1/2)PRF$ 的部分,表现为正负双向的单次折叠,称为单纯性频率失真。

在单纯性频率倒错时,只有频率的方向倒错,将正负方向的绝对频移值相加,仍可得出真实的频率。如果 $f_d > PRF$,则频谱在充填 $(1/2)PRF$ 和 $-(1/2)PRF$ 之后,再次折叠到 $(1/2)PRF$ 的部分,表现为正负方向上的多次折叠,称为复合性频率失真。在复合性频率倒错时,频率的大小和方向都发生倒错,此时,依靠脉冲式多普勒技术已无法确定真实的多普勒频移。脉冲式多普勒的频率失真曾在文献中造成概念的混淆。例如,高速射流本身是一种单向的层流,但利用脉冲式多普勒扫查时,由于频率失真的技术限制,频谱显示为双向的频谱填充,因此这些信号曾被解释为"双向湍流",甚至据此建立了诊断"湍流"的指标,而事实上这些指标只是反映频率失真的程度而已。我们得到脉冲重复频率 PRF 和取样深度 R 之间的下列关系式:$PRF = C/2R$。

由 Nyquist 频率极限,避免发生频率倒错的最小 PRF 为:$PRF = 2f_d$ 合并上两式得:$f_d = C/$

4R 消去 f_d，设 θ 角为 $0°$，得：$RV = C^2/8f_0$。

上式给出了脉冲式多普勒技术的深度-速度乘积公式。这一公式说明,对于给定的探头频率 f_0,脉冲式多普勒的取样深度和测量速度的乘积是一个常数,增大取样深度就会降低流速测值;反之,减小取样深度就会增加流速测值。这是因为,取样深度增大时,脉冲波从探头到达声靶,再从声靶返回探头的时间就要延长,从而降低了脉冲重复频率和流速测值;反之,取样深度减小时,脉冲波往返时间缩短,从而增加了脉冲重复频率的流速测值。扫查深度和流速测值的这种反比关系也是脉冲式多普勒技术的一个重要局限性。

由于脉冲重复频率与取样深度成反比,因此在超声近场取样时,脉冲重复频率较高,探头发射的脉冲群在到达取样部位以后,还要向超声的远场传播,如果在远场有较强的频移信号,这一信号除可在远场检出以外,还可反射回近场,在近场的取样部位再次检出,脉冲式多普勒的这一缺点称为距离不定。例如,在严重二尖瓣反流伴左房扩大的患者,取胸骨左缘左室长轴切面扫查时,将取样容积置于左房内可探及一收缩期射流信号,在同一声束方向将取样容积逐渐移向近场时,可在右室流出道再次探及这一信号,可误诊为右室流出道梗阻。然而,在某些情况下,脉冲式多普勒的距离不定可有助于高速血流的测量。例如,当在远场存在高速血流信号时,由于取样深度大,脉冲重复频率低,脉冲式多普勒扫查时可出现频率失真。如果在同一声束方向将取样容积移至近场,上述信号可再次出现,此时由于取样深度小,脉冲重复频率高,可测得血流信号的最大流速而不发生频率失真。

(二)连续型频谱多普勒

与脉冲式多普勒的单晶片探头不同,连续式多普勒技术使用的是双晶片探头。一个晶片连续地发射高频脉冲波,另一个晶片则连续地接收反射的回声。由于脉冲波的发射无时间延迟,因而在理论上连续式多普勒的脉冲重复频率为无穷大,接收频率与发射频率之差即为多普勒频移,流速测值只取决于多普勒频移值,而不受脉冲重复频率的限制。但实际上,连续式多普勒所测流速值要受到仪器中模数转换器工作速度的限制。尽管如此,在大多数仪器中连续式多普勒可测量大于 7 m/s 的流速,这一测值已可满足临床的需要。连续式多普勒测量高速血流能力,对于心血管疾病的定量诊断,是一个非常突出的优点。

图为主动脉瓣重度狭窄患者的连续多普勒频谱,取样线通过心尖五腔心切面的主动脉瓣环处,记录到主动脉前向加速血流及反流的连续多普勒频谱

由于连续多普勒连续地发射和接收脉冲波,多普勒超声束内的所有回声信号均被记录下来,因此当声束与血流方向平行时,声束内包含的红细胞数量最多,因而出现特征性的音频信号和频谱形态。反之,当声束与血流方向之间出现夹角时,声束内的红细胞数量将锐减,音频信号和频谱形态出现明显的改变。与连续多普勒的声束相比,脉冲式多普勒的取样容积内只包含少量的红细胞,声束和血流之间的夹角并不造成音频信号和频谱形态的显著变化。因此,对于指导声束的方向,寻找理想方向的高速射流,连续多普勒明显优于脉冲式多普勒。

连续多普勒的主要缺点是无距离选通的能力。由于无法确定声束内回声信号的深度,故这一技术不能用于定位诊断。例如,在主动脉缩窄的患者,应用连续多普勒探测降主动脉血流时,可同时测得声束中混合的三种收缩期血流成分:左锁骨下动脉的血流,降主动脉缩窄段上游的血流以及缩窄段下游的血流。连续多普勒的这一缺点称为距离不定。但如果我们所要了

解的是声束内的最大血流速度,如上例中的主动脉缩窄段的最大射流速度,则必须应用连续式多普勒技术。而异常血流的定位诊断需借助于脉冲多普勒或二维超声加以弥补。因此将脉冲与连续式多普勒技术相互结合,不仅可测量高速血流,而且可确定异常血流的来源,从而达到定位和定量诊断的目的。

连续式多普勒的另一个缺点是探头的敏感性较低,主要由于双晶片探头的直径较小,超声束在体内发生较多的衍射所致。

二、频谱多普勒的频率分析和显示

超声脉冲波进入人体后,将产生一系列复杂的频移信号。这些信号被接收器接收并处理之后,还必须经过适当的频率分析和显示方能转变为有用的血流信息。因此,频率的分析和显示技术是频谱多普勒超声技术的重要组成部分。

(一)频率分析技术

脉冲波多普勒的取样容积和连续波多普勒的声束均是具有一定几何大小的立方体,其内众多的血细胞的流动速度和由此产生的多普勒频移值不尽一致,每一时刻多普勒声束内的回声信号将具有多个频率。同时,具有相同流速的血细胞的数量和由此产生的振幅信号也不尽一致,多普勒声束内的回声信号在每一时刻将具有多个振幅。此外,由于血流脉动的影响,信号的频率和振幅将随时间而变化。因而,多普勒接收器所接收的必然是由多种频率和振幅所组成的随时间而变化的复杂信号。显然,为了获得多普勒信号的全部信息,必须实时地分析每一信号的频率、振幅及其随时间而变化的过程。在频谱多普勒超声技术中,频率分析技术主要有以下两种。

1.实时频谱分析

实时频谱分析是应用数学的方法对多普勒信号的频率、振幅及其随时间而变化的过程进行实时分析的一种技术。把组成复杂振动的各个简谐振动的频率和振幅分析出来而列成频谱称为频谱分析,在频谱中横坐标代表频率,纵坐标代表振幅。由于频率与振幅的乘积即频谱曲线下的面积等于信号的功率,因此,这种频谱又称为功率谱。在频谱多普勒超声心动图中,频率代表的是血细胞的流速,振幅代表的是具有该流速的血细胞的数目。因此,功率谱可看作是取样容积或扫查声束内血细胞流速与血细胞数目之间的关系曲线。实时频谱分析包括以下三种。

(1)带通滤波:带通滤波是利用一组带通滤波器进行频谱分析的方法。带通滤波器的作用相当于立体声放大器中的低音和高音控制钮,通过选择性增加低频成分,人耳可听到低音的音乐,若选择性增加高频成分,人耳可感受到高音的音乐。带通滤波器的输出信号转变为电压,电压的高低取决于每一时刻频带中通过信号的振幅的高低,振幅越高,电压就越高,这些电压通过条幅记录器记录为频谱,带通滤波技术可以同时分析和显示每一时刻的多种频率。该技术的主要缺点是频率分辨力较低,不能显示所有的频率成分。随着电子计算机技术的应用,带通滤波技术已被快速傅立叶转换技术所取代。

(2)快速傅立叶转换:任何一个复杂的振动过程均可分解为若干简单的连续性简谐振动,这种复杂的振动过程可以若干个正弦函数和余弦函数之和来表示。同理,任何一个复杂波形均可分解为一系列基本和简单的正弦曲线。这种利用电子计算机技术将复杂信号分解为多个基本信号之和,并加以快速处理的数学方法称为快速傅立叶转换。随着电子计算机技术的进步,现代多普勒超声仪器中的模数转换器的二进位制数字形式输入到快速傅立叶转换后,分解为频率和振幅两个分量,最后组成实时显示的血流频谱。

(3)射频 Z 转换:射频 Z 转换是采用模拟计算机方法进行频谱分析的一种技术。与数字化处理的快速傅立叶转换不同,射频 Z 转换应用模拟斗链式器件进行分析计算,其计算精度与快速傅立叶转换相似,但计算时间更短,可短至 1 毫秒。这种快速的计算对于高速射流的频谱分析是十分必要的。由于采用了模拟计算法,射频 Z 转换对于信号处理的动态范围大于快速傅立叶转换,降低了仪器损耗、体积和造价,已开始应用于某些现代超声仪中。

2.过零检测技术

过零检测技术是较为简单的频率分析方法,是指测量频谱多普勒频移信号与零线交叉的时间间隔。过零检测技术的输出方式是时间间期直方图,其横坐标代表时间,纵坐标代表频率,多普勒频移信号每产生一个过零脉冲,直方图中就出现一个数值点,点与零线的距离代表信号频率的大小。过零脉冲时间间隔越长,直方图中的数值点距离零线就越远,表明频率降低;反之,过零脉冲时间间隔越短,直方图中的数值点距离零线就越短,表明频率升高。因而利用这种方法可估测出每一时刻多普勒信号的频移大小及其随时间的变化。过零检测技术的限制性是:①不能给出每一时刻频率的确切分布范围,因而不能显示取样容积内瞬时流速的分布;②不能给出每一时刻的最大频率,所显示的平均频率明显小于最大频率,因此在利用最大流速计算压力阶差时可导致后者的严重低估;③不能显示频移信号的振幅,无法了解具有相同流速的血细胞数量的多少。由于这些限制性使得过零检测技术只能用于血流的定性判断,而不能用于血流动力学的定量分析,该技术已被前述的实时频谱分析所取代。

(二)频谱多普勒的显示

超声脉冲波进入人体后,将产生复杂的多普勒频移信号,因此,多普勒接收器所接收的必然是具有多种频率和振幅的复杂信号。为了正确显示这种复杂的频率变化,必须进行适当的频率分析和显示,才能转变为有用的血流信息。在现代的多普勒超声仪中,频谱分析一般采用快速傅立叶转换(FFT)的数学方法,最后形成实时显示的血流频谱。多普勒频移信号经过频谱分析之后,通过两种方式输出,一种是音频输出,另一种是图像输出。

1.音频显示

多普勒超声探头的发射频率和接收频率均在百万赫兹以上,因而超出了人耳的可听范围。但接收频率与发射频率之差即多普勒频移的范围一般为 1000～20 000 Hz 之间,恰在人耳的可听范围之内。在多普勒超声仪中,这些信号被放大后输入扬声器,变为音频信号。音频信号在多普勒超声检查中具有十分重要的作用,因为音频信号的变化可以反映血流的性质。音调的高低反映频率的高低,而声音响度反映频移振幅的大小。高速血流产生高调尖锐的声音,而低速血流产生低调沉闷的声音。瓣膜、管壁和室壁运动产生的频移信号振幅高但频率低,因而音频信号的响度大但音调低,与血流的音频信号截然不同。管腔中不同的流速分布亦产生不同的声音特征,这如同我们能从管弦乐队的合奏中听出不同乐器的声音一样。取样容积或扫查声束内的流速分布较均匀时,频率分布窄,产生单调的乐音。血流在流经心脏和大血管的不同部位时,由于血流动力学状态的不同,亦会产生不同的音频信号。对音频信号的正确识别可有助于判断血流的性质和声束的方向。因此,听取音频信号是多普勒超声检查的一个重要组成部分。如同心脏听诊一样,一个有经验的多普勒超声心动图工作者应该能够通过音频信号判断出血流的性质和频谱的形态,也应该能够从血流的性质和频谱形态推断出音频信号的类型。

2.频谱显示

频谱显示是脉冲式和连续式多普勒图像输出的主要形式。通过这种显示可以得到以下五种信息。

(1)频移时间:以横坐标的数值表示,代表血流的持续时间,单位为秒。在不同的仪器中,横坐标相邻两个光点或两条竖线之间距离代表 0.5 秒或 1.0 秒。

(2)频移大小:以纵坐标的数值表示,代表血流速度的大小。单位有两种,一种是以频移的单位——千赫兹(kHz)表示,另一种是以速度的单位——米/秒(m/s)表示。

(3)频移方向:以频谱图中央的零位基线加以区分,基线以上的频移信号为正值,表示血流方向朝向探头;基线以下的频移信号为负值,表示血流方向背离探头。当基线位置调至图像的上限或下限时,流速的测值范围可增大。

(4)频谱辉度:以频谱的亮度表示,反映取样容积或扫查声束内具有相同流速的红细胞相对数量的多少。速度相同的红细胞的数量越多,后散射的信号强度越大,频谱的灰阶也就越深。反之,速度相同的红细胞数量越少,后散射的信号强度就越低,频谱的灰阶就越浅。假设在心动周期的某一瞬间,取样容积中 30% 的红细胞以 0.8 m/s 的速度流动,50% 的红细胞以 0.7 m/s 的速度流动,20% 的红细胞以 0.6 m/s 的速度流动,那么在该瞬间,频谱中 0.7 m/s 处的灰阶最深,0.8 m/s 处的灰阶较浅,0.6 m/s 处灰阶最浅。

(5)频率离散度:以频谱在垂直距离上的宽度加以表示,代表某一瞬间取样容积或扫查声束内红细胞速度分布范围的大小。如速度分布范围大,频谱则增宽;反之,如速度分布范围小,则频谱变窄。在层流状态时,平坦形速度分布的速度梯度小,因此频谱较窄;抛物线形速度分布的速度梯度大,因此频谱较宽。在湍流状态时,速度梯度更大,频谱进一步增宽。当频谱增宽至整个频谱高度时,称为频谱充填。

由以上信息可以看出,频谱显示实际上是多普勒信号的三维显示,频谱的 X 轴(横坐标)代表时间,Y 轴(纵坐标)代表频率,Z 轴(灰阶)代表振幅,因此表达了多普勒信号的振幅、频率和时间三者之间的相互关系,准确明了地显示了多普勒信号的全部信息。这种显示方法对于反映取样部位的血流动力学变化,是一种较为理想的方法。

(三)频谱分析和显示的限制性

1.通过时间效应引起的频谱增宽和振幅失真

虽然利用快速傅立叶转换的数学方法,可实时地分析取样部位或扫查声束内的速度分布,但这一方法也有误差。

Tt 为散射体,即红细胞通过多普勒取样部位的时间,称为通过时间。显然,通过时间越长,主波宽度越窄。当 Tt 为无穷大时,主波宽度等于零。此时主波频率即等于多普勒频移值 fd。反之,Tt 越小,主波宽度越宽主波频率就越确定。在实际情况下,红细胞通过多普勒取样部位的时间不可能无限长,因此 Tt 不可能为无穷大,主波必然保持一定的宽度。这意味着,实际多普勒频移值和多普勒频谱显示的频移值之间并无严格的一一对应关系,一个多普勒频移值在频谱中将显示为一组频移值。这种由于散射体通过多普勒取样部位的时间短暂所引起的频谱增宽,称为时间效应,有时也称为通过时间增宽或通过时间误差。通过时间效应除引起频谱增宽以外,还引起振幅失真。在频谱中每一频率都有其相应的振幅。由于通过时间效应引起频谱增宽,使频率的分布发生变化,从而间接地引起振幅信号的失真,表现为频谱增宽部分的多余灰阶。通过时间的长短主要受两个因素影响:多普勒取样区域的长度和散射体的流动速度。假设取样区域的长度不变,当散射体的流动速度增加时,通过时间 Tt 将缩短,傅立叶转换后的主波宽度因而增加;反之,当散射体的流动速度减低时,通过时间 Tt 将延长,傅立叶转换后的主波宽度因而减少。这说明,在频谱显示中,当流速从零逐渐增加时,频谱的宽度也逐渐增加;在流速的峰值,频谱宽度达到最大;当流速从峰值逐渐减低时,频谱的宽度也逐渐减少。脉冲式多普勒技术具有距离分辨力如果使声束平行于血流方向,散射体的通过长度主要由取样容积的长度所决定,如果取样容积短,则通过时间 Tt 亦短,主波宽度和相对增宽率都将增加。脉冲式多普勒的频谱增宽,以至于将层流误认为湍流。因此,在进行脉冲式多普勒检查时,必须注意取样容积过小所导致的频谱增宽现象。连续式多普勒技术无距离分辨力,散射体的通过长度主要由散射体通过连续式多普勒声束的距离所决定。如果声束-血流夹角很小,则通过长度内可包括20个以上的振动波。此时,通过时间效应所引起的频谱相对增宽率小于5%。

2.取样时间短暂引起的频率误差和振幅失真

在进行频谱分析时,取样区域内不同的流速分布产生不同的功率谱。为了确定取样区域内的频率分布和功率谱,必须假定在信号取样时间内流速不变。但实际上,由于心脏的搏动,血流速度每时每刻都在发生变化。因此,用于信号取样的时间必须足够短暂以减少血流速度波动对频谱分析的影响,一般取样时间不大于 10 毫秒。这一短暂的取样时间将造成频率分析误差,类似于通过时间效应导致的频谱增宽,取样时间越短,频率分析误差越大,但取样时间过长,血流速度的变化又将影响频谱分析的准确性。

3.通过时间效应和取样时间短暂造成频率分辨率降低

如前所述,由于通过时间效应的存在,对于实际的单一频率,频谱分析将给出一组频率,这将降低多普勒超声的频率分辨率。取样时间短暂同样引起频率分辨率的降低。对于具有临床意义的大多数多普勒频移信号,通过时间效应所限制的频率分辨率大于取样时间短暂所限制的频率分辨率。由于通过时间效应是不可避免的,因此一般使后者的频率分辨率等于前者的频率分辨率,在 10 毫秒的取样时间里,进行几次频谱分析,然后将其振幅信号加以平均,以减少取样时间短暂所引起的振幅信号的随机波动。

三、频谱多普勒的检查方法

频谱多普勒超声心动图的正确诊断有赖于对多普勒频谱和图像的正确识别,而高质量的频谱和图像的获得取决于正确的操作方法。本节主要介绍脉冲波和连续波多普勒的检查方法。

(一)检查的指征

1.心脏和大血管疾病的定性诊断

频谱多普勒超声在许多心血管疾病中具有重要的定性诊断价值,这些疾病主要包括:瓣膜性心脏病、先天性心脏病、心肌疾病、冠心病、主动脉疾病和心脏杂音等。

2.心血管血流动力学的定量诊断

频谱多普勒已广泛用于多种心血管疾病的血流动力学定量分析,例如:狭窄性病变压力阶差的测量、狭窄口面积的测量、反流程度的测量、分流量的测量、心脏和大血管内压力的测量、心室收缩和舒张功能的测量以及心脏负荷试验等。

上述方面的应用构成了频谱多普勒检查的主要指征。但是,心脏疾病的正确诊断有赖于心脏解剖结构和血流动力学的综合资料。频谱多普勒不应成为一项孤立的检查方法,而应与影像超声和彩色多普勒血流成像结合起来,成为临床超声心动图检查的一个组成部分。

(二)仪器的使用

下面以彩色多普勒超声仪中有关频谱多普勒的使用加以介绍。大多数超声仪均备有以下调节按钮,各自的调节方法分述如下。

1.频率选择

频率选择用于选择发射脉冲的频率。二维超声和频谱多普勒超声所要求的最佳发射频率之间存在着差别。为获得满意的二维超声图像,应尽可能选择高频率探头,而为获得满意的多普勒频谱,则应尽可能选择低频率探头。

2.多普勒增益

多普勒增益用于调整频谱分析电路中输入信号的强弱。若增益太低,输入信号的振幅变小,部分血流信号丧失,频谱图上仅出现高幅低频的频率成分,而不能显示频谱的完整轮廓;若增益太高,输入信号振幅过大,频谱分析电路饱和,在频谱图上出现同一信号的正负双相的镜像显示以及斑点状噪声信号。增益调整的原则是在频谱图像显示清楚的前提下尽可能地减少噪声信号。

3.范围压缩

范围压缩用于压缩脉冲波多普勒和连续波多普勒的信号振幅范围,使多普勒最强和最弱信号之间的频谱灰阶差距变小。多用于高速射流存在下的最大血流的清楚显示。

4.壁滤波器

壁滤波器用于调整低频信号滤过频率的阈值。壁滤波器阈值的选择取决于检查目的,若扫查低速血流,则应在足以抑制壁运动信号的前提下尽可能地保持低阈值;在扫查高速血流时,滤过频率可适当提高以便清楚显示最大射流速度。

5.信号抑制

信号抑制用于除去脉冲波和连续波多普勒频谱显示中的低振幅的噪声。在正常情况下应尽可能增大信号抑制程度以获得清晰的频谱;在高速射流存在时,抑制功能应尽可能地调低以使频谱上仅出现少许斑点状噪声但又不至于干扰图形的分析。

6.取样大小

取样大小用于调整脉冲波多普勒取样容积的长度。增大取样容积的长度有利于增加信噪比值,减小通过时间效应所致的频谱增宽。调整取样容积大小的原则是:在不影响流速定位的前提下尽可能地增大取样容积的长度。

7.零线位移

零线位移用于增大脉冲波多普勒流速的测量范围。当正向频移信号超过尼奎斯特频率极限时,可将零线向下移位以增大正向流速测量范围;反之,当负向频移信号超过尼奎斯特频率极限时,可将零线向上移位以增大负向流速测量范围。

8.脉冲重复频率

脉冲重复频率用于调整脉冲波多普勒的探测深度与最大可测流速之间的关系。PRF 增加使最大可测流速值增加,但扫查深度减小;反之,PRF 减小使扫查深度增加,但所测最大流速值减低。其调整的原则是:在考虑到检查深度的同时应尽可能地应用较高的脉冲重复频率。

9.角度矫正

角度矫正用于测量声束方向与血流方向之间的角度,并将此角度代入多普勒方程中求出血流速度。尽管大多数仪器目前仍保持角度矫正功能,但一般情况下不应进行角度矫正。

(三)检查的步骤

1.影像超声心动图检查

无论应用何种多普勒超声仪,在进行频谱多普勒检查前均应首先进行 M 型和二维超声心动图检查。其目的如下。

(1)明确心血管的解剖结构和功能状态:当二维超声心动图检查已作出疾病的主要诊断时,频谱多普勒超声检查的目的在于对疾病的血流动力学进行定量分析以及检出可能存在的并发疾病。在二维超声心动图的诊断并不肯定时,频谱多普勒检查的目的在于进一步肯定或排除这种诊断。

(2)确定最佳透声窗的位置:在心脏畸形、扩大或肺部疾病的患者,心脏的透声窗口位置可发生明显改变。利用 M 型和二维超声心动图检查确定最佳透声窗口,可便于频谱多普勒超声检查时迅速获得血流信号。

(3)初步判断血流方向:根据二维超声心动图所显示的解剖结构可大致判断血流方向,便于频谱多普勒检查时较快地达到声束与血流方向的平行。

2.扫查步骤

(1)显示二维切面:利用二维超声心动图顺序显示各个标准切面,并在二维图像的引导下将脉冲波多普勒取样容积置于心腔和大血管中的各个解剖结构进行多点扫查。

(2)扫查湍流信号:利用脉冲波多普勒进行多点扫查中若发现湍流存在,应移动取样容积在湍流区域进行更细微的血流标测,以明确湍流的来源、途径和分布。

(3)扫查高速射流:脉冲波多普勒检查时若在局限性部位记录到双向充填的血流频谱,应改用连续波多普勒明确是否存在高速血流,进而测量最大射流速度。

(4)测量体积血流:利用二维超声和脉冲波多普勒测量经心腔和大血管的血流速度和血流量,以进行血流动力学的定量分析。

3.各标准切面内扫查的主要血流

为了获得血流速度的准确测量,应正确选择扫查切面、取样部位和声束方向。目前的多普勒超声仪,将二维超声与脉冲多普勒技术相结合,使操作者能以在二维图像所显示的解剖结构内确定取样容积的位置。然而,即使对于同一血流,在不同的二维切面内所测得的流速可能并不一致,因此应从多个位置扫查并选择流速测值最高的扫查切面。由于心腔或管腔横截面积的变化以及流速分布的差异,在不同的取样部位所测得的流速亦可不同。为了保证测量的重复性,应使取样部位标准化。此外,二维图像中所显示的解剖结构的走向与声束之间的平面角并不能代替血流方向与声束之间的空间角,因此在测量流速时,以二维超声所显示的解剖结构的走向指引声束的方向也可导致测量误差。另一方面,当声束与血流方向达到平行时,音频信号出现尖锐单纯的哨音,频谱中的高频成分,流速测值较夹角大者为高。经验表明,上述的音频信号和频谱形态的变化,目前仍是判断声束-血流夹角和指引声束方向的最佳方法。

(四)异常血流的定性分析

利用多普勒超声技术诊断心血管疾病,有赖于对心腔和大血管中异常血流的检出。在多普勒超声检查中,血流的异常主要表现在以下四个方面。

1.血流速度的异常

血流速度异常是指所测流速高于或低于正常范围。大多数心脏疾病会产生血流速度异常。例如,二尖瓣狭窄患者舒张期二尖瓣口的血流速度明显升高,扩张型心肌病患者心功能的减退使各个瓣口的流速明显减低。在脉冲多普勒的频谱图中通过直接测量流速的大小,即可识别流速的异常升高或减低。

2.血流时相的异常

血流时相异常是指血流的持续时间长于或短于正常,或者出现于正常情况下不应出现的时相。例如,主动脉瓣狭窄使主动脉血流持续时间延长,充血性心力衰竭使主动脉血流持续时间缩短。在正常情况下,舒张期左室流出道内无血流信号,但主动脉瓣反流可产生左室流出道内的占据整个舒张期的异常血流。在脉冲多普勒的频谱图中,通过观察血流频谱与心动周期之间的关系,即可明确有无血流时相的异常。

3.血流性质的异常

血流性质的异常是指血流失去正常的层流状态而变为湍流状态。例如,二尖瓣反流的血液在左房内产生血流紊乱,形成湍流。主动脉窦瘤破裂的分流在右室内形成湍流等。在多普勒超声检查时,湍流的诊断有赖于脉冲式多普勒和彩色多普勒血流成像。在脉冲式多普勒技术中,湍流表现为多个粗糙的音频信号和高频双向的充填频谱。但利用上述表现诊断湍流时,必须排除频谱倒错、低滤波阈值和增益过强等技术因素造成的伪像。由于湍流中的红细胞向各个方向流动,湍流的检查并不需要声束与血流方向的平行。相反,只要将脉冲式多普勒的取样容积置于湍流区,无论声束与血流方向间的夹角有多大,总是可以检出湍流信号。因此,湍流的定性诊断并不困难,重要的是进一步发现湍流的来源。因为一个部位的湍流可以通过连续和诱导效应导致其他部位的湍流,亦可通过掩盖效应掩盖其他部位的湍流。

4.血流途径的异常

血流途径的异常是指血流流经正常心脏中不存在的血流通道。例如,左房的血流经过房间隔缺损流入右房,左室的血流经过室间隔缺损流入右室。在脉冲式多普勒超声技术中,血流途径的异常表现为在正常情况下无血流信号的部位测得明显的湍流或射流信号。

5.关于双向血流信号的鉴别

在判断血流途径异常时,应特别注意双向血流信号的鉴别。在多普勒超声检查时,双向血流可见于以下四种情况。

(1)应用连续式多普勒检查时,由于声束内存在着方向相反的血流,因此记录到双向血流的频谱。例如,在隔瓣后型室间隔缺损合并三尖瓣反流的患者,从心尖部扫查时,可同时记录到正向的室间隔缺损的分流频谱和负向的三尖瓣反流的频谱。此时,改用脉冲式多普勒技术即可显示不同深度的血流信号。

(2)当声束与血流方向近于垂直时,血流中不同的流速成分可产生双向的血流频谱。例如,在胸骨旁左室长轴切面扫查左室流出道血流时,由于声束和血流的方向近于垂直,可同时记录到正负双向血流频谱。此时,减小声束-血流夹角即可显示单向血流。

(3)当血流速度超过脉冲式多普勒的 Nyquist 频率极限时,产生频率失真,可记录到双向充填的血流频谱,例如,在室间隔缺损时,脉冲式多普勒可记录到充填正向显示范围的双向分流频谱,但实际上分流是单向的。此时,改用连续式多普勒即可显示单向血流。

(4)当多普勒增益过高时,频谱中可出现正负双向的镜像显示。减低多普勒增益即可显示实际的单向血流。

综上所述,利用多普勒超声技术诊断异常血流时,应对血流的速度、时相、性质和途径进行全面的分析。多数心脏疾病可出现多种血流异常,但某些心脏疾病可只出现一种或两种异常,因此不能只强调其中一种异常而忽视其他异常。文献中某些学者曾过分强调湍流的意义,认为多普勒超声的定性诊断就是检出湍流。实际上这种看法是不全面的。首先,多普勒超声心动图学中的湍流并不像血流动力学中的湍流那样严格。如前所述,脉冲式多普勒技术中的湍流是指多个粗糙的音频信号和低频充填的血流频谱。但这些定义都是人为的,且受到频谱倒错、滤波阈值和多普勒增益等多种技术因素的影响。在早期文献中,脉冲式多普勒扫查高速射流时出现的频谱倒错曾被描述为湍流,但高速射流本身实际上是一种层流。其次,虽然多数心脏疾病时出现湍流,某些心脏疾病却无血流性质的改变。例如,在原发性肺动脉高压的患者,多普勒超声检查的唯一发现可能就是肺动脉血流速度和时相的异常,而肺动脉血流仍为层流。在巨大室间隔缺损的患者,通过缺损处的分流为窄带的层流频谱。这说明,血流性质的异常只是血流动力学异常的表现之一。再者,尽管正常心脏和大血管中的血流基本上为层流状态,但在心血管系统的某些部位和心动周期的某些时相,血流性质可变为湍流。基于以上理由,说明湍流的检出虽然是多普勒定性诊断的重要方面,但不是唯一的方面。在诊断湍流时,必须注意排除技术因素导致的误差,在检出湍流后,也必须结合血流异常的其他表现,对其临床意义进行综合判断。

(五)血流动力学的定量分析

多普勒超声技术,为无创性血流动力学的定量分析提供了可靠的方法。目前,多普勒超声的定量诊断主要有以下四方面的内容。

1.血流容积的测量

血流容积是指在单位时间里流经心脏瓣口或大血管某一截面的血流量。在多普勒超声技术中,血流容积的测量是定量分析心搏量、心排出量、分流量和反流量等多种血流动力学指标的基础。

(1)基本原理:利用多普勒超声技术测量血流容积基于如下原理:假设血流以均匀的流速

V 流经横截面积为 A 的圆形管道,那么在时间 t 内,血流在管道中流过的距离为 V·t,而通过管道和血流量 Q 可看作一圆柱体,其容积为:Q＝A·V·t。

由上式可见,只要测量出瓣口或管腔的横截面积、血流速度和血流时间,即可计算出血流容积。然而,人体心脏瓣口和血管管腔并非规则的圆形管道,其横截面积和血流速度将随心动周期而变化,因此,上述原理的应用必须满足如下的前提。

瓣口或管腔的横截面积不随时间而变化:对于心血管的许多部位,如房室瓣口、升主动脉、降主动脉和主肺动脉等,这一前提不能满足。但如果横截面积变化较小如主动脉瓣环和肺动脉瓣环,或者这一变化能加以矫正,例如计算心动周期中的平均面积,则横截面积可视为一常数。为了减小面积的测量误差,应尽可能地直接测量瓣口或管腔的横截面积。但在许多情况下,这种直接测量很困难甚至不可能。如果瓣口或管腔面积接近于规则的几何图形,横截面积可由直径加以推算。

空间流速分布基本一致:这要求在所测量的横截面积上,血流速度比较均匀,即流速分布为平坦形。只有在这种情况下,脉冲式多普勒取样容积所测量的局部流速才能代表整个横截面积上的平均流速。实际上在人体心血管系统的多个部位如房室瓣下、升主动脉、降主动脉和主肺动脉等,空间流速分布并不一致。但对于某些部位如房室瓣环和半月瓣环等,流速分布基本上为平坦形。此时,脉冲式多普勒取样容积中的空间平均流速可以认为代表了血流横截面积上的空间平均流速。即使在这种情况下,由于血流的脉动,空间平均流速仍随时间而变化,因此需要将每瞬时的流速对时间加以积分,上式变为:Q＝A·VI,式中 VI 为取样容积中的空间平均流速积分。一般将脉冲式多普勒频谱中灰阶最深的轮廓线作为取样容积的空间平均流速。这一流速又称为模式速度,利用计算机或求积仪将频谱的上述轮廓线积分,即可求出空间平均流速积分。由于积分得出的面积的单位为 cm²,而频谱中的纵坐标单位为cm/sec,横坐标单位为 sec,因此必须对积分后的面积进行单位换算方能得到流速积分的单位 cm。换算时,首先按下式求出定标系数 C。C＝t·V/L·H,式中 t 为频谱曲线的时间,单位为秒,V 为频谱曲线的峰值,单位为 cm/s,L 为频谱曲线在横坐标上的长度,单位为 cm,H 为频谱曲线峰值在纵坐标上的高度,单位为 cm。由上式可见,定标系数的单位为 cm⁻¹。因此将这一系数乘以频谱曲线积分后的面积即可得出流速积分的单位。

多普勒声束与血流方向的夹角为零,且不随时间而变化:这一前提要求操作者记录到与血流方向平行的最大流速,以避免低估流速。在心脏的多个取样部位,如房室瓣、半月瓣、升主动脉和降主动脉等,可以使声束与血流方向基本平行。为此,必须根据音频信号和频谱显示,而不单纯依据二维图像所显示的解剖结构,仔细调整探头的方向,力求记录到血流的最大频移。虽然在心动周期中,由于心脏的搏动,难以使声束与血流方向始终保持平行,但由此引起的声束-血流夹角很小,若夹角小于 10°,速度测量误差只有 2%,故可忽略不计。

根据公式可计算心搏量,流速积分的含义是每次心搏中横截面积为 A 的血流柱所通过的距离。因此,流速积分又称为每搏距离。

(2)测量方法:主动脉血流量的测量,利用多普勒超声技术测量主动脉血流量的部位尚不统一。文献中报告的测量部位有:主动脉瓣环、主动脉窦、升主动脉近端、升主动脉远端和降主动脉等。但根据体积血流测量的三个前提,目前多数学者认为,主动脉瓣环是测量主动脉血流量的较为理想的部位。

在大多数成人中，利用二维超声心动图直接测量主动脉的横截面积常较困难。由于主动脉的横截面积近于规则的圆形，因此通常测量其直径并由公式求出横截面积（A）：$A=(\pi/4)D^2$。

在文献中，曾利用 M 型和二维超声心动图测量主动脉直径。然而，M 型超声束常不易与主动脉的长轴相垂直，因而有可能高估主动脉的直径。此外，由于升主动脉走行过程中直径有所变化。为此，多采用二维超声心动图测量主动脉直径。

利用二维超声心动图测量主动脉直径时，受试者取左侧卧位，将探头置于胸骨左缘第 2～3 肋间，取左室长轴切面，充分显示左室流出道和主动脉根部。为了避免斜切，应仔细调整探头的角度，力求显示最大直径。在这一切面，超声束与主动脉壁近于垂直，因而可利用超声束的纵向分辨力较为准确地测量直径。如果测量升主动脉直径，则首先冻结收缩期图像，采用电子游标测量主动脉前后壁之间的垂直距离。如果测量主动脉瓣环的直径，则同样冻结收缩期图像，利用电子游标在主动脉瓣叶附着点的水平，测量从主动脉瓣环前壁回声前缘至主动脉瓣环后壁回声前缘之间的垂直距离。我们通常采用后一种方法。为了减少呼吸的影响，应测量至少五个心动周期的直径并加以平均。

主动脉血流速度的测量一般采用脉冲式多普勒超声技术。取胸骨上窝升主动脉长轴切面，将取样容积置于所选择的测量部位，借助于音频信号和频谱显示，调整探头的角度。当听到单纯尖锐的哨音并记录到窄带高速的血流频谱时，表明声束与血流方向相平行。当扫查主动脉瓣环水平的流速时，为避免主动脉瓣的活动对血流信号的干扰，常需将取样容积置于主动脉瓣上水平。同时，取样容积应避开主动脉窦，因为收缩晚期主动脉窦内的湍流常可导致主动脉血流的负向频移。尽管大多数人于胸骨上窝可获得满意的主动脉血流信号，但在少数颈部短粗的患者以及当超声探头的直径较大时，于这一部位扫查常较困难。根据我们的经验，对于扫查的主动脉瓣环水平的流速，心尖区是更为理想的位置。在这一位置取心尖五腔心切面，将取样容积置于主动脉瓣下，首先使声束与左室流出道的方向相平行，然后借助于音频信号与频谱形态，仔细调整探头的方向，常可获得较胸骨上窝更高的流速。由于在瓣下取样，不受主动脉窦内湍流的影响，所获频谱更为清晰。此外，在心尖部扫查时，亦可使用较大直径的探头。在记录到主动脉血流频谱后，应用电子计算机或求积仪将收缩期频谱曲线下的面积加以积分，即可得出收缩期主动脉流速积分。

肺动脉血流量的测量：肺动脉血流量的测量部位尚不统一，文献中报告的测量部位有两个：肺动脉瓣环和主肺动脉近端。然而，根据体积血流测量的三个前提，肺动脉瓣环是较为可取的测量部位。

利用二维超声技术无法直接获得肺动脉瓣环和主肺动脉的短轴切面，因此通常利用二维超声测量的直径推算横截面积。取胸骨左缘心底短轴切面充分显示右室流出道和主肺动脉。如果成像仍不清晰，可让患者深吸气后深呼气，在呼气末记录二维图像。由于这些结构的成像利用的是超声束的侧向分辨力，在测量直径时，应测量两侧管壁回声中线间的距离，以避免直径的低估。如果测量肺动脉直径，应选择冻结早、中、晚期的肺动脉图像，测量肺动脉内径并加以平均，以减小横截面积的变化对流量测量所造成的误差。如果测量肺动脉瓣环的直径，则首先冻结收缩期图像,在肺动脉瓣叶附着点的水平测量瓣环两侧回声之间的距离。

在测量肺动脉血流速度时,一般采用脉冲多普勒技术。取心底短轴切面,将取样容积置于所选择的测量部位,借助于音频信号和频谱形态,指导声束的方向。当测量部位选在肺动脉瓣环时,应将取样容积置于肺动脉瓣下。但若有明显的声束-血流夹角,亦可将取样容积置于肺动脉瓣上,因为在理论上,肺动脉瓣上血流中心的空间最大流速应等于肺动脉瓣环水平的空间平均流速。如果测量部位选在主肺动脉,则应将取样容积置于管腔中央。由于主肺动脉中流速分布的扭曲,假如取样容积靠近管壁,则可记录到异常形态的频谱。利用上述方法记录到肺动脉血流频谱之后,即可利用计算机或求积仪将收缩期的频谱曲线积分而得出收缩期流速积分。

二尖瓣血流量的测量:二尖瓣血流量的测量较为困难,目前已提出两个测量部位:二尖瓣环和二尖瓣口。

在正常情况下,二尖瓣环平面与左室短轴切面之间存在一倾角,利用二维超声心动图无法直接显示二尖瓣环的短轴切面,因此只有测量二尖瓣环直径并按公式推算面积。通常采用心尖四腔心切面,冻结舒张中期图像,在二尖瓣叶附着点的水平测量瓣环两侧回声之间的距离。假设二尖瓣环为圆形,即可由直径推算出面积。然而,二尖瓣环的形态实际上为椭圆形,在心动周期中,瓣环的形态和面积都有较大的变化,因此利用这一方法测量瓣环面积有可能出现误差。

在绝大多数人,二尖瓣口平面平行于二维超声束的方向,因此可直接显示舒张期二尖瓣口的短轴切面。由于这一面积在舒张期中变化较大,因此必须加以矫正,求算出舒张期二尖瓣口的平均面积。以往的研究表明,舒张期二尖瓣口的形态近似于一椭圆形,其面积变化主要由于前后径的变化所致。因此,由前后径的变化即可测出舒张期面积的变化。测量时取二尖瓣口水平的左室短轴切面,冻结舒张早期二尖瓣口图像,测量二尖瓣口最大面积,然后将 M 型超声游标置于瓣口中央,记录二尖瓣的 M 型曲线。在 M 型超声心动图中,测量舒张期二尖瓣平均开放直径与最大开放直径的比值。此即为二尖瓣平均面积与最大面积的比值。将这一比值乘以短轴切面中测量的最大二尖瓣口面积即得出舒张期二尖瓣口的平均面积。

测量二尖瓣血流速度时,一般取心尖四腔心或二腔心切面,将脉冲式多普勒的取样容积置于二尖瓣环或二尖瓣口,借助于音频信号和频谱形态,调整探头的方向,力求记录到最大流速。需要注意的是,二尖瓣环和二尖瓣口的流速有明显的差别,因此在测量流量时,面积和流速的测量应选在同一水平。此外,为了减小呼吸的影响,应记录至少一个呼吸周期的血流频谱。利用计算机或求积仪将舒张期二尖瓣血流频谱曲线下的面积加以积分,即可得出舒张期流速积分。

三尖瓣血流量的测量:利用二维超声技术只能测量三尖瓣环的直径,因此目前提出的测量三尖瓣血流量的部位只有三尖瓣环。

三尖瓣环直径的测量方法类似于二尖瓣环。一般取心尖四腔切面,在清楚显示三尖瓣环的最大直径之后,冻结舒张中期三尖瓣环的图像。在三尖瓣前叶和隔叶附着点的水平测量瓣环回声内缘间的距离。假设三尖瓣环为圆形,即可由直径推算出面积。然而,由于三尖瓣环为椭圆形,其面积和形态都有较大的变化,这一测量方法有一定的误差。

三尖瓣流速的测量采用脉冲式多普勒技术。取心尖四腔切面,将取样容积置于三尖瓣环水平,借助于音频信号和频谱形态,仔细调整探头的角度,记录最大流速。由于三尖瓣流速受呼吸影响较大,因此应至少测量一个呼吸周期的流速并加以平均。利用计算机或求积仪沿频谱中灰阶最深的部分描绘,即可求出舒张期流速积分。

(3)计算方法:按照上述方法测量出心脏瓣口或管腔的横截面积(A)和流速积分(VI)后,即可按下式求出心搏量(SV):SV=A·VI。

对半月瓣和大动脉的血流而言,上式中的 VI 为收缩期流速积分,对于房室瓣的血流而言,上式中的 VI 为舒张期流速积分。

心排出量(CO)可由心搏量与心率(HR)的乘积得出:CO=SV·HR=A·VI·HR

在某些仪器中,利用电子游标描绘频谱曲线后,计算机软件测出的数值是平均流速而非流速积分。计算平均流速的方法有两种,一种是将频谱曲线下的面积即收缩期或舒张期流速积分除以频谱时间(T)得出收缩期或舒张期平均流速(Vm),此时心搏量可由下式求出:

$$SV=A·Vm·T$$

心排出量仍由心搏量和心率的乘积求出:CO=SV·HR=A·Vm·T·HR。

另一种方法是将收缩期或舒张期的流速积分除以整个心动周期的时间(T),得出心动周期的平均流速(Vm),此时心搏量由下式求出:SV=A·Vm·T=A·Vm·(60/HR)。

心排出量由下式求出:CO=SV·HR=60·A·Vm。

由此可见,当利用平均流速计算心搏量和心排出量时,应首先明确计算机所报告的数值是射血期内频谱曲线的平均流速还是整个心动周期的平均流速。

2.压力阶差的测量

在各种先天性和后天性心脏疾病所致的狭窄病变时,压力阶差是定量狭窄程度的重要指标。利用连续式多普勒技术,可十分准确地测量出这些狭窄病变的压力阶差,从而可取代创伤性的心导管检查。

(1)基本原理:在人体心血管系统中,狭窄病变两端的压力阶差可由流体力学中 Bernoulli 方程计算出来。假设 ΔP 为压差,ρ 为血液密度,V_1 为狭窄口上游的流速,V_2 为狭窄口下游的流速,dv/dt 为血流流经狭窄口时的加速度,ds 为加速距离,R 为血液的黏性摩擦阻力,则一个完整的 Bernoulli 方程为:

$$\Delta P=1/2·\rho(V_2^2-V_1^2)+\rho·\int(dv/dt)ds+R$$

由上式可见,压差由三部分构成,其中方程式右边第一项为血流的迁移加速度造成的压差,第二项为血流的局部加速度造成的压差,第三项为黏性摩擦造成的压差。

理论和实验研究表明,在膜性狭窄病变时,若血流的雷诺数足够大,则由血流的局部加速度和黏性摩擦力造成的压差部分可忽略不计,上式可简化为:$\Delta P=1/2·\rho(V_2^2-V_1^2)$

在大多数狭窄病变中,狭窄口下游的流速 V_2 远大于上游流速 V_1,因此,$V_2^2 > V_1^2$,略去 V_1^2,将 ρ 的数值代入,V_2 的单位以 m/s 表示,ΔP 以 mmHg 表示,进一步简化为:$\Delta P=3.97V_2^2 \approx 4V_2^2$,上式称为简化的 Bernoulli 方程,它说明:狭窄病变两端的压差等于狭窄病变下游最大射流速度的平方的四倍。必须注意,式中的 ΔP 和 V_2 为同一瞬间的压差和流速。

(2)测量方法:二尖瓣狭窄跨瓣压差的测量,在大多数二尖瓣狭窄患者中,舒张期二尖瓣血流速度超过了脉冲式多普勒的流速测量范围,因此需采用连续式多普勒技术。测量时患者取左侧卧位,将探头置于心尖部,取心尖二腔心或四腔心切面,首先使声束平行于二维超声显示的左室流入道或彩色多普勒显示的五彩射流束,然后根据音频信号和频谱形态的变化,仔细调整探头的方向。当听到单纯尖锐的哨音,同时记录到包绕轮廓呈最深灰阶的完整频谱曲线时,表明声束与射流方向相平行。从二尖瓣狭窄的射流频谱中,以测量出以下三种压差。

最大瞬时压差:此压差是指舒张期二尖瓣口两端压力阶差的最大值。在频谱中最大瞬时压差点相当于最大流速点,此点常位于舒张早期的 E 波。在轻度狭窄的患者,最大流速点有时位于舒张晚期的 A 波。将最大流速值代入公式,即可求出最大瞬时压差。例如,在某二尖瓣狭窄患者,测得最大流速为 2 m/s,则最大瞬时压差为 $4 \times 2^2 = 16$ mmHg。这一指标的优点是测量简便,但它只是某一瞬间的压差,不能反映舒张期二尖瓣口两端的压差变化,因此难以准确定量狭窄程度。

舒张末期瞬时压差:此压差是指舒张末期二尖瓣口两端的瞬时压差。将心电图与二尖瓣狭窄的射流频谱同步记录,在频谱中测量相当于心电图 R 波顶峰时的流速,并将这一流速值代入简化的 Bernoulli 方程,即可求出舒张末期瞬时压差。这一指标测量简便,但只是某一瞬间的压差,不能反映整个舒张期的压差变化及瓣口面积的大小,因此未得到广泛应用。

平均压差:此压差是指舒张期二尖瓣口两端所有瞬时压差的平均值。由于瞬时流速和瞬时压差的平方关系,计算平均压差时必须将二尖瓣狭窄频谱中的每一瞬时速度都按照公式转化为瞬时压差,然后求其平均值。

三尖瓣狭窄跨瓣压差的测量:三尖瓣狭窄和二尖瓣狭窄具有相似的血流动力学,二尖瓣狭窄的定量诊断方法同样也适用于三尖瓣狭窄。取右室流入道切面或心尖四腔心切面,首先使声束平行于右室流入道或彩色射流束,然后根据音频信号和频谱形态,仔细调整声束的方向,力求记录到最大流速。在记录到三尖瓣狭窄的射流频谱之后,可采取与二尖瓣狭窄时相同的方法测量出最大瞬时压差、舒张末期瞬时压差和平均压差。在这三种压差中,平均压差同样是定量三尖瓣狭窄跨瓣压差的最佳指标。

主动脉瓣狭窄跨瓣压差的测量:在绝大多数主动脉瓣狭窄患者中,主动脉瓣口的收缩期射流速度超过了脉冲式多普勒的测量范围,因此在测量跨瓣压差时,需采用连续式多普勒技术。最佳扫查位置随年龄而异。在小儿和青少年中,探头置于胸骨上窝和胸骨右缘第 1~2 肋间常可获得满意的频谱记录;在老年人,心尖区和胸骨右缘第 1~2 肋间是较为理想的扫查位置。由于主动脉射流的方向难以预测,因此应注意从各个超声窗口进行扫查,包括胸骨上窝、肩胛上窝、胸骨左缘低位肋间、心尖区、胸骨右缘高位肋间和剑突下等。在上述扫查位置,首先使声束平行于左室流出道或彩色射流束,然后根据音频信号和频谱形态的变化,调整探头角度,以记录最大射流速度。从主动脉瓣狭窄的射流频谱中,可测量出下列三种跨瓣压差。

最大瞬时压差:此压差是指收缩期主动脉瓣口两端压力阶差的最大值。在频谱中,最大瞬时压差点相当于最大流速点。将最大流速代入简化的 Bernoulli 方程,即可计算出收缩期该瞬间的最大压差。这一指标的优点是测量简便,但它只是某一瞬间的压差,不能反映收缩期压差的变化,因而难以准确地定量狭窄程度。

峰间压差:此压差是心导管技术测量主动脉瓣狭窄跨瓣压差间的常用指标。在心导管压力曲线中,峰间压差是指收缩期左室压力曲线峰值与主动脉压力曲线峰值之间的差值。因此,峰间压差不同于多普勒测量的最大瞬时压差。文献中有些作者曾将两种压差等同起来,但我们和其他作者的研究都表明,在主动脉瓣狭窄时,最大瞬时压差总是高于峰间压差,若以前者代替后者,可造成高估。我们的研究发现,若将主动脉射流频谱等分为收缩早期、中期和晚期三部分,则最大瞬时压差与收缩中晚期交点处测量的瞬时压差之间的均值与峰间压差极为接近,可用以代替心导管测量的峰间压差,我们将此压差称为均值压差。

平均压差:此压差是指收缩期主动脉瓣口两端所有瞬时压差的平均值。多普勒超声仪配备有计算平均压差的软件,测量时只需将主动脉射流频谱的轮廓描绘出来,计算机即可自动算出平均压差。

在上述三种压差中,平均压差对于反映主动脉瓣狭窄的严重程度,具有最高的准确性,因而已成为多普勒超声技术测量主动脉瓣狭窄跨瓣压差的首选指标。

肺动脉瓣狭窄跨瓣压差的测量:常用检查位置是胸骨左缘第2~3肋间,取心底短轴切面。为了充分显示右室流出道和主肺动脉,患者常需向左侧卧位90°以上,甚至取左侧俯卧位。首先使连续式多普勒的声束平行于右室流出道或彩色射流束,然后根据音频信号和频谱形态的变化,仔细调整探头的方向,力求记录到最大流速。在儿童患者中,于剑突下右室流出道长轴切面可能获得较心底短轴切面更高的流速。在肺动脉瓣狭窄的射流频谱中,采取与主动脉瓣狭窄时相同的方法,可测量出最大的瞬时压差和平均压差。

3.瓣口面积的测量

在各种瓣膜狭窄病变时,瓣口面积是决定血流动力学改变的基本因素,也是定量狭窄程度的最可靠的指标。利用脉冲式和连续式多普勒技术,可以测量出狭窄瓣膜的瓣口面积。近年的研究表明,这些测值与心导管技术测量的瓣口面积之间存在着高度的一致关系。

(1)基本原理:多普勒超声技术测量狭窄瓣口面积的方法,主要是基于流体力学中的连续方程的原理。设有流体沿流管作连续流动,在流体中任意取两截面,其面积为 A_1 和 A_2,瞬时流速各为 V_1 和 V_2,流体密度各为 ρ_1 和 ρ_2,那么在单位时间里,通过截面 A_1 的流体体积为 A_1V_1,流体质量为 $A_1V_1\rho_1$,通过截面 A_2 的流体体积为 A_2V_2,流体质量为 $A_2V_2\rho_2$,由质量守恒定律,通过两截面的流体质量应相等,即:$A_1V_1\rho_1 = A_2V_2\rho_2$。

由于液体是不可压缩的流体,因此流体密度不变,即 $\rho_1 = \rho_2$,代入公式得:$A_1V_1 = A_2V_2$。

上式即为连续方程。由于 A_1 和 A_2 是两个任意截取的截面,故这一方程适用于流体中的任意两个截面。根据这一原理,当血液流经不同直径的血管时,由于流量不变,截面积的缩小必然使流速增大,反之,截面积的增大必然使流速减小。

在式中,如果 A_1 和 A_2 不随时间而变化,而 V_1 和 V_2 随时间而变化,则我们可将一次心动周期中通过两个截面的流速积分,连续方程变为的形式:$A_1 \cdot VI_1 = A_2 \cdot VI_2 = SV$。

式中 VI_1 和 VI_2 是一次心动周期中通过截面 A_1 和 A_2 的流速积分,即心搏量(SV)。若以 A_1 代表狭窄瓣口的面积,VI_1 代表通过狭窄瓣口的流速积分,A_2 代表正常瓣口的面积,VI_2 代表通过正常瓣口的流速积分,则 $A_1 = (A_2 \cdot VI_2)/VI_1 = SV/VI_1$,上式即为多普勒超声技术定量狭窄瓣口面积的常用公式。

(2)测量方法:二尖瓣狭窄瓣口面积的测量,应用多普勒超声技术测量二尖瓣狭窄的瓣口面积,可采用下列两种方法。

连续方程:采用此种方法测量二尖瓣狭窄的瓣口面积时,首先应用二维超声心动图测量主动脉瓣环的面积(AOA),应用脉冲式多普勒技术测量流经主动脉瓣环的收缩期流速积分(SVI),由此可计算出主动脉每搏血流量(SV);然后应用连续式多普勒技术,测量经二尖瓣口的舒张期流速积分(DVI)。由连续性方程的原理,在单纯二尖瓣狭窄的患者,舒张期通过二尖瓣口的血流量应等于收缩期通过主动脉瓣口的血流量,因此二尖瓣口的面积(MVA)可由式求出:MVA=(AOA·SVI)/DVI。

连续性方程对于计算二尖瓣狭窄瓣口的面积具有较高的准确性,但只适用于单纯二尖瓣狭窄的患者。当二尖瓣狭窄合并二尖瓣反流或者合并主动脉瓣反流时,舒张期通过二尖瓣口的血流量不等于收缩期通过主动脉瓣口的血流量,连续性方程的原理不再适用。

压差半降时间法:利用此法测量二尖瓣口的面积,是基于如下的观察:在二尖瓣狭窄患者中,舒张期左房与左室之间的最大压差值下降一半所需的时间,与二尖瓣狭窄的程度成反比。这一时间称为压差半降时间(pressure half-time,PHT)。Hatle 等发现,当压差半降时间(PHT)等于 220 ms 时,二尖瓣口的面积(MVA)通常等于 1 cm^2,因此得出的经验公式:MVA(cm^2)=220/PHT。

在频谱中测量压差半降时间时,首先测量舒张期 E 波最大流速(V_E),然后计算出 0.7V_E并在 E 波下降支中标出此点,从 V_E 点到 0.7V_E 点之间的时间即为压差半降时间。将此时间代入公式即可求出二尖瓣口的面积。

利用压差半降法测量二尖瓣狭窄的瓣口面积时,如采用我们所导出的如下公式,可使测量和计算大为简便:MVA =(0.75·L)/(H·tanα)。

式中 L 为频谱中 1 秒钟所占的距离(以 mm 表示),H 为 E 波高度(mm),tanα 为 E 波下降斜度。应用目前多普勒超声仪的软件,可自动得出压差半降时间和二尖瓣口面积。

压差半降法定量二尖瓣口面积的准确性低于连续性方程,但可用于二尖瓣狭窄合并二尖瓣反流或联合瓣膜病变的患者,因此在临床上获得了广泛的应用。

三尖瓣狭窄瓣口面积的测量:三尖瓣狭窄具有与二尖瓣狭窄相似的血流动力学改变,因此上述的定量二尖瓣狭窄瓣口面积的方法同样适用于三尖瓣狭窄。在单纯三尖瓣狭窄的患者,可采用连续性方程计算三尖瓣瓣口面积,正常瓣口的血流量的测量可选择肺动脉血流。如无主动脉瓣反流或二尖瓣反流,亦可选择测量主动脉血流量或二尖瓣血流量。在三尖瓣狭窄合并三尖瓣反流或其他瓣膜病变的患者,可采用压差半降法测量三尖瓣口的面积。

主动脉瓣狭窄瓣口面积的测量:主动脉瓣狭窄瓣口面积的测量,主要基于连续性方程的原理。在单纯主动脉瓣狭窄的患者,舒张期通过二尖瓣口的血流量应等于收缩期通过主动脉瓣口的血流量,因此可采用前述的方法测量舒张期二尖瓣血流量,然后按下式计算主动脉瓣口的面积(AVA),AVA=(CMA·DVI)/SVI式中 CMA 为二维超声测量的舒张期二尖瓣口的平均面积,DVI 为脉冲式多普勒测量的舒张期二尖瓣血流的流速积分,SVI 为连续式多普勒测量的收缩期主动脉瓣口的流速积分。

在主动脉瓣狭窄合并主动脉瓣反流的患者,收缩期通过主动脉瓣口血流量不等于通过其他正常瓣口的血流量,但仍然等于收缩期通过主动脉瓣环的血流量,因此可应用二维超声测量收缩期主动脉瓣环的面积(AOA),应用脉冲式多普勒测量收缩期主动脉瓣环处的流速积分

(SVI_1) 然后应用连续式多普勒测量收缩期主动脉瓣口的流速积分 (SVI_2)，主动脉瓣口的面积 (AVA) 可由上式求出，$AVA=(AOA \cdot SVI_1)/SVI_2$。

肺动脉瓣狭窄瓣口面积的测量：肺动脉瓣狭窄具有与主动脉瓣狭窄相似的血流动力学改变，因此可采用与主动脉瓣狭窄时相似的方法测量肺动脉瓣口的面积。在单纯肺动脉瓣狭窄的患者，可测量经主动脉瓣口或二尖瓣口的血流量并除以经狭窄肺动脉瓣口的收缩期流速积分，即可得出肺动脉瓣口的面积。若肺动脉瓣狭窄合并明显的肺动脉瓣反流，可测量肺动脉瓣环处的血流量并除以肺动脉瓣口的收缩期流速积分，即可得出肺脉瓣口的面积。

4.心内压力的测量

在临床心脏病学中，心腔和大血管中的压力是定量分析血流动力学改变的重要参数。长期以来，心内压力的测量有赖于创伤性的心导管检查。近年来的研究表明，脉冲式和连续式多普勒技术为无创性定量心内压力提供了新的途径。

（1）基本原理：在瓣膜狭窄病变时，利用连续式多普勒技术和简化的 Bernoulli 方程，可以由射流速度计算出跨瓣压差。这一原理同样可适用于瓣膜反流和心内分流性病变。在瓣膜反流时，假设高压心腔的压力为 P_2，低压心腔的压力为 P_1，V 为最大反流速度，则由简化的 Bernoulli 方程可得：$P_2-P_1=\Delta P=4V_2$

由上式可见，应用连续式多普勒技术测量出最大反流速度，即可计算出反流压差 ΔP。如果已知低压心腔的压力 P_1，加上 ΔP 即为高压心腔的压力；反之，如果已知高压心腔的压力 P_2，减去 ΔP 即为低压心腔的压力。

上述原理同样适用于分流性病变的患者，假设高压心腔的压力为 P_2，低压心腔的压力为 P_1，V 为最大分流速度，同样可由上式求出分流压差 ΔP。若已知 P_2，减去 ΔP 即为 P_1；反之，若已知 P_1，加上 ΔP 即为 P_2。

（2）测量方法：左房压力的测量，在某些心血管疾病时，应用连续式多普勒可以测量出左房的压力。在二尖瓣反流的患者，首先应用连续式多普勒测量二尖瓣反流的最大速度，然后按照简化的 Bernoulli 方程将这些速度转化为最大反流压差，此压差系收缩期左室压减去左房压的差值，因此，以袖带法测量的肱动脉收缩压代替左室收缩压，并减去反流压差即为收缩期左房压。

在二尖瓣狭窄的患者，首先应用连续式多普勒测量舒张期二尖瓣口的最大射流速度，然后按照简化的 Bernoulli 方程将这一速度转化为最大跨瓣压差，此压差系舒张期左房压减去左室压的差值。在单纯二尖瓣狭窄时，左室舒张早期压近于零，因此，这一跨瓣压差即可认为等于舒张早期的左房压。

左室压的测量：在无左室流出道梗阻的患者，肱动脉收缩压与左室收缩压十分接近，可作为左室收缩压的估测值。在左室流出道梗阻如主动脉瓣瓣下狭窄、主动脉瓣狭窄和主动脉瓣瓣上狭窄等疾病时，首先应用连续式多普勒测量经狭窄口的最大射流速度并将此速度转化为最大跨瓣压差。此压差为左室收缩压减去主动脉收缩压的差值，因此以肱动脉收缩压代替主动脉收缩压并加上这一压差即为左室收缩压。

在主动脉瓣反流的患者，首先应用连续式多普勒测量舒张末期最大反流速度，并将这一速度转化为舒张末期反流压差。这一压差系主动脉舒张末压减去左室舒张末压的差值。因此，以袖带法测量的肱动脉舒张压代替主动脉舒张压,并减去反流压差即为左室舒张末压。

右房压的测量:右房压通常可由颈静脉充盈的高度加以推算。患者取半卧位,观察右侧颈静脉最高充盈点,测量此点至胸骨角的垂直距离(cm)并加上 5 cm 即为颈静脉充盈高度,将此高度除以 1.36 即转化为 mmHg 的压力。在颈静脉压显著增高、右房扩大以及胸部畸形患者,这一方法的测值可出现较大的误差。

右房压的测量亦可采用估测法。当多普勒超声扫查无三尖瓣反流或有轻度三尖瓣反流,右房大小正常时,右房压可估为 5 mmHg(0.6 kPa);当有中度三尖瓣反流,右房轻度扩大时,右房压可估为 10 mmHg(1.3 kPa);当有重度三尖瓣反流,右房明显扩大时,右房压可估为 15 mmHg(1.9 kPa)。

右室压的测量:不同的疾病状态下,可采用不同的方法。例如:在室间隔缺损的患者,首先应用连续式多普勒测量经室间隔缺损的收缩期最大分流速度,并按照简化的 Bernoulli 方程将这一速度转化为最大分流压差,此压差为左室收缩压减去右室收缩压的差值。因此,以肱动脉收缩压代替左室收缩压,并减去这一压差即为右室收缩压。

在主动脉窦瘤破入右室的患者,首先应用连续式多普勒测量经窦瘤破口的收缩期最大分流速度并转化为收缩期最大分流压差,此压差为主动脉收缩压减去右室收缩压的差值,因此,以肱动脉收缩压代替主动脉收缩压并减去这一压差即为右室收缩压。

在三尖瓣反流的患者,首先应用连续式多普勒测量三尖瓣反流的最大速度,并转化为最大反流压差。此压差为右室收缩压减去收缩期右房压的差值。因此,将此压差加上前述的方法估测的右房压即为右室收缩压。

在肺动脉瓣狭窄的患者,首先应用连续式多普勒测量肺动脉瓣口的收缩期最大射流速度并将此速度转化为最大跨瓣压差。此压差为右室收缩压减去肺动脉收缩压的差值。因此,将肺动脉收缩压加上这一压差即为右室收缩压。肺动脉收缩压的估测采用下列方法:当多普勒测量的最大瞬时压差小于50 mmHg(6.6 kPa)时,肺动脉收缩压估计为 30 mmHg(3.9 kPa)。当最大瞬时压差为 50~80 mmHg(6.6~10.6 kPa)时,肺动脉收缩压估计为25 mmHg(3.3 kPa);当最大瞬时压差大于 80 mmHg(10.3 kPa)时,肺动脉收缩压估计为 20 mmHg(2.6 kPa)。

右室舒张压等于右房压,因此采用前述的估测右房压的方法可得出右室舒张压。

肺动脉压力的测量:在无右室流出道梗阻的患者,右室收缩压等于肺动脉收缩压,因此,利用前述的测量右室收缩压的方法可得出肺动脉收缩压。

在动脉导管未闭的患者,首先应用连续式多普勒测量经动脉导管的收缩期最大分流速度,并按照简化的 Bernoulli 方程将这一流速转化为收缩期最大分流压差。这一压差等于收缩期主动脉压力与肺动脉压力之间的差值,因此,以肱动脉收缩压代替主动脉收缩压并减去最大分流压差即为肺动脉收缩压。在这些患者中,同样可以测量出肺动脉舒张压。首先在分流频谱中测量出舒张末期的分流速度并转化为分流压差,这一压差代表了主动脉舒张压与肺动脉舒张压之间的差值。因此,以肱动脉舒张压代替主动脉舒张压并减去分流压差即为肺动脉舒张压。

在肺动脉瓣反流的患者,首先应用连续式多普勒测量舒张早期最大反流速度,并按照简化的 Bernoulli 方程将这一流速转化为舒张早期最大反流压差,这一压差代表了舒张早期肺动脉压与右室压之间的差值,与肺动脉平均压十分接近,因此可作为肺动脉平均压的估测值。

在既无心内分流也无瓣膜反流的患者,可应用脉冲式多普勒测量的收缩时间间期估测肺动脉的收缩压和平均压。由于时间间期法间接反映肺动脉压,误差较大,临床上难以常规应用。

应用连续式多普勒测量舒张末期最大反流压差,右室舒张末压采用前述测量右房压的方法估测右室的舒张末压,因此舒张末期肺动脉瓣最大反流压差加上右室舒张末压等于肺动脉舒张末压。

第二篇　心脏超声诊断

第二章 心脏瓣膜病

第一节 二尖瓣疾病

超声心动图检查已经成为诊断心脏瓣膜病最常用、最重要的无创性检查方法。其中二尖瓣是心脏四个瓣膜中最先得到超声心动图观测评估的瓣膜。这是因为在超声心动图技术出现早期风湿性心脏病发病率较高,二尖瓣瓣叶的运动幅度相对较大并且有特征性运动轨迹,最容易被早期使用的 M 型超声技术检测到。现在广泛使用的二维和多普勒超声心动图技术以及正在发展完善之中的三维超声心动图极大提高了对瓣膜病变的诊断能力,可以对不同类型的二尖瓣病变作出诊断和定量评估。

一、二尖瓣狭窄

(一)病理解剖与血流动力学改变

在我国二尖瓣狭窄患者中,风湿热作为病因者高达 90%。风湿热所导致的二尖瓣狭窄病理改变可分为三型:①隔膜型:二尖瓣前叶和后叶的边缘呈纤维性增厚、交界区粘连,偶有钙化点,使瓣孔狭窄。瓣膜的病变较轻,瓣体的活动一般不受限制。②隔膜漏斗型:除瓣孔狭窄外,前叶本身尤其后叶都有较严重病变,交界区粘连明显,同时腱索也发生粘连、缩短,使瓣膜边缘和部分组织受到牵拉,形成漏斗状。前叶的大部分仍可活动,但受到一定限制。③漏斗型:前叶和后叶的病变都发展为极严重的纤维化和(或)钙化,腱索和乳头肌异常缩短使整片瓣膜僵硬而呈漏斗状狭窄。由于前叶失去弹性活动,无论在收缩期或舒张期,二尖瓣均为一漏斗状的通道,故此型除狭窄外均伴有明显关闭不全。

二尖瓣狭窄形成之后,舒张期左房血流排出受阻,左房血液凝滞,可形成血栓。左房压力增高,左房扩大。左房压力增高后,导致肺循环阻力增加,右室负荷加重,后期有右室扩大。如不合并二尖瓣关闭不全,左室一般不扩大。

(二)超声心动图表现

1.二尖瓣狭窄的定性诊断

(1)M 型超声:二尖瓣运动曲线呈"城墙"样改变。其中包括二尖瓣前叶 EF 斜率减低、运动幅度(D-E 或 E-E'间距)减小,曲线增粗回声增强。后叶与前叶同向运动,同时伴左心房继发性增大。

(2)二维超声:左室长轴可见二尖瓣瓣叶增厚,回声增强,瓣口开放活动减低,在风湿性心脏病患者呈"圆顶"征;左室短轴可见前后叶交界区粘连,瓣口开放面积减小呈"鱼口"征,瓣叶散在或弥漫性强点片或团块样强回声。同时伴有左心房增大,肺动脉增宽,右心腔增大等继发性改变。单纯性二尖瓣狭窄时,左心室较正常相对偏小。

(3)多普勒超声:频谱多普勒显示过二尖瓣流速增快,E 峰减速时间延长,湍流导致的"空窗"充填。彩色多普勒显示瓣口左房侧有血流汇聚,左室侧有五色镶嵌的表现。

2.二尖瓣狭窄的半定量和定量诊断

(1)M 型超声:①根据二尖瓣 EF 斜率半定量狭窄程度,EF 斜率越慢,狭窄程度越重,正常人70~160 mm/s。轻度狭窄 35~55 mm/s;中度狭窄 10~35 mm/s;重度狭窄<10 mm/s。②根据 D-E 间距半定量狭窄程度,正常人 D-E 间距约 28 mm。轻度狭窄 13~20 mm;中度狭窄 9~12 mm;重度狭窄<8 mm。

(2)二维超声。

根据瓣口面积定量狭窄程度:在左心室短轴二尖瓣口平面用仪器轨迹球沿瓣口回声内缘勾画瓣口面积,正常人为 3.5~6.0 cm²,轻度狭窄>1.5 cm²;中度狭窄 1.0~1.5 cm²;重度<1.0 cm²。此方法简便易行,在正确掌握操作要领的前提下准确性较高。本方法在操作时须注意几点:①声束方向须垂直通过前后叶瓣尖,即扫查到瓣口最狭小的平面。如果声束偏高通过的不是瓣尖而是瓣体部位,势必造成瓣口面积检测结果偏大。②采用电影回放功能,在舒张早期瓣口开放最大时进行检测,必要时以同步心电信号作为时间坐标。③当钙化明显,声影较重时,应适当减低仪器灵敏度和增益,避免回声增粗导致的测量误差。④以左室长轴瓣尖开放间距作为短轴瓣口开放间距的参考对照,沿瓣口内缘勾画面积。取多次检测平均值,特别是当心房纤颤或操作欠熟练时多次检测取平均值更为重要。

根据二尖瓣前后叶瓣尖开放间距半定量狭窄程度:正常人开放间距 25~30 mm。极轻度狭窄17~20 mm;轻度狭窄 12~16 mm;中度狭窄 8~11 mm;重度狭窄<8 mm。须注意二尖瓣开放间距的检测与瓣口面积检测相同,应该在舒张早期瓣口开放最大时进行,否则结果出入较大。

根据二尖瓣的运动性、瓣叶厚度、瓣下组织增厚程度以及瓣叶钙化程度四个方面对二尖瓣狭窄进行综合评分。每个方面分为 1~4 级(表 2-1)。1 级记 1 分,随级别增加记分分数递增,4 级记 4 分。每个患者从四个方面打分,最低 4 分,最高 8 分。当得分≤8 分时可考虑采用介入性球囊扩张术治疗二尖瓣狭窄。

表 2-1 二尖瓣狭窄综合评分

记分	瓣膜活动度	瓣下装置	瓣叶厚度	瓣叶钙化
1分	仅瓣尖活动受限,其余部分活动尚好	仅二尖瓣叶下的腱索局限性轻度增粗	瓣叶厚度接近正常(4~5 mm)	回声光点增强局限于瓣尖的一个区域内
2分	瓣叶下部活动受限,中部和基底部尚正常	腱索上 1/3 区域受累增粗	瓣叶中部正常,瓣尖明显增厚(5~8 mm)	回声光点增强弥散到整个瓣尖区域
3分	瓣叶中下部活动受限,基底部尚好	腱索增粗扩展到远端1/3处	整个瓣叶均有增厚(5~8 mm)	回声增强扩展到瓣叶中部
4分	舒张期瓣叶无或仅有微小前向运动	所有腱索广泛增粗缩短并累及到乳头肌	整个瓣叶明显增厚(>8 mm)	大部分瓣叶组织都有回声增强

(3)多普勒超声:①根据二尖瓣血流频谱的压力减半时间(PHT)半定量狭窄程度:正常人PHT<60 ms,轻度 90~150 ms,中度 150~220 ms,重度>220 ms。须注意本方法属于经验

公式,适用于瓣口面积小于 1.8 cm² 的单纯性二尖瓣狭窄,当存在二尖瓣反流或主动脉瓣病变时可能导致对瓣口面积的过低或过高评估,准确性欠佳。②二尖瓣口瞬时最大压力阶差(PPG)和平均压力阶差(MPG)定量狭窄程度:正常人 PPG＜4 mmHg;MPG≤1 mmHg。轻度狭窄 PPG 8～12 mmHg,MPG 3～6 mmHg;中度狭窄 PPG 12～25 mmHg,MPG 6～12 mmHg;重度 PPG＞25 mmHg,MPG＞12 mmHg。须注意当合并二尖瓣反流时可能高估瓣口面积,当合并左心室功能减低时可能低估瓣口面积。

(4)连续方程法测定二尖瓣口面积:根据流体力学的连续方程原理,在一个连续的管道内,不同截面处的流量相等,即 $A_1 \times V_1 = A_2 \times V_2 = A_3 \times V_3$。公式中 A=截面的面积,V=截面处的血流速度。因为心血管系统内的血流为搏动性,所以公式中的流速(V)实际上要采用各截面的平均流速乘以射血时间,即血流速度时间积分。假设公式中的 A_2 为二尖瓣平面,只要知道了其上游或下游任一平面的流量,同时得到过二尖瓣的血流流速时间积分,就能求出二尖瓣口面积。即 $A_2 = (A_1 \times V_1)/V_2$ 或 $(A_3 \times V_3)/V_2$。换言之,只要把二维和多普勒超声在主动脉瓣平面或肺动脉瓣平面检测到的相关参数代入上述公式即可求出二尖瓣口面积。主动脉瓣或肺动脉瓣的面积可将相应瓣环的直径代入圆的面积公式($\pi D^2/4$)而求出。此方法涉及的测量参数较多,必须保证每一个参数检测的准确性,否则造成误差的机会和程度增大。另外,连续方程法不适用存在二尖瓣反流或其他瓣膜有功能异常的患者。

(5)血流会聚法测定二尖瓣口面积:应用血流会聚法评价二尖瓣狭窄严重程度,不受二维超声直接瓣口面积测量法和多普勒压力减半时间法许多影响因素的限制(如瓣口形状、增厚度、钙化度、合并反流、操作手法、仪器条件等),经胸超声检查时可在心尖左心长轴切面、两腔切面或四腔切面上进行,经食管超声心动图检查时,由于左房内血流会聚区显示范围大而清晰,尤其适宜应用该法进行定量研究。

计算方法为:

$$MVA = Q/V$$
$$Q = 2 \times \pi \times R^2 \times AV \times \alpha/180$$

式中 MVA 为二尖瓣口面积(cm²),Q 为经过二尖瓣口的最大瞬时流量(mL/s),V 为经过二尖瓣口的最大流速(cm/s),R 为心动周期中最大血流会聚区红蓝交错界面至二尖瓣口(两瓣尖连线)的距离,AV 为 Nyquist 速度(cm/s),α 为二尖瓣前后叶瓣尖的夹角。

(6)三维超声观测二尖瓣口面积:二尖瓣口的三维成像更直观形象,可以实现外科医师的手术切面观。

理论上在三维立体图像上配合相应软件检测瓣口面积更精确,特别是对于瓣口形态不规则,二维超声难以寻找与瓣尖平面真正平行的切面时用三维超声检测瓣口面积更具优势。但目前三维超声成像技术和相应的定量检测软件尚在研究发展成熟中,临床尚未普及应用。

3.二尖瓣狭窄并发症的超声所见

(1)心房纤颤:M 型二尖瓣运动曲线 E-E 间距或室壁运动曲线的收缩顶点间距绝对不等。二尖瓣血流频谱 A 峰消失,呈高低、宽窄、间距不等的单峰波。

(2)左房血栓:二维超声表现为轮廓清晰的回声团,形状不规则,边界不规整,基底部较宽与左房侧后壁或左心耳壁紧密相连,一般无活动性。少数随心房运动存在一定活动性,血栓内回声强度可不均匀甚至存在钙化。左心耳的血栓经胸超声有时难以显示,需经食管超声检查明确诊断。

（3）肺动脉高压:二维超声可见主肺动脉增宽,右心腔扩大。多普勒超声可见不同程度的肺动脉瓣和(或)三尖瓣反流。肺动脉瓣反流速度增加≥2 m/s。三尖瓣反流速度增加≥3 m/s。肺动脉高压明显时还可伴有下腔静脉扩张,塌陷指数减低。肝脏扩大、瘀血等表现。

(三)鉴别诊断

1.左心房黏液瘤

为最常见的心脏原发性肿瘤。临床症状和体征与二尖瓣狭窄相似,但存在间歇性,随体位而变更,心房颤动少见而易有反复的周围动脉栓塞现象等特征。超声心动图表现为二尖瓣后面收缩期和舒张期均可见一团云雾状团块样回声,多数有一窄蒂附着于房间隔上,活动度大,往往随心脏舒张运动甩到二尖瓣瓣口甚至进入左心室流入道,导致舒张期过二尖瓣血流受阻,流速加快。同时超声动态观察二尖瓣瓣叶本身的活动度、厚度以及回声无明显异常。能造成类似血流动力学改变的左房内占位还有左房内活动性血栓。

2.主动脉瓣关闭不全

当存在中度以上特别是向二尖瓣前叶一侧偏心性的主动脉瓣反流时,二尖瓣在心室舒张期受主动脉反流血液的冲击,同时还有主动脉瓣反流致左室血容量增多,左室舒张压增高等因素,二尖瓣前叶开放受限表现为相对性二尖瓣狭窄,听诊在心尖区可闻及舒张期隆隆样杂音(Austin-Flint 杂音)。二维和 M 型超声心动图可见舒张期二尖瓣前叶开放受限,同时存在震颤现象,而二尖瓣后叶的结构形态及开放活动正常。同时明显主动脉瓣反流时往往存在左心室扩大,升主动脉增宽等超声表现。彩色多普勒在左心室长轴(包含主动脉瓣的五腔切面)可见舒张期来自主动脉瓣的反流束冲击二尖瓣前叶,但同时通过二尖瓣的血流也加速明亮,此时要特别注意如果仅在左室长轴四腔切面观察彩色多普勒可能把主动脉瓣的偏心性反流误认为过二尖瓣的高速血流。只要多角度进行全面的超声观察,抓住上述与典型二尖瓣狭窄的不同之处,两者的鉴别并不困难。

3.扩张型心肌病

当左心收缩功能明显减低,左室舒张压力明显增高时,二尖瓣开放活动幅度减小,特别是个别患者由于存在较长时间的二尖瓣关闭不全,瓣叶长时间受高速反流的冲击还存在轻度增厚回声增强。某些缺乏经验的超声工作者可能将其误诊为二尖瓣狭窄。鉴别的关键点在于扩张型心肌病舒张期过二尖瓣的血流速度在正常范围内。同时注意 M 型超声虽存在 D-E 或 E-E'间距减低,EF 斜率减低等表现,但前后叶运动始终呈镜像。而且超声存在着与"二尖瓣狭窄"明显不相称的左室扩大,收缩功能明显减低。

二、二尖瓣关闭不全

(一)二尖瓣关闭不全的病理分类

为了阐明二尖瓣关闭不全的机制,以便指导二尖瓣关闭不全的外科治疗,二尖瓣修复术的开创者,Dr.Alain Carpentier 根据二尖瓣瓣叶开放和关闭运动特征,将二尖瓣关闭不全分为三类,又称 Carpentier 分类。以后经过补充修改分为四类及相应亚型,后者又称为改良的 Carpentier 分类。

Ⅰ类：二尖瓣叶运动正常并二尖瓣关闭不全,进一步分为Ⅰa和Ⅰb两个亚型,Ⅰa是由于瓣环扩大导致二尖瓣关闭不全,Ⅰb是由于瓣叶穿孔导致二尖瓣关闭不全。

Ⅱ类：二尖瓣叶运动过度并二尖瓣关闭不全,即二尖瓣脱垂或连枷运动导致收缩期二尖瓣叶越过二尖瓣环平面,到了左心房一侧。进一步分为Ⅱa、Ⅱb、Ⅱc和Ⅱd四个亚型,Ⅱa是由于瓣叶和(或)腱索冗长所致;Ⅱb是由于腱索断裂所致;Ⅱc是由于乳头肌梗死或瘢痕所致;Ⅱd是由于乳头肌断裂所致。

Ⅲ类：二尖瓣叶运动受限并二尖瓣关闭不全,进一步分为Ⅲa和Ⅲb两个亚型,Ⅲa是由于风湿性瓣膜病变导致瓣叶(腱索)收缩期运动受限引起的关闭不全;Ⅲb是由于心脏扩大、乳头肌移位导致瓣叶运动受限不能有效关闭。

Ⅳ类：二尖瓣叶运动状态不定并二尖瓣关闭不全,即由于动态乳头肌功能异常导致二尖瓣关闭活动呈动态变化并关闭不全。

(二)二尖瓣关闭不全的血流动力学变化

二尖瓣关闭不全的病理生理和临床表现取决于反流血量、左室功能状态和左房顺应性。多数慢性轻中度二尖瓣关闭不全患者可保持长期无症状。因为根据 LaPlace 定律,室壁张力与心室内压力和左室半径的乘积相关。而二尖瓣关闭不全患者在收缩早期就有血液反流入左房,从而左室壁张力显著降低,心肌纤维缩短较多,表现为总的心搏量增加,EF 通常增高,但需注意有效心搏量并未增大,因此,二尖瓣关闭不全患者 EF 在正常低值范围,意味着心肌收缩功能已有减退。而患者的 EF 轻度降低(40%~50%),意味着患者已有明显心肌损害和心功能减低。一般单纯慢性二尖瓣反流患者的左室压力低,左室腔无明显变化,左室和左房往往有一个较长时间功能代偿期,在相当长时间内无明显左房增大和肺瘀血。然而,慢性中度以上反流,较多的血液在收缩期返回左心房,舒张期又进入左心室。这部分无效循环的反流血液导致左房和左心室的容量负荷增加,长期的容量负荷加大可导致左心房压力逐渐升高,并进一步出现肺淤血和肺动脉高压,甚至右心负担加重,右室肥大。同时导致左室逐渐扩大和左室功能失代偿,一旦出现左室功能失代偿,不仅心搏出量降低,而且加重反流,病情往往短期内急转直下表现为全心力衰竭。急性严重二尖瓣反流,早期阶段左房、左室扩大不明显,由于起病急骤,左心房未能适应突然增多的反流充盈量,左心房来不及增大,顺应性差,左房压力迅速升高,于是肺血管床压力升高,出现肺水肿、肺高压,有时肺动脉压力可接近体循环压力,但及时矫治二尖瓣关闭不全后仍可恢复正常。如未及时治疗,不长时间后左心室扩张,相对慢性二尖瓣关闭不全,左心室来不及产生代偿性肥厚,左心室心肌质量与舒张末期容积比值减小,左室心肌质量与左心室舒张末压不相称,同时加上左心房顺应性差,左室迅速衰竭。

(三)超声心动图表现

1.M 型超声心动图

由于超声心动图的飞速发展,彩色多普勒与二维超声已成为二尖瓣反流检测及反流病因诊断的主要手段,但 M 型超声在某些情况下,特别是对个别具有特征改变的疾病协助诊断方面仍有一定作用。

(1)二尖瓣波群:收缩期二尖瓣 CD 段明显下凹呈"吊床样"改变,提示二尖瓣脱垂,可能伴有反流。腱索断裂时收缩期左房内可见高速扑动的二尖瓣叶。

(2)心室波群:表现为左室内径和室壁运动幅度增大。

2.二维超声心动图

二维超声可以观察心脏形态,腔室大小,在提供反流原因与机制方面有其独特的价值,对评判瓣膜形态学与功能学方面有其重要的临床意义。不同病变的二尖瓣形态结构往往有某些特征性改变,这些改变常常是病因诊断的重要依据。

(1)二尖瓣反流的病因诊断。

风湿性二尖瓣关闭不全:可单独存在或与狭窄合并存在。超声往往有前后叶瓣尖增厚,回声增强。重度关闭不全者,大部分或整个瓣叶、腱索及乳头肌明显增厚、增粗,边缘不规则,回声反射增强,腱索间互相粘连缩短,腱索与瓣叶间结合点常已无法分辨,局部呈杂乱征象。部分重度关闭不全者可见前后叶对合不良或其间有裂隙。

二尖瓣脱垂:胸骨旁左心长轴切面为诊断二尖瓣脱垂的标准切面。二尖瓣瓣环前缘与瓣环后缘两点相连为瓣环线。正常二尖瓣收缩期前后叶关闭时,瓣叶不超过瓣环的连线,前后叶与左房后壁的夹角均大于90°。二尖瓣前叶或后叶脱垂收缩期瓣叶呈弧形弯曲进入左房,弯曲的最大处至少超过瓣环线上2 mm。二尖瓣前叶脱垂时,瓣叶活动幅度大,收缩期前叶与后叶的结合点后移,偏向左房侧,两叶对合点错位。前叶体部与主动脉后壁之间夹角变小成锐角。二尖瓣后叶脱垂时,瓣体部活动幅度大,瓣环向左房侧弯曲,前后瓣的结合点移向左房侧,可有错位,二尖瓣后叶与左房后壁间夹角亦变小。此外收缩期左房内出现脱垂瓣膜,舒张期消失。

二尖瓣腱索或乳头肌断裂:其典型超声特征是受损瓣叶以瓣环附着处为支点呈180°或更大幅度的挥鞭样运动,又称连枷样运动,此时的病变瓣膜称为连枷瓣。舒张期瓣尖进入左室腔,体部凹面朝向左室,收缩期则全部瓣叶脱入瓣环水平以上,瓣尖进入左房,体部凹面亦向着左房(这种特征与瓣膜脱垂刚好相反;后者体部凹面始终朝向左室),前后叶收缩期对合点消失。由于连枷瓣常由腱索、乳头肌断裂引起,故瓣叶尖端或边缘常有断裂的腱索或乳头肌回声附着。

二尖瓣环钙化:是一种老年性退行性病变,随年龄增大发病率增高,糖尿病患者更易罹患,女性发病较男性多见,尤其在超过90岁的女性患者可高达40%。二尖瓣环钙化可与钙化性主动脉瓣狭窄、肥厚型心肌病、高血压、二尖瓣脱垂等同时存在,但病理机制尚不明确。钙化通常局限于二尖瓣环,以后叶基底部钙化多见,病变可延伸到前叶,沿着纤维层或瓣叶的下面进行,但较少累及瓣叶体部。由于瓣叶基底部钙化使瓣叶正常活动受限,易出现二尖瓣反流。此外,钙化的瓣环在收缩期不能缩小,可能是引起瓣膜关闭不全的另一机制。直接征象为二尖瓣环后叶或前叶基底部(即二尖瓣后叶与左室后壁、前叶与室间隔之间)出现浓密的反射增强的新月形回声。

乳头肌功能不全:乳头肌功能不全指房室瓣腱索所附着的乳头肌由于缺血、坏死、纤维化或其他原因,发生收缩功能障碍或位置异常,导致对二尖瓣牵拉的力量改变而产生的二尖瓣反流。急性心肌梗死后的二尖瓣关闭不全发生率平均约为39%,其中下后壁心肌梗死发生二尖瓣反流的比例高于前壁心肌梗死。对此类患者,在超声检查时除了注意二尖瓣对合运动和反流之外,还需注意观察室壁运动异常等相关改变。

先天性二尖瓣异常:可引发二尖瓣关闭不全的瓣膜畸形包括瓣叶裂、双孔型二尖瓣、二尖瓣下移畸形与瓣膜缺损；乳头肌发育不良包括拱形二尖瓣、乳头肌缺失、吊床形二尖瓣；腱索发育障碍包括腱索缩短、腱索缺失等。其中最常见引起二尖瓣关闭不全的先天性畸形是二尖瓣叶裂，多为心内膜垫发育异常的一部分，系二尖瓣某一部分发育不全形成完全或不完全的裂隙，多发生在二尖瓣前叶，常伴原发孔房间隔缺损或完全性房室通道。

感染性心内膜炎：以二尖瓣赘生物为主要表现，同时可能存在二尖瓣穿孔、膨出瘤、腱索断裂等瓣膜装置被破坏的表现，前叶受累多于后叶。往往同时存在主动脉瓣的赘生物。不少二尖瓣感染性心内膜炎原发部位为主动脉瓣，当发生主动脉瓣反流后，由于反流冲击二尖瓣前叶使之产生继发感染。超声可见病变二尖瓣瓣叶局部有絮状或团块状回声随瓣膜运动在二尖瓣口来回甩动，穿孔部位可见开放和关闭时形态异常甚至裂隙，形成膨出瘤时可见局部菲薄呈"球形"膨出，腱索断裂时可见瓣膜脱垂或连枷样运动。

（2）二尖瓣反流的继发改变。①左心房：较短时间的轻度二尖瓣反流，一般无继发改变。中度以上反流，或时间较长的轻度反流，往往有相应的左房容积及前后径扩大表现。②左心室：中度以上反流，左室腔多扩大，左室短轴切面可见圆形扩大的左室腔，室间隔略凸向右室侧。室壁运动幅度相对增强，呈左室容量负荷过重现象。③肺动、静脉和右心腔：肺静脉因为淤血和压力增加常常增宽。晚期患者肺动脉增宽，肺动脉压力增高，右房右室也可扩大，右室流出道亦较正常增宽。④心功能：在心功能代偿期，各种心功能参数的检测可正常，重症晚期心功能失代偿时，左室运动幅度减低，但射血分数减低程度与其他病变导致的收缩功能减低有所不同，由于大量反流的原因，射血分数减低幅度相对较小，有时与临床心力衰竭表现程度不成比例。

（3）二尖瓣瓣叶病变的定位诊断：二尖瓣关闭不全的治疗最主要和有效的手段是二尖瓣修复或二尖瓣置换。对于二尖瓣修复手术，术前明确二尖瓣叶的病理损害性质和位置十分重要。因为术中心脏停搏状态下的注水试验结果与正常心跳状态下的实际情况不完全相同，甚至有较大出入。而超声心动图是目前无创观测正常心跳状态下瓣膜状况首选方法。经过大量实践和总结，现已归纳出二尖瓣前后瓣分区与二维超声检查不同切面之间的关系。如果将二尖瓣前后瓣的解剖结构按照 Carpenter 命名方法分区，即从左到右将前叶和后叶分别分为 A1、A2、A3，以及 P1、P2、P3 共六个区域；则标准的左心室长轴切面主要显示 A2 和 P2 区；标准的左心室两腔心切面主要显示 A3 和 P3 区，A3 位于前壁一侧，P3 位于后壁一侧；标准的左心室四腔心切面主要显示 A1 和 P1，A1 位于室间隔一侧，P1 位于左室游离壁一侧。在左心室两腔与四腔心切面之间，还可观测到前后叶交界区，此切面主要显示 P1、A2 和 P3 区，P1 和 P3 位于两侧，A2 位于中间。需注意，每个患者病变累及的部位可能不止一个区域，检查时不但应对所有切面认真观察，还需要与短轴切面，以及多角度的非标准切面结合才能更全面和准确地定位。

3.三维超声心动图

三维超声心动图可以从心房向心室角度，或从心室向心房的角度直观地显示整个二尖瓣口及瓣叶的形态、大小、整个对合缘的对合和开放状态，而这些是二维超声所无法显示的。在上述三维直观显示的基础上可以直接定量检测二尖瓣口甚至反流口的开放直径和面积。当存在瓣膜结构和功能异常时，可以从多角度取图观察测量瓣叶的对合状态、当病变明显时可直接观测到增厚的瓣膜、瓣膜交界处的粘连、增粗的腱索、对合缘存在的细小裂隙、前后叶错位、某个瓣叶或瓣叶的一部分呈"瓢匙状"脱垂、附着在瓣膜上的团块样赘生物、随连枷瓣运动而甩动的断裂的腱索或乳头肌。

4.经食管超声心动图

经食管超声心动图相对于经胸超声心动图在二尖瓣关闭不全中的作用有如下特点。

(1)扫查二尖瓣反流束更敏感:有研究比较 118 例患者使经食管超声与经胸壁超声两种方法扫查的结果,发现有 25% 的二尖瓣反流仅能由经食管多普勒探及,其中 14% 反流程度达到 2～3 级。

(2)判断病变的形态与性质准确率更高:经食管超声对细微病变(小于 5 mm 赘生物)的高分辨力以及更近距离和更多角度的观察,明显提高了对瓣膜赘生物、穿孔、腱索断裂、脓肿、瘘管等病变的诊断能力。

(3)经食管超声在二尖瓣手术中有重要作用:由于经食管扫查不妨碍手术视野,故在二尖瓣关闭不全成形的外科治疗中可进行实时监测。在手术前可再次评估瓣膜结构与反流量的改变是否属整形术适应证、整形后可即刻观察反流改善情况、决定是否还需进一步整形或改做换瓣手术。在二尖瓣置换手术中经食管超声也可及时观察术后机械瓣的活动情况、判断有无瓣周漏等并发症。

5.彩色多普勒超声心动图

(1)二尖瓣反流的定性诊断:二尖瓣口左房侧出现收缩期反流束是二尖瓣关闭不全的特征性表现,是诊断二尖瓣反流最直接根据。比较严重的二尖瓣反流,在二尖瓣反流口的左室侧可见近端血流会聚区。由左心扩大、二尖瓣环扩张导致的继发性二尖瓣关闭不全多为中心型反流。由瓣叶、腱索、乳头肌等器质性损害造成的反流多为偏心型。如果反流的原因为瓣膜运动过度所致,如瓣膜脱垂、腱索或乳头肌断裂、瓣叶裂缺等病变,偏心反流走行偏向正常或病变相对病变较轻的瓣膜一侧,例如,后瓣脱垂时,偏心反流朝向前瓣一侧走行,在心尖四腔切面表现为向房间隔一侧走行。

(2)二尖瓣反流的半定量诊断:现临床应用最广泛、最简便易行的方法是通过彩色多普勒观测左房内反流束长度、宽度、面积以及反流束宽度等参数作出半定量评估。必须注意,反流束大小除与反流量有关外,还受血流动力学状态(如动脉血压)和仪器参数设置(如 Nyquist 速度、彩色增益、壁滤波)、评估切面与时相的选择等有关。

(3)彩色多普勒血流会聚法测定反流量:二尖瓣关闭不全时,大量左室血通过狭小的反流口反流入左房中,在反流口的左室侧形成血流会聚区,根据此血流会聚区的大小可定量计算二尖瓣反流量,其计算公式为:

$$Q = 2 \times \pi \times R^2 \times AV \times VTI / V$$

式中 Q 为反流量(mL),R 为血流会聚区半径(cm),AV 为 Nyquist 速度(cm/s),VTI 为二尖瓣反流频谱的速度时间积分(cm),V 为二尖瓣反流峰值流速(cm/s)。

最新的实时三维超声心动图除能对二尖瓣关闭不全的相关结构进行立体观测外,还可对二尖瓣反流束进行三维成像。这有利于客观评价反流束的起源、走行途径、方向及其截面,尤其对附壁的偏心性反流的评价更有价值。理论上讲,在三维成像基础上对反流束进行容量计算可使定量评估二尖瓣反流程度更具有可信度及客观性。但目前这一技术还未完全成熟普及,相信随着电子技术的进步,这一技术将在不远的将来真正应用于临床。

6.频谱多普勒超声心动图

(1)二尖瓣舒张期血流频谱变化:由于舒张期左房除排出由肺静脉回流血液外,尚需将收缩期二尖瓣反流的血液一并排出,故舒张期二尖瓣口血流速度较正常人增快。E波峰值升高>1.3 m/s时,提示反流严重。

(2)肺静脉血流频谱变化:肺静脉血流频谱在二尖瓣反流尤其是中重度反流时出现明显改变,收缩期正向S波低钝或消失并出现负向波形。

(3)主动脉瓣血流频谱变化:二尖瓣反流较重时,收缩期主动脉血流量减少,主动脉瓣血流频谱峰值降低、前移,减速支下降速度增快,射流持续时间缩短。在重度二尖瓣反流时,有可能仅记录到收缩早中期的主动脉瓣血流信号。当收缩期主动脉流速低于舒张期二尖瓣流速时,提示为重度反流。

(4)流量差值法测定反流量与反流分数:利用脉冲多普勒检测二尖瓣和主动脉瓣前向血流速度积分($VTImv$ 和 $VTIav$)并结合二维检测二尖瓣和主动脉瓣口面积(MVA 和 AVA),可以计算二尖瓣反流分数作为二尖瓣关闭不全的一种定量诊断参数。根据连续方程的原理,在无二尖瓣反流的患者中,通过主动脉血流量($AVF=AVA\times VTIav$)等于通过二尖瓣血流量($MVF=MVA\times VTImv$),而在单纯二尖瓣反流的患者中,主动脉血流量加上二尖瓣反流量才是全部左室心搏量,亦即收缩期二尖瓣反流量应为舒张期二尖瓣前向血流量(代表总的每搏排血量)与收缩期主动脉瓣前向射血量(代表有效的每搏排血量)的差值,各瓣口血流量计算方法是各瓣口的多普勒速度时间积分乘以该瓣口的面积。由于反流量随心搏量变化而变化,瞬间测值代表性差,计算反流分数可克服此缺点。用公式表示为:

$$RF=\frac{(MVF-AVF)}{MVF}=1-\frac{AVF}{MVF}$$

RF为反流分数。反流分数可具体计算出反流血流占每搏排血量的百分比,有较大的定量意义。这一评估反流程度的方法已得到临床与实验室的广泛验证,有较高的准确性。一般认为轻度反流者反流分数为20%~30%,中度反流者反流分数为30%~50%,重度反流者反流分数为>50%,其结果与左室造影存在良好相关性,相关系数为0.82。但此方法也有其局限性:①必须排除主动脉瓣反流。②当二尖瓣口变形严重时需进行瓣口面积的校正,或应改用二尖瓣环水平计算流量。③计算步骤繁琐,需要参数值较多,测算差错的概率增加。④对于轻度二尖瓣反流不敏感。

(5)流量差值法测算有效反流口面积:有效反流口面积(effective regurgitant orifice area;EROA)不受腔内压力变化的影响,故而逐渐受到临床重视。由上述流量差值法可进一步计算有效反流口面积,具体计算公式为:

$$EROA=\frac{(MVF-AVF)}{VTI}$$

公式中EROA为二尖瓣反流口有效面积,VTI为二尖瓣反流流速积分。有效反流口面积大小与反流程度的关系见彩色多普勒一节中血流会聚法测定EROA的相关论述。

(6)连续多普勒频谱特征:连续多普勒取样线通过二尖瓣口可记录到收缩期负向、单峰、充填、灰度较深、轮廓清晰完整的反流频谱,在左室和左房压力正常者,在整个收缩期均存在着较高的压力阶差,因此频谱的加速支和减速支均较陡直,顶峰圆钝,频谱轮廓近于对称。左室收缩功能减退者,左室压力上升迟缓,故频谱的加速支上升缓慢,流速相对于心功能正常者减低。左室收缩功能正常情况下,二尖瓣关闭不全的反流频谱峰值速度一般均超过 4 m/s。反流量大、左房收缩期压力迅速升高者,左室-左房间压差于收缩中期迅速减低,故频谱曲线减速提前,顶峰变尖、前移,加速时间短于减速时间,曲线变为不对称的三角形。

(四)诊断要点及鉴别诊断

二尖瓣反流的定性诊断并不困难。诊断要点是彩色多普勒超声和频谱多普勒超声在收缩期发现起自二尖瓣口左室侧进入左心房的异常血流。罕见碰到需要与之鉴别的病变。极少数情况下,需要与位于二尖瓣口附近的主动脉窦瘤破入左心房以及冠状动脉左房瘘相鉴别。前者的鉴别点在于异常血流呈双期连续性,后者的鉴别点在于异常血流以舒张期为主。加上相应的主动脉窦和冠状动脉结构形态异常不难作出鉴别。

第二节　三尖瓣疾病

大量临床实践表明,三尖瓣狭窄与关闭不全时缺乏特异性症状与体征,多普勒超声心动图是诊断三尖瓣疾病的首选方法,具有极高的敏感性与特异性,可正确判断病因和病变程度,为治疗提供重要诊断依据。

一、三尖瓣狭窄

三尖瓣狭窄较少见,主要由慢性风湿性心脏病所致,常合并有二尖瓣或(和)主动脉瓣病变。其他少见病因包括先天性三尖瓣畸形、后天性系统性红斑狼疮、类癌综合征、右房黏液瘤、心内膜弹力纤维增生症和心内膜纤维化等。病理解剖发现器质性三尖瓣病变约占慢性风湿性心脏病的 10%～15%,但临床仅靠症状和体征的诊断率为 1.7%～5%。随着多普勒超声心动图的广泛应用和手术方式的进步,临床诊断率已大幅提高。

(一)病理解剖与血流动力学改变

风湿性三尖瓣狭窄时病理改变为三尖瓣叶增厚、纤维化及交界处粘连,使瓣口面积减小,舒张期由右房流入右室的血流受阻,造成右室充盈减少,右心排血量减低。同时瓣口狭窄致右房血流瘀滞,右房压力逐渐升高,超过 0.67 kPa(5 mmHg)时可引起体循环回流受阻,出现颈静脉怒张、肝大、腹腔积液和水肿。由于正常三尖瓣口面积达 6～8 cm²,轻度缩小不致引起血流梗阻,通常认为当减小至 2 cm² 时方引起明显的血流动力学改变。

(二)超声心动图表现

1.M 型超声心动图

三尖瓣狭窄造成右室充盈障碍,舒张期压力上升缓慢,推动三尖瓣前叶向后漂移的力量减弱,致使三尖瓣 EF 段下降减慢,常小于 40 mm/s(正常为 60～125 mm/s),典型者曲线回声增强、增粗,呈"城墙样"改变。但轻度狭窄者常难于见到典型曲线改变。

2.二维超声心动图

三尖瓣回声增强、增厚,尤以瓣尖明显。前叶活动受限,瓣体于舒张期呈圆顶状膨出,后叶和隔叶活动度减小。瓣膜开口减小,前叶与隔叶间的开放距离减小。腱索和乳头肌回声可增粗缩短。右房呈球形扩大,房间隔向左侧弯曲。下腔静脉可见增宽。

3.三维超声心动图改变

二维超声心动图不能同时显示三尖瓣的三个瓣膜,因此无法同时显示三个瓣膜的几何形态及其病变特征。实时三维超声心动图可以从右室面清晰地观察三尖瓣的表面及交界。

4.彩色超声多普勒

(1)M 型彩色多普勒:可显示舒张期右室腔内红色为主、间杂有蓝白色斑点的血流信号,起始于三尖瓣 E 峰处,终止于 A 峰,持续整个舒张期。

(2)二维彩色多普勒血流成像:在狭窄的三尖瓣口处,舒张期见一窄细血流束射入右室,射流距较短,一般显示为红色,中央部间有蓝、白色斑点。吸气时射流束彩色亮度明显增加,呼气时彩色亮度减弱。

5.频谱多普勒

(1)脉冲型频谱多普勒:可记录到狭窄所致的舒张期正向射流频谱。频谱形态与二尖瓣狭窄相似,但流速较低,一般不超过 1.5 m/s(正常三尖瓣流速为 0.30~0.70 m/s),吸气时出现 E 波升高,呼气时流速下降。

(2)连续型频谱多普勒:频谱形态与脉冲多普勒相似。许多学者应用与研究二尖瓣狭窄相似的方法估测三尖瓣狭窄的程度。

(三)鉴别诊断

(1)右心功能不良时,三尖瓣活动幅度可减小,EF 斜率延缓,但无瓣叶的增厚粘连,三尖瓣口不会探及高速射流信号。

(2)房间隔缺损与三尖瓣反流时,因三尖瓣口流量增大,舒张期血流速度可增快,但通过瓣口的彩色血流束是增宽而非狭窄的射流束,脉冲多普勒显示流速的增加并不局限于三尖瓣口,而是贯穿整个右室流出道。E 波的下降斜率正常或仅轻度延长。

二、三尖瓣关闭不全

三尖瓣关闭不全亦称为三尖瓣反流,三尖瓣的器质性病变或功能性改变均可导致三尖瓣关闭不全。由右室扩大、三尖瓣环扩张引起的功能性关闭不全最为常见。凡有右室收缩压增高的心脏病皆可继发功能性三尖瓣关闭不全,如重度二尖瓣狭窄、先天性肺动脉瓣狭窄、右室心肌梗死、艾森曼格综合征、肺源性心脏病等。器质性三尖瓣关闭不全的病因可为先天畸形或后天性疾病。先天畸形(如 Ebstein 畸形、心内膜垫缺损等)将在有关章节中详述;而在后天性器质性三尖瓣关闭不全中,风湿性心脏病是主要病因,其次为感染性心内膜炎、外伤、瓣膜脱垂综合征等所引起。近年来,由于静脉吸毒、埋藏起搏器、机械肺通气、室间隔缺损封堵术引起的三尖瓣关闭不全有上升趋势。

大量临床研究发现,应用多普勒超声在许多正常人中(35%以上)发现轻度三尖瓣反流,谓之生理性反流。据报道儿童和老年人的检出率高于青壮年人。经食管超声心动图的检出率高于经胸检查。

(一)病理解剖与血流动力学改变

风湿性心脏病、感染性心内膜炎等疾病累及三尖瓣时所产生的病理解剖学改变与二尖瓣相似。而在功能性三尖瓣关闭不全时,瓣叶并无明显病变,瓣环因右室收缩压升高、右室扩大而产生继发性扩张,乳头肌向心尖和外侧移位,致使瓣叶不能很好闭合。在收缩期,右室血液沿着关闭不全的瓣口反流入右房,使右房压力增高并扩大,周围静脉回流受阻可引起腔静脉和肝静脉扩张,肝淤血肿大、腹腔积液和水肿。在舒张期,右室同时接受腔静脉回流的血液和反流入右房的血液,容量负荷过重而扩张,严重者将导致右心衰竭。反流造成收缩期进入肺动脉的血流减少,可使肺动脉高压在一定程度上得到缓解。

(二)超声心动图表现

1.M型超声心动图

除出现原发病变的M型曲线改变外,常见三尖瓣E峰幅度增大,开放与关闭速度增快。由腱索或乳头肌断裂造成者,可见瓣叶收缩期高速颤动现象。右房室内径均增大,严重的右室容量负荷过重可造成室间隔与左室后壁呈同向运动。由肺动脉高压引起者可见肺动脉瓣a波消失,收缩期呈"W"形曲线。下腔静脉可因血液反流而增宽,可达24 mm±4 mm(正常18 mm±4 mm),严重时可见收缩期扩张现象。

2.二维超声心动图

三尖瓣活动幅度增大,收缩期瓣叶不能完全合拢,有时可见对合错位或裂隙(需注意除外声束入射方向造成的伪像)。由风湿性心脏病所致者瓣叶可见轻度增厚,回声增强。有赘生物附着时呈现蓬草样杂乱疏松的强回声。瓣膜脱垂时可见关闭点超越三尖瓣环的连线水平,或呈挥鞭样活动。右房、右室及三尖瓣环均见扩张。下腔静脉及肝静脉可见增宽。

3.三维超声心动图

应用实时三维超声心动图可对三尖瓣环、瓣叶及瓣下结构的立体形态进行观察。有学者应用实时三维超声心动图研究正常人三尖瓣环的形态,沿瓣环选择8个点,分别测量这些点随心动周期的运动,发现三尖瓣环为一个复杂的非平面结构,不同于二尖瓣环的"马鞍形"结构,从心房角度看最高点位于瓣环前间隔位置,最低点位于瓣环后间隔位置。另有学者发现在右心衰竭或慢性右室扩张时三尖瓣环呈倾斜角度向侧方扩张,几何形态与正常三尖瓣有显著性差异。分析三尖瓣环运动和右室收缩功能之间的关系,发现二者有很好的相关性。这些研究在一定程度上加深了对三尖瓣反流机制的认识。对反流束的三维容积测定有望成为定量诊断的新途径。

4.经食管超声心动图

经胸超声心动图基本可满足三尖瓣关闭不全的诊断需求,经食管超声心动图仅用于经胸超声图像质量不佳,或需要观察心房内有无血栓以及三尖瓣位人工瓣的评价。经食管超声心动图可从不同的视角观察三尖瓣的形态与活动,所显示三尖瓣关闭不全的征象与经胸超声检查相似,但更为清晰。

5.彩色多普勒

(1)M型彩色多普勒:在三尖瓣波群上,可见CD段下出现蓝色反流信号。多数病例反流起始于三尖瓣关闭点(C点),终止于三尖瓣开放点(D点)。三尖瓣脱垂时,反流可起于收缩中、晚期。在房室传导阻滞患者中,偶见三尖瓣反流出现于舒张中、晚期。这是由于房室传导延缓,导致舒张期延长,心室过度充盈,舒张压力升高;而心房收缩过后,心房压迅速降低,故心室压力相对升高,造成房室压差逆转,推动右室血流沿着半关闭的三尖瓣返回右房。

在下腔静脉波群上,正常人与轻度三尖瓣关闭不全者,肝静脉内均显示为蓝色血流信号,代表正常肝静脉的向心回流。在较严重的三尖瓣关闭不全时,收缩中、晚期(心电图 ST 中后段及 T 波处)因右室血液反流,右房与下腔静脉压力上升,故肝静脉内出现红色血流信号,但舒张期仍为蓝色血流信号。

(2)二维彩色多普勒:三尖瓣关闭不全时,收缩期可见反流束自三尖瓣关闭点处起始,射向右房中部或沿房间隔走行。在肺动脉压正常或右心衰竭患者,反流束主要显示为蓝色,中央部色彩鲜亮,周缘渐暗淡。继发于肺动脉高压且右室收缩功能良好者,反流速度较快,方向不一,呈现五彩镶嵌的收缩期湍流。在较严重的三尖瓣反流病例,肝静脉内可见收缩期反流,呈对向探头的红色血流信号;舒张期肝静脉血仍向心回流,呈背离探头的蓝色血流信号,因随心脏舒缩,肝静脉内红蓝两色血流信号交替出现。在胸骨上窝扫查上腔静脉时,亦可见类似现象。

6.频谱多普勒

(1)脉冲型频谱多普勒:在三尖瓣反流时,脉冲多普勒频谱主要出现以下三种异常:①右房内出现收缩期反流信号:在三尖瓣关闭不全时,右房内可记录到收缩期负向、频率失真的湍流频谱,为离散度较大的单峰实填波形,可持续整个收缩期,或仅见于收缩中、晚期。②腔静脉、肝静脉内出现收缩期反流信号:正常的肝静脉血流频谱呈三峰窄带波形,第一峰(S 峰)发生于收缩期,第二峰(D 峰)发生于舒张期,均呈负向,S 峰高于 D 峰。在 D 峰与下一 S 峰间,可见一正向小峰(A 峰),由心房收缩所致。在轻度三尖瓣反流时,频谱与正常人相似,但在中重度反流时,由于右房内反流血液的影响,收缩期负向 S 峰变为正向,D 峰仍为负向,但峰值增大。上腔静脉血流频谱与肝静脉血流变化相似;下腔静脉血流方向与上述相反,反流较重时出现负向 S 峰,D 峰为正向,但由于下腔静脉血流与声束间角度过大,常难以获得满意的频谱图。③三尖瓣舒张期血流速度增快:在三尖瓣关闭不全较重时,通过瓣口的血流量增加,流速亦增快,故频谱中 E 峰值增高。

(2)连续型频谱多普勒:三尖瓣关闭不全时,连续多普勒在三尖瓣口可记录到清晰的反流频谱,其特征是:①反流时相:绝大多数三尖瓣反流频谱起自收缩早期,少数病例起于收缩中、晚期,反流多持续全收缩期乃至等容舒张期,直至三尖瓣开放时方才停止。②反流方向:自右室向右房,故频谱为负向。③反流速度:最大反流速度通常为 2～4 m/s。④频谱形态:反流频谱为负向单峰曲线,峰顶圆钝,频谱上升与下降支轮廓近于对称。在右室功能减低者,由于收缩期右室压力上升缓慢,频谱上升支加速度减低,呈现不对称轮廓。⑤离散幅度:反流频谱离散度较大,呈实填的抛物线形曲线,轮廓甚光滑。

7.心脏声学造影

经周围静脉注射声学造影剂后,四腔心切面显示云雾影首先出现于右房,而后心室舒张,三尖瓣开放,造影剂随血流到达右室。当三尖瓣关闭不全时,收缩期右室内部分造影剂随血流经过瓣叶间的缝隙退回右房而形成反流。这种舒张期流向右室,收缩期又退回右房的特殊往返运动,称为造影剂穿梭现象,此为三尖瓣关闭不全声学造影的一个重要特征。M 型曲线显示造影剂强回声从右室侧穿过三尖瓣 CD 段向右房侧快速运行,当加快 M 型扫描速度时,其活动轨迹更易于观察。为观察下腔静脉有无反流血液,应由上肢静脉注射造影剂。显示下腔静脉长轴切面时,可见收缩期造影剂强回声从右房流入下腔静脉。

(三)鉴别诊断

1.生理性与病理性三尖瓣反流的鉴别

最重要的鉴别点是二维超声心动图显示生理性反流无心脏形态及瓣膜活动的异常。其次,生理性三尖瓣反流多发生于收缩早期,持续时间较短,反流束范围局限,最大长度<1 cm,最大流速<2 m/s。

2.器质性与功能性三尖瓣反流的鉴别

鉴别的关键点是二维超声心动图显示三尖瓣本身有无形态学的改变,如增厚、脱垂、附着点下移等。功能性三尖瓣反流时瓣叶形态可保持正常,但瓣环扩张。连续多普勒测定反流的最大流速亦可作为鉴别参考:器质性三尖瓣反流的流速极少>2.7 m/s,而功能性反流速度常>3.5 m/s。

第三节　主动脉瓣疾病

主动脉瓣疾病主要包括主动脉瓣狭窄和关闭不全及主动脉瓣脱垂,可以是先天性,也可是后天性的。超声检查时均有特征表现,对临床诊断上具有重要价值,兹分别论述如下:

一、主动脉瓣狭窄

主动脉瓣狭窄有先天性和后天性两大类。后天性主动脉瓣狭窄可由多种病因所致,虽然风湿性心脏病在我国仍是后天性主动脉瓣狭窄的常见病因,但近年来,主动脉瓣退行性改变所致的狭窄有明显上升趋势。在欧美国家,二叶式主动脉瓣并钙化是主动脉瓣狭窄的最常见原因,此类患者约占主动脉瓣狭窄置换术病例的 50%。

(一)病理解剖与血流动力学改变

后天性者多为风湿性心脏病所致。由炎性细胞浸润,纤维增生,钙质沉积,主动脉瓣的正常解剖结构被破坏,瓣叶增厚,钙化和畸形,钙化在瓣叶边缘最为明显,瓣叶结合部融合,形成主动脉瓣狭窄。瓣叶的钙化与畸形使收缩期瓣叶对合部存在明显缝隙,形成程度不等的关闭不全。多在青年和成年即出现症状与体征。后天性的另一原因为主动脉瓣纤维化、钙化等退行性病变,形成的主动脉瓣轻至中度狭窄。钙化主要发生在瓣叶根部及瓣环处,钙化的程度是患者预后的一个预测指标。

先天性者主要为二瓣式主动脉瓣,约 80% 的病例是右、左冠瓣融合,主动脉瓣呈现为一个大的前瓣与一个较小的后瓣,且左、右冠状动脉均起自前窦。约 20% 为右冠瓣与无冠瓣融合,形成一个较大的右冠瓣与一个较小的左冠瓣,左、右冠状动脉起自左、右冠窦。左冠瓣与无冠瓣融合罕见。出生时二瓣式主动脉瓣常无明显狭窄;儿童至青年时期二叶式瓣叶形成瓣口狭窄,但瓣叶一般无明显钙化;中老年期狭窄的二叶主动脉瓣则有明显钙化。由于瓣叶畸形,出生后开闭活动可致瓣叶受损,纤维化及钙化,最终形成狭窄。二叶瓣钙化是成人与老年人单发主动脉瓣狭窄的常见病因。青少年时期钙化发展较慢，中老年期进展迅速，并多伴有主动脉瓣关闭不全。

正常主动脉瓣口面积约 $3\ cm^2$，因病理过程致瓣口面积轻度减小时，过瓣血流量仍可维持正常，瓣口两端压差升高不明显。此时只有解剖结构上的狭窄，而无血流动力学上的梗阻。当瓣口面积减少 1/2 时，瓣口两端压差明显上升，左室收缩压代偿性升高。当减少至正常面积的 1/4 时，瓣口两端压差与左室收缩压进一步上升，心肌代偿性肥厚。主动脉瓣狭窄初期，虽已有左室压力负荷增加，但患者仍可无临床症状；一旦症状出现，往往提示主动脉瓣口面积已缩小到正常的四分之一以下。主要症状有呼吸困难、心绞痛、晕厥甚至休克。

(二)超声心动图表现

1.M 型超声心动图

风湿性主动脉瓣狭窄患者，心底波群显示主动脉瓣活动曲线失去正常的"六边形盒状"结构，主动脉瓣反射增强，开放幅度明显减小，常小于 1.5 mm。狭窄程度重时，主动脉瓣几乎没有运动，瓣膜图像呈分布不均的片状反射。对二瓣化主动脉瓣狭窄患者，由于瓣膜开口呈偏心改变，心底波群上呈主动脉瓣关闭线偏于主动脉腔一侧。此外 M 型超声心动图上主动脉壁活动曲线柔顺性减低，曲线僵硬。V 峰低平，V′峰不清，有时几乎平直。同时，左心室因压力负荷加重，室间隔和左室后壁增厚，多在 13 mm 以上。

2.二维超声心动图

(1)左心长轴切面：如为先天性单叶主动脉瓣，由于单叶瓣开口常偏向一侧，长轴切面显示为一连续的膜状回声，变换声束方向，见其开口贴近主动脉前壁或后壁；如为二叶瓣，可见一大一小的两条线状回声的瓣叶，开口偏心，收缩期瓣叶回声呈帐篷状。老年性钙化者，见瓣环及瓣叶根部回声增强，活动僵硬，严重者可累及瓣体与瓣尖部。风湿性病变者，见瓣叶有不同程度的增厚，回声增强，主动脉瓣变形、僵硬，开口幅度明显减小。在左心长轴切面上，除显示瓣叶本身的病变外，还可见主动脉内径呈狭窄后扩张。早期左室不大，室间隔与左室后壁呈向心性增厚，其厚度大于 13 mm，在病变晚期，左室亦可增大。

(2)心底短轴切面：单叶瓣呈片状的膜状回声，无多叶瓣的结合部回声，偏向主动脉壁侧有一狭窄开口，开口边缘回声增强。二叶瓣时，多数情况下表现为一叶瓣发育不良，而另外两叶瓣在结合部融合，形成一个大瓣。该切面上见收缩期开放时瓣口呈椭圆形，与瓣环间只有两个瓣叶结合部。较大瓣叶常保留瓣叶融合形成的界嵴，易被认为瓣间的结合部而漏诊二瓣化主动脉瓣。老年性钙化者，则见瓣叶根部或整个瓣叶回声增强，活动僵硬，但一般狭窄程度较轻。风湿性病变者，可见三个不同程度增厚的主动脉瓣叶，舒张期关闭时失去正常的"Y"字形态，开口面积变小，变形，呈不对称性的梅花状，主动脉的横断面积可变形，边缘可不规则。

(3)四心腔切面：除见室间隔、左室壁增厚之外，右房、右室无增大。

3.三维超声心动图

三维超声成像在获取二维数据的过程中，应将扫查切面的中心轴对准主动脉瓣结构，获取锥体数据库。在主动脉瓣上或瓣下位置，取与主动脉瓣平行的方位进行成像，可充分显示主动脉瓣三瓣叶的整体形态。主动脉瓣狭窄患者，可见主动脉瓣增厚，瓣叶边缘粗糙，狭窄主动脉瓣口的全貌显示十分清楚。三维超声心动图不但可直观简便地对主动脉瓣狭窄作出定性诊断,而且还可对狭窄的瓣口进行更为准确的定量评估。

4.经食管超声心动图

将多平面经食管超声探头前端置于食管中段,运用相控阵声束控制装置,调整声束至 $30°$ ~ $60°$ 间,可清楚显示主动脉瓣口短轴切面,进一步旋转至 $110°$ ~ $130°$,则可显示主动脉瓣口和左室流出道的长轴切面。上述方位的长轴与短轴切面,是食道超声心动图评价主动脉瓣病变最重要的切面。操作中,先运用二维成像观察瓣叶的数量、大小、厚度、活动度以及升主动脉和左室流出道的解剖结构,再用彩色多普勒显示主动脉瓣口的收缩期射流束。不同病变的主动脉瓣狭窄,其瓣叶超声图像特征类似于经胸检查,但经食管扫查图像更为清晰,对病变的判断更为准确。

5.彩色多普勒

(1)M 型彩色多普勒:M 型彩色多普勒成像时,可见变窄的盒形结构内充满五彩镶嵌的血流信号。由于 M 型超声心动图成像扫描线频率极高,对射流束的色彩变化显示更为敏感,对射流束的时相分析极有价值。

(2)二维彩色多普勒血流成像:主动脉瓣狭窄时,左室流出道血流在主动脉瓣口近端加速形成五彩镶嵌的射流束。射流束的宽度与狭窄程度成反比,即狭窄程度越重,射流束越细。射流束进入升主动脉后逐渐增宽,呈喷泉状。

6.频谱多普勒

(1)脉冲型频谱多普勒:主动脉瓣狭窄时,血流在狭窄的主动脉瓣口加速,其速度超过脉冲多普勒的测量范围,将取样容积置于主动脉瓣口或主动脉根部,可记录到双向充填的方形血流频谱。

(2)连续型频谱多普勒:连续多普勒于狭窄的主动脉瓣口可记录到收缩期高速射流频谱,依此可对主动脉瓣狭窄进行定量评估。

7.主动脉瓣狭窄定量评估

(1)跨瓣血流速度:运用 CW 测量跨狭窄瓣口的前向血流速度,必须在多个声窗扫查,以求测得最大流速。最大血流速度常可于心尖、高位肋间、右侧胸骨旁等声窗扫查到,偶尔也在剑突下与胸骨上窝等部位扫查。由于跨瓣高速血流束的三维空间走向复杂、多变,为了保证扫查声束与血流方向的平行,仔细、认真检查与熟练的操作手法对获取最大流速十分重要。主动脉瓣的跨瓣血流速度定义为在多个声窗扫查中所获取的最大速度。其他所有的低值不能用于报告分析中,超声报告应注明最大血流所测取的声窗部位与切面。如果声束与血流的夹角小于 5% ,则测值低估真实高速血流的程度可控制在 5% 以内。要小心使用角度校正键,如使用不当,则导致更大误差。跨瓣血流速度越高,在一定程度上反映狭窄程度越重。

(2)跨瓣压差:跨瓣压差是指收缩期左室腔与主动脉腔的压力差。测量指标包括最大瞬时压差与平均压差。尽管平均压差与最大瞬时压差的总体相关性好,但二者间的相互关系主要依赖于频谱的形态,而频谱形态则随狭窄程度与流率不同而改变。平均压差较最大瞬时压差能更好地评估主动脉瓣的狭窄程度。

最大瞬时压差:最大瞬时压差是指收缩期主动脉瓣口两侧压力阶差的最大值。最大瞬时压差点相当于主动脉瓣口射流的峰值速度点,将速度峰值代入简化 Bernoulli 方程,即可求出最大瞬时压差。此法测量简便、实用,局限性是只能反映收缩期峰值点的压差,不能反映整个心动周期内主动脉瓣口两端压差的动态变化。最大瞬时压差受多种因素影响,与狭窄的瓣口面积之间并无直线相关关系,故不能准确反映狭窄程度。

平均压差:是指主动脉瓣口两侧所有瞬时压差的平均值,为准确反映瓣口两端压力变化的敏感指标。现代超声仪器上设置有平均压差计算软件,测量时只需用电子游标勾画出主动脉瓣口血流频谱的轮廓,仪器显示屏上即自动报出最大瞬时速度、平均速度、最大瞬时压差、平均压差等指标。值得指出的是,平均速度是通过对各瞬时速度进行积分计算得出,而不是通过平均速度计算而得。

主动脉瓣口面积:瓣口面积是判断主动脉瓣病变程度的重要依据。多普勒所测瓣口速度与压差取决于瓣口血流。对一定的瓣口面积,瓣口的血流速度与压差随血流流率增加而增加。基于连续方程原理,在无分流及反流的情况下,流经左室流出道与狭窄主动脉瓣口的每搏量(SV)相等。设 AVA 为主动脉瓣口面积,CSALVOT 为主动脉瓣下左室流出道横截面积,VTIAV 为收缩期通过主动脉瓣口血流速度积分,VTILVOT 为通过主动脉瓣下左室流出道的血流速度积分,依据连续方程的原理可推导出如下计算公式:

$$AVA \times VTI_{AV} = CSA_{LVOT} \times VTI_{LVOT}$$

由此可以推导:

$$AVA = CSA_{LVOT} \times VTI_{LVOT} / VTI_{AV}$$

运用连续方程计算狭窄主动脉瓣口面积,需进行三种测量:①CW 测量狭窄瓣口的血流速度。②2D 超声测量主动脉瓣下左室流出道直径(D),计算其横截面积[$CSALVOT = \pi(D/2)^2$]。③PW 测量左室流出道血流速度积分。

在自然主动脉瓣狭窄的情况下,左室流出道与主动脉血流速度曲线形态相似,上述连续方程可简化为 $AVA = CSA_{LVOT} \times V_{LVOT} / V_{AV}$,$V_{LVOT}$ 与 V_{AV} 分别为左室流出道与主动脉瓣口的血流速度。

速度比率:为了减少上述连续方程中左室流出道内径测量的误差,可将上述简化连续方程中 CSA_{LVOT} 移除,仅计算左室流出道与主动脉瓣口的血流速度比值,其反映的是狭窄主动脉瓣口面积占左室流出道横截面积的比率。

瓣口面积切面测量:在多普勒信号获取不理想的情况下,可通过经胸或经食管的二维或三维图像,直接测量瓣口的解剖面积。但当瓣口存在钙化时,直接切面测量的结果往往误差较大。

根据左室-主动脉间收缩期跨瓣压差、收缩期主动脉瓣口血流速度及主动脉瓣面积等,可将主动脉瓣狭窄分为轻、中、重三度。

(三)鉴别诊断

主要应和瓣上、瓣下的先天性狭窄相鉴别。二维超声可显示瓣上或瓣下的异常结构如纤维隔膜、纤维肌性增生性狭窄等。频谱多普勒和彩色多普勒检测狭窄性射流的最大流速的位置,也有助于鉴别诊断。

二、主动脉瓣关闭不全

(一)病理解剖与血流动力学改变

主动脉瓣关闭不全的病因可大致分为两类:一类为瓣膜本身的病变;另一类为主动脉根部

病变。瓣膜病变中,风湿性心脏瓣膜病是最常见病因。其次为感染性心内膜炎、先天性主动脉瓣畸形、主动脉瓣黏液性变、主动脉瓣退行性变以及结缔组织疾病。在主动脉根部病变中,主动脉窦瘤破裂、主动脉夹层和马方综合症是较常见的病因,其次为类风湿关节炎、长期高血压病、主动脉创伤等。临床表现上有急性、亚急性、慢性主动脉瓣关闭不全。

主动脉瓣关闭不全的主要血流动力学改变是左心室容量负荷增多。舒张期左室将同时接受来自二尖瓣口的正常充盈血液和来自主动脉瓣口的异常反流血液,形成血流动力学意义上的左室双入口。随着病情发展,左室舒张期容量过重,左室舒张末压明显升高,出现心排血量减少等心功能不全改变。左心房及肺静脉压力明显升高,可发生肺水肿。晚期少数患者可出现左房压的逆向传导产生右心衰竭。

(二)超声心动图表现

1.M 型超声心动图

(1)主动脉瓣改变:单纯主动脉瓣关闭不全患者,主动脉瓣开放速度增快,开放幅度可能增大。如合并有狭窄,开放幅度减小。另外,有时可见主动脉瓣关闭线呈双线和扑动现象。

(2)二尖瓣前叶改变:主动脉瓣病变特别是以主动脉瓣右冠瓣病变为主时,常产生方向对向二尖瓣前叶的偏心性反流。反流血液的冲击使二尖瓣前叶产生快速扑动波(30～40 次/秒)。扑动的发生率约为 84%。

在严重主动脉瓣反流时,左室舒张压迅速升高,使左室压力提前高于左房压,故在二尖瓣曲线出现二尖瓣提前关闭。

2.二维超声心动图

主动脉瓣关闭不全时,二维超声心动图对观察瓣叶的解剖结构病变、主动脉扩张与程度以及左室结构改变能提供重要的信息。一般来说,主动脉瓣轻度反流时,主动脉瓣病变与主动脉腔扩张较轻,左室腔没有明显的重构。慢性严重的主动脉瓣反流时,其主动脉瓣结构严重损害,主动脉根部明显扩张,左室前负荷增加,腔室明显增大。明显主动脉反流时,左室腔的大小与功能可提示发生病变的时间长短,并为制定治疗方案、选择手术时机提供重要信息。

(1)左心长轴切面:单纯性主动脉瓣关闭不全患者,心搏出量增多,主动脉增宽,搏动明显。舒张期主动脉瓣关闭时瓣膜闭合处可见裂隙。风湿性主动脉瓣关闭不全合并狭窄者,瓣膜增厚,回声增强,瓣口开放幅度减小,右冠瓣与无冠瓣对合不良。二叶式畸形者,瓣叶开口偏心,瓣膜对合错位。感染性心内膜炎瓣叶穿孔者,部分可见瓣膜回声中断及赘生物回声。主动脉根部夹层者,主动脉腔内见剥离内膜的飘带样回声。左室腔明显增大,室壁活动增强,晚期失代偿时室壁活动减弱。

(2)心底短轴切面:可显示三瓣叶活动。风湿性主动脉瓣关闭不全者,瓣叶边缘增厚变形,闭合线失去正常的"Y"字形态。严重关闭不全时可见闭合处存在明显的缝隙。病变往往累及三个瓣叶,亦可以一个和(或)两个瓣叶的病变为主。二叶式主动脉瓣则呈两瓣叶活动。

(3)二尖瓣水平短轴切面:主动脉瓣反流束朝向二尖瓣前叶时,舒张期因反流血液冲击二尖瓣前叶,限制了二尖瓣前叶的开放。二尖瓣短轴切面上,二尖瓣前叶内陷,内陷多位于二尖瓣前叶的中间部分,使二尖瓣短轴观舒张期呈"半月形"改变。

(4)四心腔切面:左室扩大,室间隔活动增强并向右室偏移。早期右房、室无明显改变。

3.三维超声心动图

主动脉瓣关闭不全时,三维超声心动图不但可显示瓣叶边缘增厚变形的立体形态外,还可显示病变累及瓣体的范围与程度。可从多个角度纵向或者横向剖切主动脉瓣的三维图像数据,显示病变主动脉瓣叶及其与主动脉窦、主动脉壁及左室流出道的立体位置关系。

4.经食管超声心动图

由于主动脉瓣位置靠近胸壁,经胸超声心动图即可清楚显示主动脉瓣的病变,很少另需经食管超声心动图检查。

对肥胖、肋间隙狭窄及肺气过多等患者,经胸超声检查常不能清晰显示主动脉瓣结构及判断有无反流,经食管可获取高质量的图像,清楚地显示瓣叶的结构病变。检查方法和观察切面与主动脉瓣狭窄时经食管超声检查类似,首先运用二维图像显示左室流出道、主动脉瓣环和瓣叶、主动脉窦和升主动脉的解剖结构,再采用彩色多普勒成像显示主动脉瓣反流束的起源、大小、方向和分布。角度恰当时,可清楚显示反流束的血流会聚区。经食管超声心动图检查中声束很难与反流束方向相平行,多普勒超声难以准确测量真正的反流速度。

5.彩色多普勒

彩色多普勒可直接显示出舒张期过主动脉瓣的彩色反流束。彩色反流束由三部分组成:主动脉腔内的血流会聚区;彩色血流束经瓣口处的最窄内径;左室腔内反流束的方向与大小。常规选用左心长轴切面、心尖左心长轴切面及五腔心切面进行观察,可见左室流出道内出现舒张期反流信号。反流束起自主动脉瓣环,向左室流出道内延伸。视反流程度不同,反流束的大小与形态有明显不同。多数病变情况下,主动脉瓣的三瓣叶同时受损,反流束朝向左室流出道的中央;如病变主要累及右冠瓣,则反流束朝向二尖瓣前叶;如以左冠瓣或无冠瓣受损为主,反流束则朝向室间隔。在心底短轴切面上,二维彩色多普勒可更清楚显示反流束于瓣叶闭合线上的起源位置,有的反流束起自三瓣对合处的中心,有的则起自相邻两瓣叶的对合处。如为瓣叶穿孔,则反流束起自瓣膜回声中断处。

通过测量反流束的长度、起始部宽度、反流束面积及反流束大小与左室流出道大小的比例,可半定量估计主动脉瓣反流程度。但必须注意,反流束大小受血流动力学因素(如压力阶差、运动等)和仪器设置(如增益,脉冲重复频率高低)等因素的影响。反流束长度并不是评价反流程度的理想指标。临床上较常用的是反流束近端直径与瓣下 1.0 cm 内左室流出道直径之比,>65％则为重度反流,以及左室流出道横截面上反流束横截面积与流出道横切面积之比,>60％为重度。值得注意的是,单一切面上的彩色多普勒反流束面积大小,并不能准确显示反流束的真正大小,特别是对偏心性的主动脉反流更是如此,需在多个切面上进行显示。测量彩色反流束过瓣部位最窄处径线,是临床上评价反流程度的一个常用、可靠指标。

6.频谱多普勒

(1)脉冲型频谱多普勒:在胸骨上窝,将脉冲多普勒取样容积置于升主动脉内,正常人可记录到舒张期负向波。主动脉瓣关闭不全时,随着程度加重,负向波的速度与持续时间将增加。如负向波为全舒张期,则提示主动脉瓣关闭不全程度至少是中度以上。将取样容积置于主动脉瓣下左室流出道内,可记录到舒张期双向充填的方块形频谱。高重复频率的脉冲多普勒检查时,频谱常呈单向。频谱方向视取样容积与探头的位置关系而定。在左心长轴切面上常为负向频谱,而在心尖五腔图上则为正向。

(2)连续型频谱多普勒:常在心尖五腔切面上用连续多普勒检测主动脉瓣关闭不全的反流速度。因在此切面上,声束方向易与反流束方向平行。

反流速度下降斜率的测量:类似于二尖瓣狭窄患者,主动脉瓣反流时,压差减半时间与瓣口面积成反比,压差减半时间的长短可反映反流的严重程度。主动脉瓣反流患者舒张期升主动脉与左室间压差变化的过程类似于二尖瓣狭窄时舒张期左房与左室之间压差变化的过程。轻度主动脉瓣反流患者,由于反流口面积较小,升主动脉和左室在整个舒张期保持较高的压差,因此在反流频谱中反流速度的下降斜率较小,频谱形态呈梯形;反之,在重度主动脉瓣反流的患者,由于反流口面积较大,舒张期升主动脉的压力迅速下降而左室压力迅速上升,两者的压差迅速减小,反流频谱中下降斜率较大,频谱形态呈三角形。但应用该方法时,必须考虑周围血管阻力和左室舒张压的影响。

反流分数测量:其原理是收缩期通过主动脉瓣口的血流量代表了左室的全部心搏量,而收缩期通过肺动脉瓣口或舒张期通过二尖瓣口的血流量代表了左室的有效心搏量,全部心搏量与有效心搏量之差即为反流量,反流量与全部心搏量之比即为反流分数。反流分数为一定量指标,其测量在临床上对病情随访和疗效评价具有重要价值。

一般认为,当主动脉瓣反流分数小于 20% 时为轻度反流,20%~40% 时为中度反流,40%~60% 时为中重度反流,大于 60% 时为重度反流。

左室舒张末压测量:在主动脉瓣反流的患者,应用连续波多普勒技术可估测左室舒张末压。假设升主动脉舒张压为 AADP,左室舒张末压为 LVDP,则升主动脉与左室之间的舒张末期压差 ΔP 为:

$$\Delta P = AADP - LVDP$$

由上式可得:

$$LVDP = AADP - \Delta P$$

由上式可见,若已知升主动脉舒张末压和舒张末期升主动脉和左室之间的压差,即可以计算出左室舒张末压。由于肱动脉舒张压与升主动脉舒张压较为接近,可近似地将肱动脉舒张压(BADP)看作是升主动脉舒张压,代入上式得:

$$LVDP = BADP - \Delta P$$

肱动脉舒张压可由袖带法测出,一般取 Korotkov 第五音即肱动脉听诊音完全消失时的血压值作为肱动脉舒张压。在重度主动脉瓣反流的患者,出现第五音时的血压值可较低,此时可取第四音即肱动脉听诊音突然减弱时的血压值作为肱动脉舒张压。舒张末期升主动脉与左室间的压差可由连续波多普勒测得。在反流频谱中测量相当于心电图 QRS 波起始点的舒张末期最大流速,并按照简化的 Bernoulli 方程将此点的最大流速转化为瞬时压差,这一压差即为舒张末期升主动脉与左室之间的压差。

(三)鉴别诊断

1.生理性主动脉瓣反流

在部分正常人,脉冲波和彩色多普勒检查均可发现主动脉瓣反流束的存在。但目前大多数学者认为,一部分正常人的确存在着所谓生理性主动脉瓣反流,其特点为:①范围局限:反流束通常局限于主动脉瓣瓣下。②流速较低:反流束通常显示为单纯的色彩而非五彩镶嵌。③占时短暂:反流束通常只占据舒张早期。④切面超声图像上主动脉瓣的形态结构正常。据上述特点,可与病理性主动脉瓣反流相区别。

2.二尖瓣狭窄

二尖瓣狭窄时,在左室内可探及舒张期高速湍流信号,湍流方向与主动脉瓣反流的方向相似,尤其当主动脉瓣反流束朝向二尖瓣同时二尖瓣狭窄的湍流束朝向室间隔时,两者易于混淆。其鉴别要点是:①多个切面扫查反流束的起源,可见主动脉瓣反流束起源于主动脉瓣口,而二尖瓣狭窄的湍流束起源于二尖瓣口。②二尖瓣狭窄的血流束起始于二尖瓣开放,而主动脉瓣反流束起始于主动脉瓣关闭,两者相隔一等容舒张期;二尖瓣狭窄的湍流终止于二尖瓣关闭,主动脉瓣反流终止于主动脉瓣开放,两者相隔一等容收缩期。③二尖瓣狭窄的最大流速一般不超过 3 m/s,而主动脉瓣反流的最大流速一般大于 4 m/s。④二尖瓣狭窄时,二尖瓣增厚,回声增强,开口面积减小;主动脉瓣关闭不全时,瓣叶边缘增厚,瓣叶对合处存在缝隙。

三、主动脉瓣脱垂

主动脉瓣脱垂是主动脉瓣关闭不全的一种特殊类型,系不同原因导致主动脉瓣改变,使主动脉瓣于舒张期脱入左室流出道,超过了主动脉瓣附着点的连线,从而造成主动脉瓣关闭不全。

(一)病理解剖与血流动力学改变

与房室瓣不同,主动脉瓣无腱索支撑,其正常对合有赖于瓣叶本身结构的正常及其支撑结构的完整,瓣叶与支撑结构的病变均可导致主动脉瓣脱垂。Cater 等按病理变化将其分成四类:Ⅰ类为主动脉瓣形态结构完整,但由于瓣叶内膜脆弱、损伤或先天性二叶主动脉瓣等病变,易于在舒张期脱垂;Ⅱ类为瓣膜破裂,可由自发性瓣膜破裂或感染性心内膜炎引起,撕裂的瓣叶于舒张期脱垂向左室流出道;Ⅲ类为主动脉瓣根部与主动脉壁结合处支持组织丧失,如Marfan 综合征,夹层动脉瘤和高位室间隔缺损等;Ⅳ类表现为主动脉瓣粗大、冗长、松软、有皱折。组织学检查可见左室及主动脉瓣边缘有许多弹力纤维浸润,瓣膜结构疏松和纤维化,黏多糖增多和黏液样变性。

20%主动脉瓣脱垂患者仅有瓣叶脱垂,瓣叶对合线移向左室流出道,但瓣叶对合严密,无主动脉血液反流,患者无明显的临床症状与体征。而 80%的主动脉瓣脱垂患者伴有主动脉瓣反流,程度可为轻度、中度、重度。伴有主动脉瓣反流时,主动脉瓣脱垂患者的血流动力学改变与临床表现类同于主动脉瓣关闭不全。

(二)超声心动图表现

1.M 型超声心动图

心底波群上主动脉明显增宽,主波增高,主动脉瓣活动幅度增大。感染性心内膜炎者,主动脉瓣上多有赘生物出现或主动脉瓣有破坏征象。主动脉瓣关闭线呈偏心位置,如脱垂的主动脉瓣呈连枷样运动,则在左室流出道内 E 峰之前,可见脱垂的主动脉瓣反射。

二尖瓣波群上左室扩大,室间隔活动增强。伴有主动脉瓣关闭不全时,反流血液冲击二尖瓣叶,二尖瓣前叶可出现舒张期扑动波。

2.二维超声心动图

(1)左心长轴切面:舒张期主动脉瓣呈吊床样凸入左室流出道,超过了主动脉瓣根部附着点的连线以下,同时关闭线往往偏心,位于一侧。右冠瓣脱垂时,主动脉瓣闭线下移,接近主动脉后壁;而无冠瓣脱垂时,关闭线往往上移,接近主动脉前壁。主动脉瓣受损严重时,脱垂瓣叶可呈连枷样运动,活动幅度大,舒张期脱入左室流出道,收缩时又返入主动脉腔,左心长轴切面上主动脉瓣两个瓣不能对合。

主动脉瓣脱垂如伴关闭不全,主动脉可以增宽,活动幅度增大。Marfan综合征患者主动脉增宽程度更明显。由于主动脉血流在舒张期反流,使左室容量负荷过重,左室扩大,左室流出道增宽,室间隔活动增强。

(2)心底短轴切面:在此切面上见主动脉根部断面增宽,主动脉瓣活动幅度增大,关闭线变形。正常人呈"Y"形,主动脉瓣脱垂时,其关闭线失去正常的"Y"形,瓣膜不能完整闭合。

3.经食管超声心动图

大多数主动脉瓣脱垂患者,经胸壁超声心动图可清楚显示脱垂的主动脉瓣叶及其程度。但对肥胖、肋间隙过窄、肺气过多及胸廓畸形的患者,经胸检查不能清晰显示主动脉瓣的形态及其活动,需行经食管超声检查。检查时,将多平面经食管探头插入食管中段,启动声束方向调节按钮,于45°左右方位获取主动脉瓣口短轴切面,于120°方位获取主动脉根部的长轴切面。在上述切面中,先采用二维切面观察主动脉瓣叶的形态结构及与主动脉瓣环的相对位置关系,再采用彩色多普勒成像观察有无主动脉瓣反流及反流束的起源、大小、方向与分布。于胃底左室长轴切面采用连续多普勒测量主动脉瓣反流束频谱。

经食管超声二维切面显示时,舒张期可见一个或多个瓣叶的瓣体超过主动脉瓣的水平,脱向左室流出道。病变为瓣膜的黏液样变性,则主动脉瓣显示为松软过长或出现皱折,易被误认为赘生物,此时变换扫描角度则可清晰显示。Marfan综合征患者,主动脉呈梭形增宽形成升主动脉瘤,如有主动脉根部夹层形成,剥离的内膜连同主动脉瓣可一同脱向左室流出道。感染性心内膜炎主动脉瓣损害严重者,脱垂的主动脉瓣叶可呈连枷样运动。高位较大室间隔缺损,多伴有右冠瓣脱垂,脱垂的瓣叶可部分阻塞缺损口。如有主动脉瓣反流,经食管超声彩色多普勒与频谱多普勒的检查方法与图像特征类同于主动脉瓣关闭不全。

4.超声多普勒

如主动脉瓣脱垂伴有主动脉瓣反流,彩色多普勒显示与频谱多普勒扫查类同于主动脉瓣关闭不全(见主动脉瓣关闭不全)。

(三)诊断与鉴别诊断

诊断主动脉瓣脱垂应注意以下两点:①切面超声心动图上主动脉瓣舒张期向左室流出道脱垂,超过了主动脉瓣附着点连线以下,且收缩期又返回主动脉腔内。②M型超声心动图上,用扫描法检查,在心脏舒张期,左室流出道内二尖瓣前叶之前出现异常反射,此异常反射和主动脉瓣相连。此外,有以下表现者在诊断上有一定参考价值:①主动脉增宽并二尖瓣舒张期扑动。②左室增大,室间隔活动增强,有左室容量负荷过重。

第三章　冠状动脉畸形

冠状动脉畸形是一种少见的先天性心血管畸形,冠状动脉起始、分布、走形及结构异常均可视为畸形。包括冠状动脉起源异常、冠状动脉瘘、肌桥和冠状动脉瘤。该病发生率占冠状动脉造影的 0.3%~1.5%,女性多表现为冠状动脉的起源异常,男性较多表现为冠状动脉瘘。

第一节　冠状动脉起源异常

近几年胚胎学究显示,冠状动脉发育晚于主肺动脉分隔,冠状动脉主干发育落后于冠状动脉口的发育。冠状动脉形成是远端冠状动脉向窦内生长与近端冠状动脉口两者相连接而成。因而先天性冠状动脉起源异常更准确地说是先天性冠状动脉连接异常。

一、病理解剖

冠状动脉正常起自于主动脉瓣的两侧窦内,开口一般为 2 个,有时为 3 个,右冠状动脉一般单独发出,而左冠状动脉可单独或与回旋支分为 2 个开口,起于主动脉的左后窦。异常起源的冠状动脉包括异常肺动脉起源的冠状动脉和异常主动脉起源的冠状动脉两大类。

当主、肺动脉完成旋转后,冠状血管若穿入到主动脉壁则形成主动脉上的冠状动脉开口;若穿入肺动脉壁则形成异常肺动脉起源的冠状动脉,通常在肺动脉瓣上左窦部,亦可在肺动脉后侧或分支。如冠状动脉起自主动脉的对侧窦、后窦、窦底部(低位开口)、窦管嵴上方 1.0 cm以上(高位开口)均为异常主动脉起源的冠状动脉。左冠状动脉起始于肺动脉的患者,胎儿时期,冠状动脉大小正常;出生后左心室扩大,左心室壁常有瘢痕形成。右冠状动脉起源于肺动脉的患者,右冠状动脉管径扩张扭曲,管壁薄。

二、血流动力学

左冠状动脉起始于肺动脉的患者,胎儿时期,因左右心室血氧含量相近,压力持平,心肌灌注尚充分;出生后由于肺动脉压力明显降低,且低于左心室,故左冠状动脉灌注随之减少,左心室前向灌注不足而出现心肌缺血、梗死甚至并发室壁瘤以及充血性心力衰竭。若左右冠状动脉间存在侧支循环时,临床可无症状。

三、诊断要点

(一)二维超声心动图

左(右)冠状动脉窦处不显示左(右)冠状动脉开口,而在主动脉其他部位或肺动脉壁可探测到冠状动脉开口;病变冠状动脉代偿性扩张,走行迂曲;心肌缺血出现相应心室腔扩大,节段性室壁运动减低,严重者出现室壁瘤。

（二）彩色多普勒超声心动图

冠状动脉起源于主动脉者无明显改变，而冠状动脉起源于肺动脉的患者显示由冠状动脉开口处向肺动脉内的分流血流信号；部分患者于心肌内可见异常增粗的冠状动脉及丰富的血流信号；可出现瓣膜反流。

（三）频谱多普勒超声心动图

起源于肺动脉的冠状动脉内可探及以舒张期为主的连续性频谱，流速较高。心肌内血流表现为湍流频谱。

四、诊断注意点

左冠状动脉主干闭锁的患者血流动力学改变与左冠状动脉起源于肺动脉相近，在左冠窦处均未探及正常冠状动脉开口，两者须进行鉴别，主要观察肺动脉内是否有冠状动脉开口以及是否有血流进入肺动脉。

五、鉴别诊断

（一）冠状动脉瘘

左冠状动脉起源于肺动脉时应与右冠状动脉-肺动脉瘘进行鉴别。鉴别要点在于右冠状动脉-肺动脉瘘患者，于左冠状动脉窦可探及左冠状动脉的开口。

（二）动脉导管未闭

鉴别要点在于动脉导管未闭患者的分流信号起自降主动脉，脉冲多普勒探测是以收缩期为主的连续性血流信号，血流速度较快；冠状动脉起源于肺动脉者，于冠状动脉开口处可探及分流束进入肺动脉，脉冲多普勒显示以舒张期为主的连续性血流信号，血流速度较慢。

第二节　冠状动脉瘘

先天性冠状动脉瘘(congenital coronary artery fistula，CAF)，是一种罕见的先天性冠状动脉畸形，发病率约占先天性心脏病的 0.3%，极少数患者自然痊愈，随着年龄增大，并发症增多。

一、病理解剖

冠状动脉瘘是指冠状动脉主干或其分支直接与心腔或大血管等异常交通。根据瘘口位置，可分为冠状动脉-心腔瘘和冠状动脉-血管瘘等。左右冠状动脉均可发生，但以右冠状动脉较多见(50.0%～60.0%)，引流部位依次为右心室、右心房(包括冠状静脉窦、上腔静脉)、肺动脉、左心房和左心室。病变的冠状动脉显著扩张、粗大，壁薄，有时形成冠状动脉瘤，囊状扩张的冠状动脉瘤内可形成血栓。

二、血流动力学

冠状动脉瘘对血流动力学的影响主要取决于瘘口的大小及瘘入部位。若瘘口小，对血流动力学不产生较大影响；若瘘口大，就加重相应心室的负荷，最终引起右心衰竭或左心衰竭。若瘘入右心系统产生左向右分流，瘘管较大，可增加右心室负荷和肺血流量；瘘入左心系统产生动脉-动脉样分流，瘘管较大，可增加左心室负荷，出现左心室扩大。

大部分冠状动脉血流经瘘管分流,致使远端的冠状动脉血流量减少,可造成冠状动脉"窃血"现象而使病变冠状动脉供应的心肌产生缺血表现。

三、诊断要点

(一)定性诊断

1.二维超声心动图

(1)冠状动脉近端扩张:多切面可见冠状动脉起始部不同程度扩张,内径多大于 6.0 mm,严重者可呈菱形或囊状瘤样改变。

(2)冠状动脉走行异常:冠状动脉异常走行于心脏表面或心肌内,增粗迂曲,变换探头方向可追踪其走行至瘘口。

(3)瘘口可单发或多发,扩张呈瘤样或管状。

(4)继发性改变:瘘口进入的心腔或血管扩大;个别报道可见节段性室壁运动异常(心肌梗死者)、瓣膜或瘘口赘生物(感染性心内膜炎者)。

(5)可合并其他心脏畸形等。

2.彩色多普勒超声心动图

异常扩张、迂曲走行的冠状动脉内探及多彩相嵌的血流信号。

3.频谱多普勒超声心动图

瘘入右心系统和左心房时,瘘口处可探及连续性的湍流频谱。瘘入左心室时,瘘口处仅探及舒张期的湍流频谱。

(二)分型诊断

不同类型的冠状动脉瘘,治疗方案有差别,因此瘘口的定位对于指导临床治疗方案的选择具有重要意义。

1.冠状动脉右心房瘘

瘘口在右心房前壁,来自右冠状动脉分支;瘘口在右心房后壁,来自右冠状动脉或左回旋支;瘘口在上腔静脉入口处,来自右冠状动脉或左冠状动脉分支。

2.冠状动脉右心室瘘

瘘口在右房室沟,来自右冠状动脉分支;瘘口在右心室圆锥部,来自右冠状动脉或左前降支的分支;瘘口在右心室横膈壁,来自右冠状动脉和左旋支。

3.冠状动脉左心室瘘

瘘口在左心室流出道主动脉根部,来自左冠状动脉;瘘口在左心室后基底部,来自右冠状动脉分支。

4.冠状动脉肺动脉瘘

瘘口多在肺动脉近端前壁、左右肺动脉分叉处前壁,来自左、右冠状动脉的分支直接交通。

5.冠状动脉左心房瘘

瘘口多在前壁,多来自左冠状动脉主支或左回旋支的分支。

四、诊断注意点

(1)合并症其中 20.0% 合并其他先天性心脏病变:房间隔缺损、室间隔缺损、动脉导管未闭和左位上腔静脉等。

（2）瘘口数量　根据瘘管形成的冠状动脉数目和终止点（瘘口）数目分为单冠瘘、多冠瘘及单瘘口瘘、多瘘口瘘。检查中应注意探测，以免遗漏诊断。

（3）注意有无出现冠状动脉"窃血"现象　此现象是由于冠状动脉血流大部分流入心腔，远端血流减少，心肌灌注不足，产生相应区域心肌缺血。

（4）冠状动脉粥样硬化　发生瘘的冠状动脉内血流紊乱，速度增快，流量增加，容易造成冠状动脉内膜损伤，相对容易发生冠状动脉粥样硬化。

（5）感染性心内膜炎者可见瓣膜或瘘口赘生物。

（6）经食管超声心动图可获得更好的声窗，清晰显示病变血管的走行及比邻关系。

五、鉴别诊断

（一）冠状动脉瘤

冠状动脉瘤可表现为近端冠状动脉局限性扩张，须与冠状动脉瘘进行鉴别，鉴别要点是：冠状动脉瘤远端与心腔或血管无交通，而冠状动脉瘘与心腔或血管存在交通，彩色多普勒可清楚显示瘘口处的异常血流。

（二）左冠状动脉起源于肺动脉

左冠状动脉起源于肺动脉时，由于肺动脉压力小于主动脉，血流将通过侧支循环由右冠状动脉灌注左冠状动脉及肺动脉，冠状动脉将增宽并迂曲走行，须与右冠状动脉-肺动脉瘘进行鉴别。鉴别要点在于右冠状动脉-肺动脉瘘者，于左冠状动脉窦可探及左冠状动脉的开口，而后者无此征象。

第三节　冠状动脉瘤

冠状动脉瘤是指冠状动脉局限性的明显扩张。多为继发性改变，其中以动脉粥样硬化性病变最为常见，约占 52.0%，其他可见于真菌或梅毒感染、结缔组织病和川崎病。先天性冠状动脉瘤较少见，约为 15.0%。

一、病理解剖

先天性冠状动脉瘤发生于冠状动脉的任何部位，可单发或多发，多见于冠状动脉的分叉处，以右冠状动脉瘤最为常见。瘤体可呈梭形或囊状，最大直径可达 15.0 cm。

继发性冠状动脉瘤常由冠状动脉粥样硬化及川崎病引起。冠状动脉粥样硬化破坏了动脉血管壁中层弹力纤维，从而引起冠状动脉瘤样增宽；川崎病引起冠状动脉急性炎症，动脉管壁瘢痕化、内膜增厚钙化，继而形成冠状动脉瘤。两者的发病部位通常位于冠状动脉近端。

二、血流动力学

冠状动脉瘤扩张的血管壁，因内壁不规则引起血流方向的改变和滞留加上内皮细胞的破坏，就容易形成血栓使管腔变细狭窄出现心肌供血不足。栓子脱落可导致急性心肌梗死，甚至猝死。除此之外，心肌缺血还与冠状动脉瘤的"窃血现象"有关，即舒张期冠脉血流进入动脉瘤，收缩期血液又返回到冠状动脉，造成远端心肌供血减少。冠状动脉瘤破裂至心包腔，发生急性心包填塞而死亡。破入心腔冠状窦静脉、肺动脉形成冠状动脉瘘的病理生理改变，若破口大又破入低压的心腔,严重时可发生充血性心力衰竭。

三、诊断要点

(一)二维超声心动图

冠状动脉表现分为以下 4 级。

(1)正常:冠状动脉内径小于 2.5～3.0 mm,冠状动脉与主动脉内径的比值小于 0.16。

(2)扩张:冠状动脉内径增宽,3.0～4.0 mm,冠状动脉与主动脉内径的比值介于 0.16～0.3。

(3)动脉瘤形成:冠状动脉局部内径 4.0～8.0 mm,冠状动脉与主动脉内径的比值 0.3～0.6。

(4)巨大动脉瘤:冠状动脉内径大于 8.0 mm,冠状动脉与主动脉内径的比值大于 0.6。

(二)彩色多普勒超声心动图

于扩张的瘤体可探及花彩血流信号,血流缓慢,可见涡流样改变。

(三)其他并发症

(1)冠状动脉瘤内血栓形成:于扩张的冠状动脉瘤内可见异常回声,较大者可引起管腔变窄;

(2)心肌梗死:若血栓脱落,可引起远端冠状动脉栓塞,发生心肌梗死。

四、鉴别诊断

与冠状动脉瘘进行鉴别。冠状动脉瘘患者的冠状动脉为全程扩张,与心腔或大血管间有异常交通。而冠状动脉瘤没有相应的表现。

第四章　冠状动脉粥样硬化性心脏病

冠状动脉粥样硬化性心脏病(coronary heart disease,CAD)简称冠心病,是心血管疾病患者死亡的主要原因。它的发病率在我国呈逐年上升和年轻化的趋势。冠心病及时准确的诊断是临床医师选择治疗方案的依据。冠状动脉造影是诊断冠心病的金标准,但其价格昂贵及有创性限制了它的应用。因此,超声心动图在冠心病的诊断仍具有不可替代的地位。

第一节　病理解剖及血流动力学

一、病理解剖

冠状动脉各个节段均可发生粥样硬化,受累动脉的内膜有类脂质的沉着,复合糖类的积聚,继而纤维组织增生和钙沉着,并有动脉中层的病变。病变的总检出率、狭窄检出率和平均级别均以前降支最高,其余依次为右主干、左主干或左旋支、后降支。

冠状动脉粥样硬化分为三度:Ⅰ度仅为内膜增厚,回声均匀一致,无突出的斑块;Ⅱ度可见内膜增厚,回声不均匀中有突出管腔的斑块,管腔小于正常的1/2;Ⅲ度内膜形态消失为斑块所代替,已无明确管腔,直径小于正常的1/3。

二、血流动力学

正常冠状动脉血流在心动周期中不断变化,受主动脉血流、心室肌收缩状态和主动脉瓣启闭的影响。左冠状动脉收缩期灌注的血流量占心动周期灌注量的1/3,而舒张期占2/3。右冠状动脉的血流量收缩期与舒张期相似。冠状动脉舒张期血流流速为30.0~80.0 cm/s,收缩期为12.0~20.0 cm/s。当心外膜下大的冠状动脉明显狭窄时,冠状动脉血流阻力增加。冠状动脉管径狭窄超过50.0%以上时,出现心肌缺血。

第二节　室壁运动分析

一、左心室壁节段划分及冠脉供血与心肌节段的关系

目前最常用的节段划分法是1989年美国超声心动图学会推荐的左心室16节段分段法。取胸骨旁长轴、心尖四腔心及心尖二腔心切面将长轴分为三段,从二尖瓣环水平至乳头肌尖端为基底段、乳头肌尖端至乳头肌根部为中间段、乳头肌根部以下为心尖段。短轴切面于二尖瓣环及左心室中间段切面各分为前壁、前侧壁、后侧壁、下壁、前室间隔及后室间隔共12节段,左心室短轴心尖段分为前壁、侧壁、间隔、下段4节段,总数为16节段。

胸骨旁左心室长轴切面显示前室间隔及左心室后壁。前室间隔由冠状动脉左前降支供血,室间隔基底段1.0~2.0 cm由第一穿隔支供血,根据室间隔基底段运动是否异常可明确前

降支堵塞部位在第一穿隔支之前或之后。左心室后侧壁通常由冠状动脉左旋支供血。乳头肌水平左室短轴切面可观察三支冠状动脉供血区。左心室前壁及室间隔的前 2/3 由前降支供应。左心室下壁中间部分以及室间隔的后 1/3 由后降支供应。后降支通常由右冠状动脉分出,若为冠状动脉左优势型则后降支可起源于左回旋支。左心室前侧壁常由左回旋支供血。心尖左心二腔心切面显示左室前壁及下壁。前壁及下壁的心尖段由左前降支供血,下壁的中间段及基底段由后降支供血。心尖四腔心可观察后室间隔及左室前侧壁。后室间隔的远端 1/2 或 2/3 及心尖由左前降支供血,后室间隔的近段 1/2 或 1/3 由后降支供血。前侧壁基底段及中间段由左回旋支供血。

右心室壁分段则参照 Nanda 等利用剑突下右心室流入流出道切面、心尖四腔心切面、剑突下四腔心切面及剑突下乳头肌短轴切面分为游离壁及下壁,又分为近段、中段及心尖段。

二、室壁增厚率

心室室壁节段的运动可受其邻近心肌运动的影响,有时可导致医师对心肌缺血的误判,出现假阳性或假阴性。而应用 M 型超声心动图,计算收缩期室壁增厚率的变化不受邻近心肌运动的影响可作为观察室壁运动的定量指标。计算公式如下:室壁增厚率=(收缩期厚度-舒张期厚度)/舒张期厚度×100% 室壁增厚率正常值平均为 30.0%,低于 30.0% 为室壁运动异常。

三、左心室室壁运动分析

(一)目测定性法

以肉眼观察室壁运动幅度和协调程度。

(二)目测半定量法

选用心内膜面清楚的短轴切面观察,尽量取同一心动周期的舒张末期与收缩末期两幅图像,测定两期心内膜移动的距离;并应用 M 型超声心动图,计算收缩期室壁增厚率和采用室壁运动记分法进行分析。计分标准:运动正常为 1 分,心内膜运动幅度>5.0 mm,收缩期室壁增厚率>25.0%;运动减弱为 2 分,心内膜运动幅度<5.0 mm,收缩期室壁增厚率<25.0%;运动消失为 3 分,收缩期心内膜运动及室壁增厚率均消失;运动反向为 4 分,收缩期室壁向外运动并变薄;室壁瘤为 5 分,室壁变薄,收缩期该节段运动方向与正常心肌节段相反,并有明显的转折点。室壁运动计分指数(wall motion score index;WMSI)计算公式:WMSI=各节段判分总和/判分节段数。WMSI 1 分者为正常,大于或等于 2 分为显著异常。

(三)电子计算机自动分析法

选好心内膜面清楚的图像后,由计算机自动分区并进行分区测量和报告数据。

第三节 超声诊断要点及注意点

一、诊断要点

(一)定性诊断

1.二维超声心动图

经食管超声心动图及血管腔内超声显示冠状动脉管壁回声增强,管腔内有斑块致管腔狭窄或闭塞;经胸超声心动图难以显示上述病变,偶可在主干处探及斑块高回声。

2.彩色多普勒超声心动图

冠状动脉管腔狭窄处探及花彩血流束。

3.多普勒超声心动图

冠状动脉管腔狭窄局部血流流速较高并呈充填型频谱。

(二)定位诊断

冠状动脉病变多好发于血管分叉处,舒张期血流速度小于 30.0 cm/s 时,提示取样点远端狭窄;当血流速度大于 80.0 cm/s 时,提示取样点近端狭窄。发现狭窄病变后,测量狭窄起始点与该血管起始之间距离,作出定位诊断。

(三)定量诊断

(1)狭窄管径的判定以最狭窄处与其相邻的正常管腔径相比,狭窄程度诊断标准为:Ⅰ度 0%~25.0%,Ⅱ度 26.0%~50.0%,Ⅲ度 50.0%~75.0%,Ⅳ度 75.0%~99.0%。

(2)左冠状动脉和右冠状动脉主干壁厚正常为 1.0~2.0 mm,大于 2.0 mm 为管壁增厚。

(3)若有冠状动脉瘤则应测量其大小及距开口的距离。

二、诊断注意点

(1)冠状动脉的显示受个人的经验及仪器的分辨力影响,差别较大。未探及管腔狭窄并不能否定其远端冠状动脉的病变。

(2)探查中,应认真观察是否出现局部室壁运动异常及心内膜回声情况。

第四节　心肌梗死

有实验研究证实急性阻断冠状动脉后 30 分钟,心肌坏死,并由心内膜向心外膜发展,4~6小时后形成室壁全层透壁性坏死。

一、病理解剖

发生心肌梗死后心肌组织的变化有一定的规律性:第一周心肌凝固性坏死,伴白细胞浸润、间质充血出血及水肿。声像图显示该处心肌回声明显减低;第二周坏死的肌纤维逐渐被吞噬细胞所吞噬,周边肉芽组织形成,坏死区回声增强与非梗死区接近,心室壁变薄;第三至六周肉芽组织增多,并出现胶原纤维。声像图显示梗死区室壁回声明显增高,与非梗死区对比鲜明。

二、诊断要点

(一)左心室急性心肌梗死

1.二维超声心动图

第一周梗死节段室壁无明显变薄,回声减低。第二周之后梗死节段收缩期室壁变薄、回声增强。部分患者可见室壁瘤形成。

2.M 型超声心动图

梗死节段室壁运动异常,表现为运动减弱、无运动或反常运动。未受累节段代偿性收缩增强,收缩幅度增高和增厚率增加。心室泵功能减低,射血分数降低,表现为主动脉瓣及二尖瓣开放幅度减低。

(二)陈旧性心肌梗死

1.二维超声心动图

梗死节段室壁变薄伴回声明显增强,心内膜回声相应增强。

2.M 型超声心动图

梗死节段室壁不运动或明显运动减弱。心室泵功能减低,射血分数降低。

(三)右心室梗死

1.二维超声心动图

右心室扩大,右心室壁节段性室壁运动异常。

2.M 型超声心动图

右心室舒张末径/左心室舒张末径比值大于 0.6,右心室舒张末径/体表面积≥18.0 mm/m²。

三、诊断注意点

(1)心尖的血液供应三支血管有交叉,心尖下壁可能由前降支或后降支供血,心尖侧壁可能由前降支的直角支或左旋支的分支供血。通常这两个重叠供血节段以左前降支占优势。

(2)室壁运动异常范围的判断在冠脉阻断 2 小时内将高估梗死面积,48 小时后判断与梗死面积相关较好。

(3)心肌梗死相对的节段心肌未见代偿收缩增强应考虑多支血管病变。

(4)室壁运动计分指数有时可出现误判:如下壁无运动而前壁运动代偿性增强,可产生室壁运动计分指数正常的假象。

四、心肌梗死并发症

(一)真性室壁瘤

真性室壁瘤发生在透壁性梗死伴全层瘢痕形成的心肌节段,多见于前降支供血的心肌节段。超声表现有如下特点。

1.二维超声心动图

室壁瘤处室壁变薄,仅为正常壁厚的 1/3～1/2,回声增强,全心动周期均膨出;收缩期室壁瘤与正常室壁间有明显的交界点;瘤颈宽,瘤颈内径/瘤体最大内径比值为 0.5～1.0。2.M 型超声心动图

膨出部分的室壁运动消失或矛盾运动。除少数较小室壁瘤外,常伴有左心功能明显损害,整体收缩功能多数下降,EF 小于 40.0%。

3.彩色多普勒超声心动图

瘤内可见缓慢旋转的血流信号。

(二)假性室壁瘤

假性室壁瘤的形成是由于心室游离壁破裂后由局部心包与血栓包裹血液形成一个与左室腔相交通的囊腔。超声表现有如下特点。

1.二维超声心动图

室壁连续性中断,于心腔外显示与心室腔相通的无回声腔,其壁为心包。瘤颈狭窄,瘤颈与最大瘤腔径比值小于 0.5。无回声腔内多有回声强弱不一的血栓。

2.彩色多普勒超声心动图

血流在破口处往返于心室腔与瘤腔之间。

(三)心室游离壁破裂

心脏破裂是严重的并发症,常发生于左旋支阻塞而致的后侧壁透壁性梗死。超声表现有如下特点。

1.二维超声心动图

室壁回声中断,破裂处局部搏动显著减弱或无运动,心包腔内大量积液。

2.彩色多普勒超声心动图

彩色血流束由破裂口进入心包腔。

(四)室间隔穿孔

室间隔穿孔发生率占急性心肌梗死病例的 0.5%～1.0%,病死率高,约 54.0%。穿孔部位多位于室间隔心尖段,常伴随梗死伸展特征,亦常见于后室间隔。穿孔缺损直径自数毫米至数厘米不等,但通常直径<4.0 cm。多数穿孔为单个,少数可见多个穿孔。室间隔穿孔多伴随左心室前壁和下壁或右心室心肌梗死。超声表现有如下特点。

1.二维超声心动图

穿孔处室间隔回声中断,周围室壁变薄呈矛盾运动或无运动;穿孔处直径收缩期大于舒张期;左心,右心室均扩大并左心室功能不全。

2.彩色多普勒超声心动图

收缩期花彩血流束经穿孔处由左心室进入右心室。

3.频谱多普勒超声心动图

收缩期于穿孔处右心室侧可记录到高速分流频谱。

(五)乳头肌断裂

乳头肌断裂是一少见的急性心肌梗死并发症,常在急性心肌梗死后的 2～7 天发生,可引起急性二尖瓣关闭不全、肺水肿和心源性休克。如不予治疗,预后较差,第一周病死率可达 80.0%。超声表现有如下特点。

1.二维超声心动图

二尖瓣瓣叶呈连枷样活动。收缩期瓣叶进入左心房,舒张期又返回左心室。

2.彩色多普勒超声心动图

收缩期探及经二尖瓣口进入左心房的反流束,部分乳头肌断裂可有中度或重度反流,完全断裂则均为严重反流。

3.频谱多普勒超声心动图

于左心房内二尖瓣口处探及高速收缩期反向湍流频谱。

(六)心室附壁血栓

心室梗死区的附壁血栓最常见于心尖部或前壁急性心肌梗死患者,尤其是大面积透壁性梗死伴室壁瘤者,多发生在发病的 10 小时内。超声表现有如下特点。

1.二维超声心动图

绝大多数血栓附着于室壁运动异常节段处,以心尖部前壁、前间隔及前外侧壁多见。大部分血栓不活动,基底宽,形态不规则。极少数血栓有蒂并随心脏的运动而自由活动。

2.彩色多普勒超声心动图

可发现血栓部位局部血流充盈缺损。

第五节　鉴别诊断

冠状动脉粥样硬化性心脏病患者超声心动图主要表现为室壁运动异常及心功能下降,因此,要与下列几种可引起室壁运动异常的疾病进行鉴别诊断。

一、心脏手术后

患者行心脏手术后,室间隔可出现运动平直甚至矛盾运动。与冠状动脉粥样硬化性心脏病的鉴别要点在于其室间隔收缩期增厚率正常,并且有明确的心脏手术病史。

二、完全性左束支传导阻滞

完全性左束支传导阻滞时,患者心室壁的运动会受到心电除极异常的影响。超声心动图可见室间隔运动异常,即除极开始室间隔快速短暂向后运动,收缩中期向前运动,晚期又向后运动。本病患者室间隔增厚率正常。室壁应变未见明显异常。采用组织多普勒显像技术检测束支传导阻滞患者心室心肌加速度的起始位置及其分布,并与正常人在相同时相和心室切面进行比较,可与冠心病进行鉴别并评价受束支传导阻滞影响的心室壁心肌的位置和范围。

三、预激综合征

B 型预激综合征可见类似完全性左束支传导阻滞的室间隔异常运动。A 型预激综合征可见到左心室后壁运动异常,随着除极开始左心室后壁短暂地向前运动。鉴别要点在于预激综合征患者的室间隔增厚率正常。在旁路前向传导的患者,组织多普勒显像还可以显示旁路位置。

四、右心室起搏也可见类似完全性左束支传导阻滞的室间隔运动异常

若起搏电极位于右心室流出道,整个收缩期室间隔将向前运动。如起搏电极位于右心室心尖处,可见收缩期室间隔短暂快速地向后运动。鉴别要点在于患者的室壁增厚率正常,右心室腔内可探及起搏导管。组织多普勒显像加速度模式有助于显示起搏点。

第五章　心肌病

心肌病是累及心肌、心内膜或心外膜的疾病。可分为原发性和继发性两种。原发性心肌病是指排除冠状动脉或瓣膜异常，以及高血压性心脏病、肺源性心脏病、先天性心脏病和心包疾病等引起的，以心肌病变为主的一组疾病。继发性心肌病（特异性心肌病）是由已知病因引起或继发于其他疾病的心肌疾病。按照病理及临床特点分类，心肌病可分为扩张型心肌病、肥厚型心肌病、限制型心肌病和未定型心肌病。

第一节　扩张型心肌病

扩张型心肌病（dilated cardiomyopathy，DCM）既往称为充血型心肌病，是原发性心肌病的最常见类型，其特点是心肌收缩无力，心排血量减少，心脏普遍扩大。扩张型心肌病病因不明，发病因素有可能为：感染、营养缺乏、酒精中毒、代谢性疾病或自身免疫性疾病等。

一、病理解剖

扩张型心肌病的主要病理解剖改变是全心扩大（全心型）或左心扩大为主（左心室型）或右心扩大（右心室型）。心肌重量增加，心肌纤维不均匀肥大、退行性变及间质性纤维化，室壁厚度低于正常，心内膜纤维性增厚和心外膜轻度局灶性淋巴细胞浸润。心肌间质性纤维化是最常见的病变，呈灶性分布于室壁的内缘，也可出现心壁成片受损，心脏的起搏传导系统均可受侵犯；晚期可有心肌细胞溶解；双侧心房亦可扩大，心室腔内常见附壁血栓。

二、血流动力学

扩张型心肌病的患者，心肌病变使心脏收缩力减弱，左心室射血分数和心搏量下降。早期心搏量减少由增加心率代偿，心排血量尚可维持。后期失代偿，左心室收缩末期残余血量增多，舒张末期压增高，心腔扩大，瓣环增大，造成二、三尖瓣关闭不全，发生充血性心力衰竭。进而左心房、肺静脉压及肺动脉压力相继升高，最后出现右心衰竭，心腔进一步扩大，心室壁内张力增大，氧耗增多，心肌变薄、心率加速引起心肌相对缺血，而心肌摄氧的能力已达极限，因而可引起心绞痛；当心脏传导系统受累可引起各种心律失常。

三、诊断要点

（一）定性诊断

1.二维超声心动图

各房室腔均明显扩大，以左心室扩大更显著，左心室流出道明显增宽；严重者整个心脏呈球形扩大伴肺动脉增宽。心腔的扩大以前后、左右径增加为显著。相对缩小的二尖瓣口与扩大的心腔形成明显的"大心腔、小瓣口"。随着心腔的扩大，腱索与乳头肌出现相应的延长和肥大。在左心室收缩功能明显减退的患者,左心室内可见附壁血栓形成或合并心包积液。

2.M型超声心动图

心室壁多数变薄,呈弥漫性运动幅度减低,以室间隔为明显;室壁增厚率、左心室短轴缩短率明显下降;二尖瓣开放幅度的减低和左心室舒张末期内径的增大,使舒张早期二尖瓣前叶E峰与室间隔之间的距离增大。

3.彩色多普勒超声心动图

心室收缩功能下降,导致各瓣口的血流速度降低,瓣口血流显色暗淡。由于瓣环扩大以及乳头肌和腱索向心尖的移位,收缩期二尖瓣及三尖瓣瓣尖对合不良,瓣口关闭不全,于左心房及右心房内可探及反流束。

4.频谱多普勒

左心室收缩功能下降,导致左心室流出道及主动脉瓣口流速下降。在病程早期,二尖瓣正向血流频谱E波流速下降,A波流速增高,随着病情发展,E波升高,A波流速减低。收缩期二尖瓣及三尖瓣瓣尖对合不良,瓣口关闭不全,于左心房及右心房内可探及反流频谱。

(二)定量诊断

(1)心腔扩大,左心室舒张末径大于55.0 mm。左心室流出道增宽,前后径大于35.0 mm。M型超声心动图显示舒张期二尖瓣E峰顶端至室间隔左心室面间的距离(EPSS)大于10.0 mm(正常为2.0~5.0 mm)。

(2)左心室收缩功能下降,射血分数小于50.0%。收缩功能下降可采用如下分级标准:在静息状态下,小于50.0%可认为左心室收缩功能减低,41.0%~50.0%时为轻度减低,30.0%~40.0%时为中度减低,小于30.0%为重度减低。

(3)通过测量扩张型心肌病患者的二尖瓣和肺静脉瓣血流频谱,可将患者左心室充盈异常分为:轻度舒张功能受损、中度舒张功能受损、重度舒张功能受损和非常严重舒张功能受损四个阶段。

四、诊断注意点

诊断中要注意排除风湿性心脏病、冠心病、高血压性心脏病、先天性心脏病等所致的心肌病变。

五、鉴别诊断

(一)冠状动脉粥样硬化性心脏病

冠脉广泛受累患者超声显示心脏扩大,可伴有心力衰竭,心功能降低,室壁运动减弱,心律失常等表现,与扩张型心肌病十分相似,鉴别点为:冠状动脉粥样硬化性心脏病大多表现有节段性室壁运动异常,而扩张型心肌病的室壁运动以弥漫性减弱为特征。对少数扩张型心肌病患者伴有节段性室壁运动异常引起鉴别诊断困难时,可行多巴酚丁胺超声心动图负荷试验进一步鉴别。

(二)高血压性或肺源性心脏病

晚期高血压性心脏病左心室明显扩大,室壁运动幅度减低应与左心型扩张型心肌病鉴别:高血压性心脏病患者均有长期高血压病史,左心室室壁增厚,升主动脉增宽及左心室舒张功能异常。肺源性心脏病表现右心增大应与右心扩张型心肌病鉴别:肺源性心脏病患者右心室压力负荷过重,超声心动图检查可见右心室壁增厚,运动增强,肺动脉压明显升高。

(三)器质性心脏瓣膜病

当风湿性病变累及二尖瓣造成二尖瓣反流时,左心明显扩大,疾病晚期左心室室壁运动幅度明显降低,左心室射血分数下降,与扩张型心肌病合并二尖瓣反流相似;但风湿性心脏病常有瓣膜显著病变,如二尖瓣瓣尖的结节样增厚,脱垂或腱索断裂,多数患者合并二尖瓣狭窄。

(四)病毒性心肌炎

急性病毒性心肌炎的超声表现与扩张型心肌病类似,鉴别主要根据临床表现以及实验室检查结果(病毒性心肌炎患者常有上呼吸道感染、腹泻等病毒感染病史,病毒学检查阳性,血清酶 CK、CK-MB 水平升高)。

第二节　肥厚型心肌病

肥厚型心肌病(hypertrophic cardiomyopathy,HCM)是指不明原因的左心室心肌的非对称性肥厚,心腔缩小,心室顺应性减弱,左心室流出道狭窄,收缩功能亢进,舒张功能的减退。出现左心室流出道狭窄者,称为肥厚型梗阻性心肌病,不出现左心室流出道狭窄者,称为肥厚型非梗阻性心肌病。

一、病理解剖

肥厚型心肌病主要累及左心室中层环行肌,心室壁呈普遍性、局限性或向心性肥厚,通常多为非对称性室间隔肥厚;当室间隔与左心室游离壁增厚相近时,不易发生左心室流出道梗阻。当室间隔比心室游离壁厚时,左、右心室流出道可能发生梗阻。左心室流出道梗阻的患者,由于收缩期二尖瓣长期向前接触左心室流出道内膜,可造成该处内膜损伤增厚。在室间隔肥厚的患者中,肥厚部位常位于室间隔上 2/3,室间隔下 1/3 部位的肥厚较少见;部分患者也可见全段室间隔均明显肥厚,左心室腔呈一窄腔,常伴有右心室肥厚。心尖部肥厚型心肌病是一种少见类型,通常不伴有流出道梗阻。另有少数变异型肥厚型心肌病患者表现为左心室中部的哑铃形肥厚,产生肌性狭窄。个别患者可有整个左心室的向心性肥厚。

二、血流动力学

肥厚型梗阻性心肌病患者,收缩期肥厚的室间隔凸入左心室流出道,造成梗阻;使二尖瓣前叶与室间隔靠近而向前移位,引起左心室流出道狭窄与二尖瓣关闭不全,此作用在收缩中、后期较明显。左心室射血早期,流出道梗阻轻,射出约 30.0% 心搏量,其余 70.0% 在射血中晚期射出。流出道梗阻在收缩期造成左心室腔与流出道之间有压力差,而流出道与主动脉间无压力差。有些患者在静息时流出道梗阻不明显,运动后变为明显。肥厚型非梗阻性心肌病患者,无相应血流动力学改变。

晚期患者由于心肌纤维组织的进一步增多,心肌收缩力减弱,心搏量减少,心室收缩与舒张末期存血量增多,射血分数减少,心腔扩大,由于心室舒张末压增高,心房压增高致肺循环和体循环压增高,继而发生心力衰竭。

三、诊断要点

(一)定性诊断

1.二维超声心动图

左心室内膜增厚、非对称性心肌肥厚,左心室流出道狭窄;左心室腔内径变小,收缩末期容量显著变小甚至闭塞;部分患者可于左心室心尖部探及血栓回声。

2.M 型超声心动图

在多数患者中,二尖瓣曲线可观察到收缩期二尖瓣前向运动(sys-tolic anterior motion,SAM),即二尖瓣前叶在收缩中期迅速移向室间隔,加重左心室流出道梗阻;少数患者二尖瓣前叶于收缩早期甚至等容收缩期即出现前移;主动脉瓣曲线可观察到特征性的"M"或"W"形征象,这是由于收缩早期左心室射血加速,使主动脉瓣处于完全开放状态,而收缩中期左心室流出道发生梗阻,主动脉血流量突然减少,又使主动脉瓣处于半关闭状态导致的。

3.彩色多普勒超声心动图

流出道梗阻患者于流出道内出现收缩期射流信号。

4.频谱多普勒

流出道梗阻患者于流出道内可记录到收缩期高速血流频谱。

(二)分型诊断

1.室间隔中上部肥厚型

胸骨旁左心室长轴切面,可见室间隔中上部呈纺锤形增厚,突向左心室流出道,一般均有左心室流出道的梗阻,此型最为常见。

2.前侧壁肥厚型

左心室前壁和侧壁增厚,室间隔无增厚,常伴有左心室流出道梗阻。

3.心尖部肥厚型

左心室心尖部增厚,累及近心尖部的室间隔、侧壁或下壁;室间隔中上部无增厚或略增厚,一般不伴有左心室流出道的梗阻。

4.后下壁肥厚型

左心室后壁和下壁增厚,室间隔无增厚,一般无左心室流出道梗阻,如果后壁显著增厚,则可导致左心室流入道的梗阻。

5.左心室中部肥厚型

室间隔和左心室侧壁中部局限性增厚突向左室腔,造成左心室腔中部肌性狭窄,收缩期血流梗阻。

6.对称性肥厚型

室间隔和左心室壁普遍增厚,常伴有右心室游离壁增厚和左心室流出道梗阻。

(三)定量诊断

(1)非对称性肥厚型心肌病患者室间隔舒张末期厚度大于 15.0 mm,游离壁厚大于 11.0 mm,室间隔/后壁比值大于 1.3。

(2)心内膜厚度 5.0~15.0 mm。

(3)左心室流出道内径多数等于或小于 21.0 mm,收缩早期的流速一般 2.0 m/s 左右,明显高于左心室流出道的正常最大流速,峰值流速取决于梗阻程度,一般超过 4.0 m/s。

(4)病程早期射血分数可在正常范围,部分患者高于正常,每搏输出量减低。

四、鉴别诊断

(一)高血压性心脏病

高血压性心脏病患者有长期高血压病史,左心室室壁增厚,通常为向心性,无二尖瓣前向运动和左心室流出道梗阻,升主动脉增宽及左心室舒张功能异常,可借此与肥厚型心肌病进行鉴别。

(二)主动脉瓣、瓣上及瓣下狭窄

在较重狭窄的患者,可继发左心室壁的肥厚,左心室腔变小,易误诊为肥厚型心肌病,但这些患者不出现二尖瓣前叶收缩期前向运动和继发性左心室流出道动力梗阻,同时伴有左心室流出途径相应部位的结构改变。

第三节　限制型心肌病

限制型心肌病(restrictive cardiomyopathy,RCM),以往又称为闭塞型心肌病。本病患者心内膜或心内膜心肌纤维化并增厚导致左心室腔缩小,左心室充盈受限,排血量减少,左心室收缩功能相对正常。

一、病理解剖

原发性限制型心肌病患者病理解剖表现为心内膜和心内膜下心肌纤维化并增厚,常侵犯二尖瓣和三尖瓣瓣下区域,心肌不厚,心房增大。

患者在急性期时心肌炎症明显,心内膜心肌血管周围可见嗜酸细胞浸润,随后心肌炎症减轻,心内膜增厚,房室瓣下和心尖增厚的内膜可出现附壁血栓。晚期,心内膜和心肌显著纤维化,以心室流入道和心尖为主,腱索本身的增厚可导致房室瓣反流,而腱索被周围的纤维组织所包绕可导致房室瓣狭窄。纤维化可深入至心肌内,引起室壁僵硬度增高,最终导致双侧心房的扩大,而双侧心室内径正常或减小。

二、血流动力学

心内膜与心肌纤维化使心室舒张发生障碍,还可伴有不等程度的收缩功能障碍。心室腔变小,心室充盈压的升高,使心室的充盈受限制;心室的顺应性降低,血液回流障碍,随之心排血量也减小。房室瓣受累时可以出现二尖瓣或三尖瓣关闭不全。肺循环和体循环静脉压均升高:肺动脉收缩压超过 50.0 mmHg,左心室充盈压超过右心室充盈压 5.0 mmHg 以上。

三、诊断要点

(一)定性诊断

1.二维超声心动图

双心房扩大,双心室内径正常或缩小,心尖部心室腔甚至闭塞;室壁厚度正常,心内膜增厚、回声增强,室壁运动减弱;房室瓣下和心尖部可出现血栓回声;心包膜一般不增厚;下腔静脉和肝静脉增宽。

2.M型超声心动图

室壁运动僵硬,幅度低下。

3.彩色多普勒

收缩期于左、右心房内分别来源于二尖瓣口、三尖瓣口的反流束。

(二)定量诊断

(1)患者心内膜厚度可达 10.0～20.0 mm,收缩期室壁增厚率小于 30.0％;早期患者左心室射血分数大于 50.0％,晚期由于心肌纤维化严重,收缩功能受损,射血分数小于 50.0％。

(2)患者左心室舒张功能下降:左心室等容舒张时间缩短,二尖瓣血流呈限制型血流频谱,表现为 E 波高尖,A 波变小,E/A＞2.0,这是由于患者的舒张早期左心房压升高,左心室压降低,二尖瓣前向血流压差增大,但由于左心室僵硬度升高,左心室压力又迅速上升,导致前向血流压差迅速减小;肺静脉血流频谱反流速度增大。

(3)通过记录三尖瓣反流频谱,可以估测出患者右心室和肺动脉的收缩压。多数患者肺动脉收缩压大于 50.0 mmHg。

四、诊断注意点

在诊断限制型心肌病时,要先排除缩窄性心包炎及其他左心室充盈受限的疾病。

五、鉴别诊断

限制型心肌病的临床表现与缩窄性心包炎相似,须对两者进行鉴别。缩窄性心包炎的重要征象是心包增厚,伴有室壁-心包间间隙的消失和室壁动度减弱;心包的病变使整个心包腔的容量成为一固定值,右心室充盈量的增减,将导致左心室充盈量的相反变化。而限制型心肌病的患者,心包壁无相应病变,对心腔容量也无限制作用,无上述左右心室充盈之间的相互影响。

第四节　其他心肌病

一、酒精性心肌病

酒精性心肌病指发病与长期大量的酒精摄入有密切关系,具有典型扩张型心肌病的血流动力学变化、症状、体征及影像学所见,戒酒后病情可自行缓解或痊愈的一种心肌疾患。该病男性较女性发病率高。

患者心肌细胞及间质水肿和纤维化,线粒体变性导致心肌收缩力下降,引起低动力循环衰竭、心搏量和心排出量降低。

酒精性心肌病患者超声心动图的表现取决于心肌病变的程度,主要为扩张型心肌病所见。

二、围生期心肌病

围生期心肌病是指既往无心脏病史,于妊娠最后 3 个月或产后 6 个月首次发生的以累及心肌为主的一种心肌病。围生期心肌病在围生期首次出现,可能使无心脏病的妊娠末期或产后(通常 2～20 周)女性,出现呼吸困难、血痰、肝大、水肿等心力衰竭症状,类似扩张型心肌病者。可有心室扩大,附壁血栓。本病的特点之一是体循环或肺循环栓塞的出现频率较高。发病可能与妊娠期高血压、妊娠毒血症等有关,心肌的病理改变与扩张型心肌病相似,但心肌的实质破坏更严重。

围生期心肌病超声心动图的各种征象与扩张型心肌病相仿,无特异性。

三、克山病

克山病是首先在黑龙江克山县被发现的一种地方病,以心脏呈不同程度的扩张,严重时呈球形,心肌有散在不同程度的坏死灶及瘢痕区为主要表现的心肌病。主要病变是心肌广泛而严重的变性、坏死、纤维化以致瘢痕形成。主要临床表现为急、慢性心功能不全,心律失常。

克山病患者均有心电图异常,表现为心肌损害、传导障碍或异位心律。

克山病超声心动图表现为心脏增大、心室壁运动幅度下降等,与原发性扩张型心肌病类似。

四、病毒性心肌炎

病毒性心肌炎是指人体感染病毒,引起心肌非特异间质性炎症,可呈局限性或弥漫性,病程可以是急性、亚急性或慢性,病毒以肠道柯萨奇 B 组病毒常见。

患者心肌细胞可有变性、溶解或坏死。病变如在心包下区则可合并心包炎,成为病毒性心包心肌炎。病变可涉及心肌与间质,也可涉及心脏的起搏与传导系统,导致心律失常。

超声心动图表现为心脏形态和功能的改变,与肥厚型心肌病、扩张型心肌病或冠心病的声像图表现类似,鉴别需根据临床表现及心肌酶检查结果进行。

第三篇　腹部及盆腔超声诊断

第六章 肝脏疾病

第一节 肝血管瘤

一、病理与临床表现

肝血管瘤是肝脏最常见的良性肿瘤,占肝良性肿瘤的 41.6%~70%。肝血管瘤分海绵状血管瘤和毛细血管性血管瘤;前者多见,后者少见甚至罕见,可发生于肝脏任何部位,常位于肝脏被膜下或边缘区域。大小可在几毫米至几十厘米。肝血管瘤在组织学上是门静脉血管分支的畸形,表面可呈黄色或紫色,质地柔软,切面呈海绵状,组织相对较少,内含大量暗红色静脉血。肝血管瘤有时可出现退行性变,内部可出现新鲜或陈旧的血栓或瘢痕组织及钙化灶,并可完全钙化。镜下见肝血管瘤由衬以扁平内皮细胞的大小不等的血管腔构成,由数量不等的纤维组织分隔开来,血管腔中可有新鲜或机化血栓,少数血栓中可有纤维母细胞长入,这可能是导致形成"硬化性血管瘤"瘢痕的原因。临床表现:发病年龄一般为 30~70 岁,平均 45 岁,女性略多于男性,可单发或多发,儿童肝血管瘤与成人不同,常合并皮肤或其他内脏血管瘤,肝血管瘤自发性破裂的机会多于成人,约 50%合并皮肤血管瘤。肝血管瘤较小时,一般无临床症状,中期出现症状常提示肿瘤增大,可有肝区不适感;当肝血管瘤较大时,可引起上腹胀痛,扪及腹部包块等。

二、超声影像学表现

(一)常规超声

1.形态

以圆形者为多。在实时状态下缺乏球体感,有时呈"塌陷"状,肿瘤较大时,呈椭圆形或不规则形,并可向肝表面突起,巨大者可突向腹腔甚至盆腔。

2.直径

超声可发现小至数毫米的肝血管瘤,大者可达 35 cm 以上。上海复旦大学附属中山医院报道的最大 1 例肝海绵状血管瘤为 63 cm。

3.边界

多清晰,典型者可在肿瘤周边见一 2~4 mm 的高回声带,呈"花瓣"状围绕,光带与周围肝组织和肿瘤之间均无间断现象,有称它为"浮雕状改变",这一征象在肝血管瘤中具有较高特异性,其重要性不亚于肝癌中"晕圈"征的改变,但出现率仅 50%~60%。此外,有时可见肝血管瘤边缘有小管道进入,呈现"边缘裂开"征等改变。

4.内部回声

根据近年来的报道,肝血管瘤的回声类型主要有以下四种。

(1)高回声型:最多见,约占肝血管瘤的 50%~60%,多出现于较小的肝血管瘤中(<5

cm），内部回声均匀，致密，呈筛孔状，如肝血管瘤位于膈肌处，可产生镜面反射，即在膈肌对侧的对称部位出现与肝血管瘤一致但回声略低的图像。

（2）低回声型：较少见，占 10%～20%，近年有增多趋势，多见于中等大小（3～7 cm）的肝血管瘤中，其内部以低回声为主，主要由于肝血管瘤中血管腔较大，管壁较薄所致。个别在实时超声下可见较大管腔内有缓慢的血液流动，瘤体内以细网络状表现为主，其中的纤维隔回声亦较高回声型肝血管瘤为低。

（3）混合回声型：约占 20%，为前二者之混合。主要见于较大的肝血管瘤中，平均 7～15 cm，内呈现"粗网络"状或"蜂窝"状结构，分布不均，强弱不等，有时与肝癌较难鉴别。

（4）无回声型：极少见，占 1%～2%，瘤体内无网状结构等表现，但透声较肝囊肿略差，边界亦较囊肿欠清。除上述四种表现外，由于肝血管瘤在演变中可发生栓塞、血栓、纤维化等改变，故在瘤体内可出现不均质团块、高回声结节及无回声区等，可使诊断发生困难。

5.后方回声

肝血管瘤的后方回声多稍增高，呈扩散型，但比肝囊肿后方回声增高要低得多。

6.加压形变

在一些位于肋下或剑突下的较大肝血管瘤中，轻按压后可见瘤体外形发生改变，出现压瘪或凹陷等现象，放松后即恢复原状。

7.肝组织

肝血管瘤患者中，周围肝组织多正常，无或少有肝硬化和纤维化征象。

8.动态改变

正常情况下，肝血管瘤变化较慢，短期内不会很快增大。据报道部分肝血管瘤，可随时间而逐渐缩小甚至消失。另有报道，用超声连续观察半小时，血管瘤内部回声可短暂变化，或做蹲起运动可见肝血管瘤回声、大小等发生改变，有别于其他肿瘤。

（二）彩色多普勒

尽管肝血管瘤内中血流丰富，但由于瘤体内血流速度较低，彩色多普勒常不易测及其血流信号，血流检出率仅占 10%～30%。彩色多普勒血流成像多呈Ⅱb型或Ⅰc型图像，偶可有Ⅲa型或Ⅲb型表现，脉冲多普勒可测及动脉血流，阻力指数多<0.55，搏动指数>0.85。彩色多普勒能量图可显示"绒球"状、"环绕"状改变，据报道彩色多普勒能量图中，肝血管瘤血流检出率高达87.9%，而对照组彩色多普勒显示率仅 51.7%，但彩色多普勒能量图的特异表现还需进行深入研究。

三、鉴别诊断

（一）肝癌

高回声型血管瘤的诊断较容易，但有时与高回声型均质型肝癌较难鉴别。此型肝癌相对少见，内部回声比肝血管瘤更高更密，周边有浅淡暗环，可资鉴别。而低回声型肝血管瘤误为肝癌的比例较高，有报道误诊率可达 30%。肝癌内部多为不均质回声，呈结节镶嵌状，如有"晕圈"容易鉴别。另外，彩色多普勒亦有助诊断。肝血管瘤可与肝癌同时并存，除了掌握肝血管瘤与肝癌的特征外，在肝内出现不同回声类型的占位时，要考虑到两种疾病并存的可能。同时，肝硬化声像图背景对间接支持肝癌的诊断有一定帮助。

（二）肝囊肿

无回声型肝血管瘤，多误为肝囊肿，但肝囊肿壁回声更纤细、更高，内部回声更为清晰；无回声型肝血管瘤的囊壁回声较低且较厚而模糊，内部回声信号亦多于肝囊肿。

（三）肝肉瘤

肝肉瘤较少见，原发性者更少见，如平滑肌肉瘤、脂肪肉瘤、纤维肉瘤、淋巴肉瘤等。形态呈椭圆形，边界尚清，内部回声致密、增高，亦可高低不等或出现液化。彩色多普勒不易测及血流信号，有时与肝血管瘤甚难鉴别，超声引导下穿刺活检对诊断有帮助。

以往认为小型高回声型肝血管瘤多为毛细血管型血管瘤，而较大的蜂窝状的肝血管瘤为海绵状血管瘤。目前认为根据回声的改变来区别毛细血管型或海绵状型是没有根据的。有一组 113 个超声表现各异的肝血管瘤，手术病理证实均为肝海绵状血管瘤。因此，肝毛细血管型血管瘤少见甚至罕见。同时，原先认为肝血管瘤不能进行穿刺活检的概念已逐渐更新，对影像技术检查疑为肝血管瘤且位于肝深部的病灶仍可进行超声引导下的穿刺活检，甚少出现出血等并发症的报道。

第二节　肝弥漫性病变

肝脏弥漫性病变为一笼统的概念，是指多种病因所致的肝脏实质弥漫性损害。常见病因有病毒性肝炎、药物性肝炎、化学物质中毒、血吸虫病、肝脏淤血、淤胆、代谢性疾病、遗传性疾病、自身免疫性肝炎等。上述病因均可引起肝细胞变性、坏死，肝脏充血、水肿、炎症细胞浸润，单核吞噬细胞系统及纤维结缔组织增生等病理变化，导致肝功能损害和组织形态学变化。肝脏弥漫性病变的声像图表现，可在一定程度上反映其病理形态学变化，但是对于诊断而言，大多数肝脏弥漫性病变声像图表现缺乏特异性，鉴别诊断较为困难，需结合临床资料及相关检查结果进行综合分析。

一、病毒性肝炎

（一）病理与临床概要

病毒性肝炎是由不同类型肝炎病毒引起，以肝细胞的变性、坏死为主要病变的传染性疾病。按病源学分类，目前已确定的病毒性肝炎有甲型、乙型、丙型、丁型、戊型肝炎 5 种，通过实验诊断排除上述类型肝炎者称非甲至戊型肝炎。各型病毒性肝炎临床表现相似，主要表现为乏力、食欲减退、恶心、厌油、肝区不适、肝脾大、肝功能异常等，部分患者可有黄疸和发热。甲型和戊型多表现为急性感染，患者大多在 6 个月内恢复；乙型、丙型和丁型肝炎大多呈慢性感染，少数病例可发展为肝硬化或肝细胞癌，极少数呈重症经过。因临床表现相似，需依靠病源学诊断才能确定病因。

病毒性肝炎的临床分型：①急性肝炎；②慢性肝炎；③重型肝炎；④淤胆型肝炎；⑤肝炎后肝硬化。

病毒性肝炎的基本病理改变包括肝细胞变性、坏死，炎症细胞浸润，肝细胞再生，纤维组织增生等。其中，急性肝炎主要表现为弥漫性肝细胞变性、坏死，汇管区可见炎症细胞浸润，纤维组织增生不明显；慢性肝炎除炎症坏死外，还有不同程度的纤维化；重型肝炎可出现大块或亚大块坏死；肝硬化则出现典型的假小叶改变。

(二)超声表现

1.急性病毒性肝炎

(1)二维超声：①肝脏：肝脏不同程度增大，肝缘角变钝。肝实质回声均匀，呈密集细点状回声。肝门静脉管壁、胆管壁回声增强。②脾：脾大小正常或轻度增大。③胆囊：胆囊壁增厚、毛糙，或水肿呈"双边征"，胆汁透声性差，胆囊腔内可见细弱回声。部分病例胆囊腔缩小，或胆囊暗区消失呈类实性改变。④其他：肝门部或胆囊颈周围可见轻度肿大淋巴结。

(2)彩色多普勒超声：有研究报道，肝动脉收缩期、舒张期血流速度可较正常高。

2.慢性病毒性肝炎

(1)二维超声：①肝脏：随肝脏炎症及纤维化程度不同，可有不同表现。轻者声像图表现类似正常肝脏；重者声像图表现与肝硬化接近。肝脏大小多无明显变化。肝脏炎症及纤维化较明显时，肝实质回声增粗、增强，呈短条状或小结节状，分布不均匀，肝表面不光滑。肝静脉及肝门静脉肝内分支变细及管壁不平整。②脾脏：脾可正常或增大，增大程度常不及肝硬化，脾静脉直径可随脾增大而增宽。③胆囊：胆囊壁可增厚、毛糙，回声增强。容易合并胆囊结石、息肉样病变等。

(2)彩色多普勒超声：随着肝脏损害程度加重，特别是肝纤维化程度加重，肝门静脉主干直径逐渐增宽，血流速度随之减慢；肝静脉变细，频谱波形趋于平坦；脾动、静脉血流量明显增加。

3.重型病毒性肝炎

(1)二维超声：①肝脏：急性重型病毒性肝炎，肝细胞坏死明显时，肝脏体积可缩小，形态失常，表面欠光滑或不光滑，实质回声紊乱，分布不均匀，肝静脉逐渐变细甚至消失；亚急性重型病毒性肝炎，如肝细胞增生多于坏死，则肝脏缩小不明显；慢性重型病毒性肝炎的声像表现类似慢性肝炎，如在肝硬化基础上发生重症肝炎，则声像图具有肝硬化的特点。②胆囊：胆囊可增大，胆囊壁水肿增厚，胆汁透声性差，可见类实性回声。③脾脏：可增大或不大。④腹腔积液。

(2)彩色多普勒超声：重型病毒性肝炎患者较易出现肝门静脉高压表现，如附脐静脉重开，肝门静脉血流速度明显减低或反向等。

4.其他

淤胆型肝炎声像图表现无特异性。肝炎后肝硬化超声表现见肝硬化。

(三)诊断与鉴别诊断

病毒性肝炎主要需与下列疾病鉴别。

(1)淤血肝：继发于右心功能不全，声像图显示肝大，肝静脉及下腔静脉扩张，搏动消失，血流速度变慢或有收缩期反流，肝门静脉一般不扩张。急、慢性肝炎肝脏可增大，肝静脉及下腔静脉无扩张表现，且慢性肝炎及肝炎后肝硬化者多数肝静脉变细。

(2)脂肪肝：肝大，肝缘角变钝，肝实质回声弥漫性增强，但光点细密，并伴有不同程度的回声衰减，肝内管道结构显示模糊，肝门静脉不扩张。

(3)血吸虫性肝病：患者有流行区疫水接触史，声像图显示肝实质回声增强、增粗，分布不均匀,以汇管区回声增强较明显,呈较具特征性的网格状或地图样改变。

(4)药物中毒性肝炎:由于毒物影响肝细胞代谢和肝血流量,导致肝细胞变性、坏死。声像图显示肝脏增大,肝实质回声增粗、增强,分布欠均匀,与慢性病毒性肝炎类似,鉴别诊断需结合临床病史及相关实验室检查结果综合分析。

(5)酒精性肝炎:声像图表现可与病毒性肝炎类似,诊断需结合临床病史特别是饮酒史。

二、肝硬化

(一)病理与临床概要

肝硬化是一种常见的由不同原因引起的肝脏慢性、进行性、弥漫性病变。肝细胞变性、坏死,炎症细胞浸润,继而出现肝细胞结节状再生及纤维组织增生,致肝小叶结构和血液循环途径被破坏、改建,形成假小叶,使整个肝脏变形、变硬而形成肝硬化。

根据病因及临床表现的不同有多种临床分型。我国最常见为门脉性肝硬化,其次为坏死后性肝硬化以及胆汁性、淤血性肝硬化等。肝硬化按病理形态又可分为小结节型、大结节型、大小结节混合型。门脉性肝硬化主要病因有慢性肝炎、酒精中毒、营养缺乏和毒物中毒等,主要属小结节型肝硬化,结节最大直径一般不超过 1 cm。坏死后性肝硬化多由亚急性重型肝炎、坏死严重的慢性活动性肝炎、严重的药物中毒发展而来,属于大结节及大小结节混合型肝硬化,结节大小悬殊,直径为0.5~1 cm,最大结节直径可达6 cm。坏死后性肝硬化病程短,发展快,肝功能障碍明显,癌变率高。

肝硬化的主要临床表现:代偿期多数患者无明显不适或有食欲减退、乏力、右上腹隐痛、腹泻等非特异性症状,肝脏不同程度增大,硬度增加,脾轻度增大或正常。失代偿期上述症状更明显,并出现腹腔积液、脾增大、食管-胃底静脉曲张等较为特征性表现,晚期有进行性黄疸、食管静脉曲张破裂出血、肝性脑病等。

(二)超声表现

1.肝脏大小、形态

肝硬化早期肝脏可正常或轻度增大。晚期肝形态失常,肝脏各叶比例失调,肝脏缩小,以右叶为著(图 10-14);左肝和尾状叶相对增大,严重者肝门右移。右叶下缘角或左叶外侧缘角变钝。肝脏活动时的顺应性及柔软性降低。

2.肝表面

肝表面不光滑,凹凸不平,呈细波浪、锯齿状、大波浪状或凸峰状。用 5 MHz 或7.5 MHz高频探头检查,显示肝表面更清晰,甚至可见细小的结节。有腹腔积液衬托时,肝表面改变亦更清晰。

3.肝实质回声

肝实质回声弥漫性增粗、增强,分布不均匀,部分患者可见低回声或等回声结节。

4.肝静脉

早期肝硬化肝内管道结构无明显变化。后期由于肝内纤维结缔组织增生、肝细胞结节状再生和肝小叶重建挤压管壁较薄的肝静脉,致肝静脉形态失常,管径变细或粗细不均,走行迂曲,管壁不光滑,末梢显示不清。CDFI 显示心房收缩间歇期肝静脉回心血流消失,多普勒频谱可呈二相波或单相波,频谱低平,可能与肝静脉周围肝实质纤维化和脂肪变性使静脉的顺应性减低有关。

5.肝门静脉改变及门静脉高压征象

(1)肝门静脉系统内径增宽主干内径＞1.3 cm,随呼吸内径变化幅度小或无变化,CDFI 显示肝门静脉呈双向血流或反向血流,肝门静脉主干血流反向是肝门静脉高压的特征性表现之一。肝门静脉血流速度减慢,血流频谱平坦,其频谱形态及血流速度随心动周期、呼吸、运动和体位的变化减弱或消失。

(2)侧支循环形成:也是肝门静脉高压的特征性表现之一。

附脐静脉开放:肝圆韧带内或其旁出现无回声的管状结构,自肝门静脉左支矢状部向前、向下延至脐,部分附脐静脉走行可迂曲,CDFI 显示为出肝血流,多普勒频谱表现为肝门静脉样连续带状血流。

胃冠状静脉(胃左静脉)扩张、迂曲,内径＞0.5 cm。肝左叶和腹主动脉之间纵向或横向扫查显示为迂曲的管状暗区或不规则囊状结构,CDFI 显示其内有不同方向的血流信号充填,为肝门静脉样血流频谱。胃冠状静脉是肝门静脉主干的第 1 个分支,肝门静脉压力的变化最先引起胃冠状静脉压力变化,故胃冠状静脉扩张与肝门静脉高压严重程度密切相关。

脾肾侧支循环形成:脾脏与肾脏之间出现曲管状或蜂窝状液性暗区,可出现在脾静脉与肾静脉之间、脾静脉与肾包膜之间或脾包膜与肾包膜之间,呈肝门静脉样血流频谱。

脾胃侧支循环形成:脾静脉与胃短静脉之间的交通支,表现为脾上极内侧迂曲管状暗区或蜂窝状暗区,内可探及门静脉样血流频谱。

(3)脾脏增大,长度＞11 cm,厚度＞4 cm(男性)、＞3.5 cm(女性),脾实质回声正常或增高。如有副脾者亦随之增大。脾静脉迂曲、扩张,内径＞0.8 cm。

(4)肠系膜上静脉扩张,内径＞0.7 cm,部分可呈囊状扩张。

(5)腹腔积液:多表现为透声性好的无回声区。少量腹腔积液多见于肝周或盆腔;大量腹腔积液则可在肝周、肝肾隐窝、两侧腹部、盆腔见大片液性暗区,肠管漂浮其中。如合并感染,液性暗区内可见细弱回声漂浮或纤细光带回声。

(6)肝门静脉血栓及肝门静脉海绵样变。

6.胆囊

胆囊壁增厚、毛糙,回声增强。肝门静脉高压时,胆囊静脉或淋巴回流受阻,胆囊壁可明显增厚呈"双边"征。

(三)不同类型肝硬化特点及超声表现

1.门脉性肝硬化及坏死后性肝硬化

以上述超声表现为主。

2.胆汁性肝硬化

胆汁性肝硬化的发生与肝内胆汁淤积和肝外胆管长期梗阻有关。前者多由肝内细小胆管疾病引起胆汁淤积所致,其中与自身免疫有关者,称原发性胆汁性肝硬化,较少见。后者多继发于炎症、结石、肿瘤等病变引起肝外胆管阻塞,称继发性胆汁性肝硬化,较多见。主要病理表现为肝大,呈深绿色,边缘钝,硬度增加,表面光滑或略有不平。主要临床表现为慢性梗阻性黄疸和肝脾大,皮肤瘙痒,血清总胆固醇及 ALP、GGT 显著增高。晚期可出现肝门静脉高压和肝衰竭。

二维超声:肝脏大小正常或轻度增大,原发性胆汁性肝硬化则进行性增大。肝表面可平滑或不平整,呈细颗粒状或水纹状。肝实质回声增多、增粗,分布不均匀。肝内胆管壁增厚、回声增强,或轻度扩张。如为肝外胆管阻塞可观察到胆管系统扩张及原发病变声像。

3.淤血性肝硬化

慢性充血性心力衰竭,尤其是右心衰竭使肝脏淤血增大。长期淤血、缺氧,使肝小叶中央区肝细胞萎缩变性甚至消失,继之纤维化并逐渐扩大,与汇管区结缔组织相连,引起肝小叶结构改建,形成肝硬化。淤血性肝硬化肝脏可缩小,肝表面光滑或呈细小颗粒状,断面呈红黄相间斑点,状如槟榔,红色为肝小叶中央淤血所致,黄色为肝小叶周边部的脂肪浸润。临床以右心衰竭及肝硬化的表现为主。

二维超声:早期肝脏增大,晚期缩小,肝表面光滑或稍不平整,肝实质回声增粗、增强,分布尚均匀。下腔静脉、肝静脉扩张,下腔静脉内径达 3 cm,肝静脉内径可达 1 cm 以上,下腔静脉管径随呼吸及心动周期变化减弱或消失。彩色多普勒超声显示收缩期流速减低,或成反向血流,舒张期血流速度增加。肝门静脉扩张,脾增大,腹腔积液。

(四)诊断与鉴别诊断

典型肝硬化,特别是失代偿期肝硬化,其声像图表现具有一定的特点,诊断并不困难,但不能从声像图上区分门脉性、坏死后性、原发性胆汁性肝硬化等肝硬化类型。早期肝硬化超声表现可与慢性肝炎类似,超声诊断较困难,需肝穿刺活检病理确定。继发性胆汁性肝硬化、淤血性肝硬化则需结合病史及原发病变表现以及肝脏声像改变、脾脏大小、有无肝门静脉高压等表现,综合判断分析。肝硬化需与下列疾病鉴别。

1.弥漫型肝癌

多在肝硬化基础上发生,肿瘤弥漫分布,与肝硬化鉴别有一定难度,鉴别诊断要点见表6-1。

表-1　弥漫型肝癌与肝硬化鉴别

项目	弥漫性肝癌	肝硬化
肝脏大小、形态	肝脏增大,形态失常,肝表面凹凸不平	肝脏缩小(以右叶明显),形态失常
肝内管道系统	显示不清	可显示,特别是较大分支显示清楚,但形态及走行失常,末梢显示不清
肝门静脉栓子	肝门静脉管径增宽、管壁模糊或局部中断,管腔内充满实性回声,其内可探及动脉血流信号,超声造影栓子在动脉期有增强(癌栓)	无或有,后者表现肝门静脉较大分支内实性回声,其内部无血流信号,超声造影无增强(血栓)。肝门静脉管壁连续,与肝门静脉内栓子分界较清
CDFI	肝内血流信号增多、紊乱,可探及高速高阻或高速低阻动脉血流信号	肝内无增多、紊乱的异常血流信号
临床表现	常有消瘦、乏力、黄疸等恶病质表现。AFP可持续升高	无或较左侧所述表现轻

2.肝硬化结节与小肝癌的鉴别

部分肝硬化再生结节呈圆形、椭圆形,球体感强,需要与小肝癌鉴别。肝硬化再生结节声像表现与周围肝实质相似,周边无"声晕"(图10-13A);而小肝癌内部回声相对均匀,部分周边可见"声晕"。CDFI：前者内部血流信号不丰富(图 10-13B)或以静脉血流信号为主,若探及动脉血流信号则为中等阻力;后者内部以动脉血流信号为主,若探及高速高阻或高速低阻动脉血流信号更具诊断价值。超声造影时,肝硬化结节与肝实质呈等增强或稍低增强;而典型小肝癌动脉期表现为高增强,门脉期及延迟期表现为低增强。动态观察肝硬化结节生长缓慢,小肝癌生长速度相对较快。

3.慢性肝炎及其他弥漫性肝实质病变

早期肝硬化与慢性肝炎及其他弥漫性肝实质病变声像图表现可相似,鉴别诊断主要通过肝穿刺活检。

三、酒精性肝病

(一)病理与临床概要

酒精性肝病是由于长期大量饮酒导致的中毒性肝损害,主要包括酒精性脂肪肝、酒精性肝炎、酒精性肝硬化。ALD 是西方国家肝硬化的主要病因(占 80%～90%)。在我国 ALD 有增多趋势,成为肝硬化的第二大病因,仅次于病毒性肝炎。

酒精性脂肪肝、酒精性肝炎及酒精性肝硬化是酒精性肝病发展不同阶段的主要病理变化,病理特点如下。

1.酒精性脂肪肝

肝小叶内＞30%的肝细胞发生脂肪变,以大泡性脂肪变性为主,可伴或不伴有小坏死灶及肝窦周纤维化。戒酒 2～4 周后轻度脂肪变可消失。

2.酒精性肝炎

肝细胞气球样变、透明样变,炎症坏死灶内有中性粒细胞浸润。可伴有不同程度的脂肪变性及纤维化。

3.酒精性肝硬化

典型者为小结节性肝硬化,结节直径为 1～3 mm;晚期再生结节增大,结节直径可达 3～5 mm,甚至更大。结节内有时可见肝细胞脂肪变或铁颗粒沉积,可伴有或不伴有活动性炎症。

(二)超声表现

1.酒精性脂肪肝

声像图表现类似脂肪肝,肝脏增大,肝实质回声较粗、较高、较密集,深部回声逐渐衰减,膈肌回声显示欠清,肝内管道结构模糊。由于声波衰减,CDFI 显示肝门静脉、肝静脉血流充盈不饱满。脾无明显增大。

2.酒精性肝炎

肝脏增大,肝实质回声增粗、增强,分布均匀或欠均匀,回声衰减不明显,肝内管道结构及膈肌显示清楚。肝门静脉、肝静脉血流充盈饱满。

3.酒精性肝硬化

声像图表现与门脉性肝硬化相似。早期肝脏增大,晚期缩小。肝表面不光滑,肝实质回声增粗,分布不均匀,肝门静脉增宽,脾大。晚期可出现腹腔积液、肝门静脉高压表现。

(三)诊断与鉴别诊断

酒精性肝病超声表现无特异性,诊断需结合病史,特别是酗酒史。而准确诊断不同类型酒精性肝病,则需通过肝穿刺活检病理诊断。需要与下列疾病鉴别。

(1)脂肪肝:声像图表现与酒精性脂肪肝相似,病因诊断需结合病史。

(2)病毒性肝炎:不同病程阶段病毒性肝炎声像图表现不一,部分表现与酒精性肝炎相似,病因诊断需结合病史及相关实验室检查。

(3)淤血肝:声像图显示肝大,肝静脉及下腔静脉扩张,搏动消失,收缩期血流速度变慢或有收缩期反流,肝门静脉不扩张;而酒精性肝炎则无肝静脉及下腔静脉扩张和相应血流改变。

四、脂肪肝

(一)病理与临床概要

随着生活水平的不断提高,脂肪肝的发病率也正在逐渐上升。脂肪肝是一种获得性、可逆性代谢疾病,当肝内脂肪含量超过肝重量的5%时可称为脂肪肝。早期或轻度脂肪肝经治疗后可以逆转为正常。引起脂肪肝的主要原因有:肥胖、过度的酒精摄入、高脂血症、糖尿病、长期营养不良、内源性或外源性的皮质类固醇增多症、怀孕、长期服用药物(肼类、磺胺类药物、部分化疗药物等)、化学品中毒(四氯化碳、磷、砷等)等。此外,重症肝炎、糖原沉积病、囊性纤维病、胃肠外营养等也可引起脂肪肝。肝内脂肪含量增高时,肝细胞会出现脂肪变性,以大泡性肝细胞脂肪变性为主,偶可见点、灶状坏死,并可伴轻度纤维组织增生。脂肪肝进一步发展会转变为肝纤维化,甚至肝硬化,导致肝功能明显下降。脂肪肝一般以弥漫浸润多见,也可表现为局部浸润,导致局限性脂肪肝。脂肪肝一般无特征性临床症状,可有疲乏、食欲缺乏、嗳气、右上腹胀痛等症状,可伴有肝脏增大体征,血脂增高或正常,肝功能可轻度异常。

(二)超声表现

脂肪肝的声像图表现与肝脏脂肪沉积的量及形式有关,可分为弥漫浸润型脂肪肝及非均匀性脂肪肝两大类。

1.弥漫浸润型脂肪肝

弥漫浸润型脂肪肝是脂肪肝常见的类型,其声像图特点如下。

(1)肝实质前段回声增强,光点密集、明亮,呈云雾状,故有"亮肝"之称;肝实质后段回声随着深度增加而逐渐减弱,即回声衰减,且与前段增强回声无明显分界。膈肌因回声衰减可显示不清。

(2)肝脏内部管道结构显示欠清,较难显示肝门静脉及肝静脉的较小分支。管道壁回声亦相对减弱。因回声衰减,CDFI显示肝内肝门静脉及肝静脉血流充盈不饱满或欠佳,适当降低频率有助于更清楚地显示肝门静脉血流。

(3)肝肾对比征阳性。正常情况下肝脏回声略高于肾实质。脂肪肝时,肝脏回声与肾实质回声对比,增强更加明显。轻度脂肪肝肝脏内部回声改变不明显时,可通过此征象进行判断。

(4)脂肪肝明显时,可伴有肝脏弥漫性增大,肝形态饱满,边缘变钝。文献报道可根据肝实质回声、肝内管道及膈肌显示情况,将弥漫性脂肪肝分为轻度、中度和重度3型。但超声判断中度及重度脂肪肝往往容易出现误差,而分辨中度及重度脂肪肝的临床意义不大,故可参考上述标准,只对轻度及中、重度脂肪肝进行区分。

表 6-2　脂肪肝程度的超声分型

分型	肝脏前段回声	肝脏后段回声	肝内管道及膈肌显示情况
轻度	稍增强	稍衰减	正常显示
中度	增强	衰减	显示欠佳,提高增益可显示
重度	明显增强	明显衰减	显示不清

2.非均匀性脂肪肝

非均匀性脂肪肝是由于肝脏内局限性脂肪浸润,或脂肪肝内出现局灶性脂肪沉积缺失区,该区域为正常肝组织。非均匀性脂肪肝可表现为局灶性高或低回声区,容易误认为肝脏肿瘤。

(1)二维超声可表现为以下类型:①弥漫非均匀浸润型:或称肝脏局灶性脂肪缺失,即肝脏绝大部分区域脂肪变,残存小片正常肝组织。声像图表现为背景肝呈脂肪肝声像,肝内出现局灶性低回声区,好发于肝脏左内叶及右前叶近胆囊区域或肝门静脉左、右支前方,也可见于尾状叶以及肝右叶包膜下区域。可单发或多发,其范围不大,形态多样,多呈类圆形或不规则长条形,一般边界清晰,无包膜回声,内部回声尚均匀。②叶段浸润型:脂肪浸润沿叶段分布。声像表现为部分叶段呈脂肪肝表现,回声密集、增强;而另一部分叶段呈相对低回声,两者间分界明显,有"阴阳肝"之称,分界线与相应间裂吻合,线条平直,边界清楚。③局限浸润型及多灶浸润型:肝内局限性脂肪浸润。前者单发或 2～3 个,后者弥漫分布,呈局灶性致密的高回声,形态圆形或不规则,部分后方回声衰减。背景肝实质相对正常,表现为相对较低的回声区。部分局限脂肪浸润声像随时间变化较快,可在短期内消失。

(2)彩色多普勒超声:病变区域内部及周边可见正常走行肝门静脉或肝静脉分支,无明显异常血流信号。

当肝脏出现以下脂肪肝典型表现:肝实质回声弥漫增强,肝肾回声对比增强,伴深部回声衰减;肝内血管壁回声减弱,显示欠清,则脂肪肝诊断较容易,其诊断敏感性可达 85％ 以上,特异性达 95％。

(三)诊断与鉴别诊断

(1)弥漫性脂肪肝应与表现为强回声的肝脏弥漫性病变鉴别,如慢性肝炎、肝硬化。肝硬化也可出现肝后段回声衰减,但回声多呈不均匀增粗,或呈结节状低回声,且出现肝门静脉高压表现,如肝门静脉扩张、侧支循环、脾脏增大、腹腔积液等。

(2)体型肥胖者因腹壁皮下脂肪较厚,可出现回声衰减,需与脂肪肝鉴别,但其衰减对肝、肾均有影响,故肝肾对比不明显;而脂肪肝则肝肾对比征阳性。

(3)非均匀性脂肪肝与肝脏肿瘤的鉴别:①表现为局灶性低回声区时(弥漫非均匀浸润型)需与肝癌鉴别;②表现为局灶性高回声区时(局限浸润型)需与高回声型血管瘤及肝癌鉴别;③表现为弥漫分布高回声区时(多灶浸润型)需与肝转移瘤鉴别。

非均匀性脂肪肝无占位效应,无包膜,病变靠近肝包膜时无向肝表面局部膨出的表现;穿行于病变区域的肝门静脉或肝静脉走行正常,无移位或变形,内部及周边未见明显异常血流信号;另外,在两个相互垂直的切面测量病变范围时,径线差别较大,表明不均匀脂肪变呈不规则片状浸润。而血管瘤边缘清晰,多呈圆形或椭圆形,内部回声呈筛网状改变,周边可见线状高回声,较大者内部可见少许低阻动脉血流信号。肝癌及转移瘤均有明显占位效应,边界较清楚,部分可见声晕,周边及内部可见较丰富高阻动脉血流信号,周边血管移位、变形、中断,肝转移瘤可出现"靶环征"等特征性改变。鉴别时应注意肝脏整体回声改变,非均匀性脂肪肝往往有脂肪肝背景,另外需要结合临床检验 AFP 结果来分析,必要时行超声造影检查,有利于明确诊断。

五、肝血吸虫病

(一)病理与临床概要

血吸虫病是由血吸虫寄生于人体引起的寄生虫病。日本血吸虫病在我国主要流行于长江流域及其以南地区。主要病理改变是由于虫卵沉积在肝脏及结肠壁组织,引起肉芽肿和纤维化等病变。在肝脏,虫卵随肝门静脉血流达肝门静脉小分支,在汇管区形成急性虫卵结节,汇管区可见以嗜酸性粒细胞为主的细胞浸润。晚期肝门静脉分支管腔内血栓形成及肝门静脉周围大量纤维组织增生致管壁增厚,增生的纤维组织沿肝门静脉分支呈树枝状分布,形成特征性的血吸虫病性干线型肝纤维化。由于肝内肝门静脉分支阻塞及周围纤维化最终导致窦前性肝门静脉高压。此外,肝门静脉阻塞还可致肝营养不良和萎缩,肝脏体积缩小,但左叶常增大。严重者可形成粗大突起的结节(直径可达 2～5 cm),表面凸凹不平。肝细胞坏死与再生现象不显著。

临床表现因虫卵沉积部位、人体免疫应答水平、病期及感染度不同而有差异。一般可分为急性、慢性、晚期 3 种类型。急性期主要表现为发热、肝大与压痛、腹痛、腹泻、便血等,血嗜酸性细胞显著增多。慢性期无症状者常于粪便普查或因其他疾病就医时发现;有症状者以肝脾大或慢性腹泻为主要表现。晚期主要为肝门静脉高压的表现,如腹腔积液、巨脾、食管静脉曲张等。

(二)超声表现

1.急性血吸虫病

(1)肝脏超声表现无明显特异性,主要表现为肝脏轻度增大,肝缘角圆钝。肝实质回声稍增高、增密,分布欠均匀。病情较重者可在汇管区旁见边界模糊的小片状低回声区。肝内管道结构清晰,走向正常,肝门静脉管壁可增厚,欠光滑。

(2)脾脏增大。

2.慢性期血吸虫病及血吸虫性肝硬化

(1)肝形态正常或失常。可见肝右叶萎缩,左叶增大,肝缘角圆钝。

(2)肝表面呈锯齿状或凸凹不平。

(3)肝实质回声根据肝门静脉主干及其分支周围纤维组织增生程度不同而异,二维超声表现为:①鳞片状回声,肝内弥漫分布纤细稍高回声带,将肝实质分割形成小鳞片状,境界不清楚,范围为 3～5 cm;②斑点状强回声,在肝实质内弥漫分布大小不一的斑点状强回声,可伴声影,多为虫卵钙化所致;③网格状回声,肝实质内见纤细或增粗的高回声带,形成大小不一的网格状回声,网格内部肝实质呈低至中等回声,范围 2～5 cm,网格境界较模糊,也可境界清楚,形成近似圆形的低回声,易误诊为肝肿瘤。网格回声的高低及宽窄,反映了肝纤维化程度。

(4)肝门静脉管壁增厚、毛糙,回声增强。肝静脉末梢变细、回声模糊或不易显示。

(5)脾脏增大,脾静脉增宽,内径超过 0.8 cm,脾实质回声均匀。

(6)腹腔积液,病变晚期,腹腔内可探及大片液性暗区。

(7)彩色多普勒超声,肝门静脉高压时,肝门静脉、脾静脉及肠系膜上静脉不同程度扩张,血流速度减慢,侧支循环形成。

(三)诊断与鉴别诊断

1.肝炎后肝硬化

肝炎后肝硬化多为病毒性肝炎等引起,肝脏弥漫性纤维组织增生,肝细胞再生结节形成,直径多在1 cm以内,肝内回声增粗、增强,分布不均匀,可见散在分布的小结节状低回声团,边界模糊,但无血吸虫病肝纤维化时出现的"网格状回声"或"鳞片状回声",脾大程度不及血吸虫性肝硬化;而血吸虫病由血吸虫卵的损伤引起,主要累及肝内肝门静脉分支,其周围纤维组织增生,肝实质损害轻,肝内出现粗大龟壳样纹理,呈"网格状",脾大明显。

2.肝细胞癌

血吸虫性肝硬化,肝内出现较粗大的网格状高回声,分割包绕肝实质,形成低或中等回声团,可类似肝癌声像,但其病变为弥漫分布,改变扫查切面时无球体感,是假性占位病变;而结节型肝癌病灶数目可单个或多个,肿块周围常有"声晕",球体感明显,可有肝门静脉癌栓、肝门部淋巴结肿大,结合肝炎病史及甲胎蛋白检查不难鉴别。

六、肝吸虫病

(一)病理与临床概要

又称华支睾吸虫病,是华支睾吸虫寄生在人体胆管系统内引起的一种疾病。此病多发生在亚洲,在我国主要流行于华南地区。因进食未煮熟的鱼虾而感染,盐腌鱼干不能杀死虫卵也可引起本病。

1.病理变化

由于虫体和虫卵的机械刺激和代谢排泄物毒性作用,造成胆管上皮细胞脱落,并发生腺瘤样增生,管壁增厚,管腔逐渐狭窄。虫体和虫卵阻塞引起胆汁淤积,胆管发生囊状或柱状扩张。肝细胞脂肪变性、萎缩、坏死。肝脏病变以左肝为著。胆管阻塞常继发细菌感染,导致胆管炎、胆囊炎、胆管源性肝脓肿。死虫碎片、虫卵、脱落胆管上皮细胞还可成为胆石的核心。长期机械刺激及毒性产物作用,可造成胆管上皮腺瘤样增生,有可能演变成胆管细胞癌。

2.临床表现

本病症状及病程变化差异较大。轻度感染者可无症状;中度感染者可出现食欲缺乏、消化不良、疲乏无力、肝大、肝区不适;重度感染者有腹泻、营养不良、贫血、水肿、消瘦等症,晚期可出现肝硬化、腹腔积液,胆管细胞癌。粪便及十二指肠引流液中可发现虫卵,免疫学试验有助于本病诊断。

(二)超声表现

(1)肝脏轻度增大,以左肝为著,可能左肝管较平直,虫卵更易入侵所致。肝包膜尚光滑,重症者肝包膜可增厚并凸凹不平。

(2)肝实质回声增粗、增强,分布不均匀,可见模糊的小片状中等回声沿胆管分布。

(3)肝内胆管不同程度扩张,其腔内有强弱不一的点状回声,胆管壁增厚、回声增强,肝内小胆管扩张呈间断的等号状强回声。较多的虫体局限聚集于某一处呈较大光团回声。

（4）肝外胆管扩张、胆囊增大，扩张胆管腔及胆囊腔内可见点状及斑状弱回声，后方无声影，随体位改变可出现漂浮，胆囊壁增厚、不光滑。

（5）晚期可导致肝硬化，有脾大、腹腔积液等表现。

（三）诊断与鉴别诊断

1.肝血吸虫病

两者声像图均表现为肝内回声增粗、增多及网格状回声改变，但血吸虫肝病一般不会有肝内小胆管间断的等号状扩张以及胆囊及扩张的胆总管内成虫的细管状高回声。结合流行病学、临床表现及实验室检查，一般不难鉴别。

2.病毒性肝炎

病毒性肝炎与肝吸虫病临床表现相似，但前者消化道症状如食欲缺乏、厌油、恶心、腹胀等均较后者明显。急性肝炎可表现为肝脏增大、肝实质回声减低，肝内管道结构回声增强，胆囊壁水肿、增厚，胆囊腔缩小，但无肝吸虫病肝内胆管的等号状扩张及胆囊腔内成虫的细管状高回声。

3.肝硬化

肝吸虫病晚期可引起肝硬化，其表现与胆汁淤积性肝硬化相同，主要依靠病史及实验室检查加以鉴别。

七、肝豆状核变性

（一）病理与临床概要

肝豆状核变性又称 Wilson 病，是一种常染色体隐性遗传性疾病，铜代谢障碍引起过多的铜沉积在脑、肝脏、角膜、肾等部位，引起肝硬化、脑变性病变等。主要表现为进行性加剧的肢体震颤、肌强直、构音障碍、精神症状、肝硬化及角膜色素环等。多数在儿童、青少年或青年起病。本病起病隐匿，病程进展缓慢。以肝脏为首发表现者，可有急性或慢性肝炎、肝脾大、肝硬化、脾亢、腹腔积液等表现，易误诊为其他肝病。铜过多沉积在肝脏，早期引起肝脏脂肪浸润，铜颗粒沉着呈不规则分布的岛状及溶酶体改变，继而发生肝实质坏死、软化及纤维组织增生，导致结节性肝硬化。

实验室检查的特征性改变为尿铜量增多和血清铜蓝蛋白降低，肝组织含铜量异常增高，血清铜氧化酶活性降低。

（二）超声表现

（1）早期肝脏大小、形态正常，包膜光滑，随疾病进展肝脏缩小，包膜增厚、不光滑。

（2）早期肝实质回声增粗、增强，分布不均匀，可呈强弱不等短线状或密布弧线状、树枝状回声。

（3）晚期为结节性肝硬化表现，肝实质回声不均，呈结节状改变，肝内血管显示不清，肝静脉变细、走行失常，门静脉频谱形态异常，肝门静脉、脾静脉扩张，血流速度减慢，肝门静脉高压声像（如附脐静脉重开）、腹腔积液等。

（三）诊断与鉴别诊断

本病主要与急慢性肝炎、肝炎后肝硬化鉴别，主要依靠病史及实验室检查。

八、肝糖原累积病

肝糖原累积病是一组罕见的隐性遗传性疾病。本病特点为糖中间代谢紊乱,由于肝脏、肌肉、脑等组织中某些糖原分解和合成酶的缺乏致糖原沉积在肝脏、肌肉、心肌、肾等组织内,引起肝脾大、血糖偏低、血脂过高等症状,多发生于幼儿和儿童期。病理:光镜下见肝细胞弥漫性疏松变性,汇管区炎症细胞浸润,少量枯否细胞增生肥大;电镜下肝细胞胞质内见大量糖原堆积及大小不等的脂滴,线粒体有浓聚现象,内质网等细胞器数量减少且有边聚现象。临床上可触及增大的肝脏表面平滑,质地较硬而无压痛。

超声表现:肝脏明显增大,表面光滑,肝实质回声增密、增强,后方无明显衰减。由于声像图表现无特异性,诊断时需结合临床,确诊依靠肝穿刺活检。

九、肝淀粉样变性

淀粉样变性是一种由淀粉样物质在组织细胞中沉积引起的代谢性疾病,主要累及心、肝、肾及胃肠道等器官。该病常见于中老年人,症状、体征缺乏特异性,临床上较少见而易被误诊。确诊后也常因无特异治疗方法,患者最终死于继发感染或心、肾衰竭。

肝脏受累者表现为淀粉样蛋白物质在肝窦周围间隙、间质或肝小叶中央及汇管区大量沉积,肝细胞受压萎缩。肝质地坚韧而有弹性。切面呈半透明蜡样光泽。临床表现:肝脏明显增大,表面光滑,压痛不明显。肝功能除碱性磷酸酶明显升高外,其余受损较轻。

超声表现:肝脏明显增大,表面光滑,肝脏回声密实,分布均匀或不均匀,脾脏亦可增大。本病声像图无特异性改变,唯一确诊方法为肝穿刺活检。

第三节 肝囊性病变

一、肝囊肿

(一)病理与临床表现

非寄生虫性肝囊肿发病率为 $1.4\% \sim 5.3\%$,女性发病多于男性,分为先天性和后天性两类。一般所指的肝囊肿为先天性肝囊肿,又称真性囊肿。其发病原因多数学者认为在胚胎发育期,肝内局部胆管或淋巴管因炎症上皮增生阻塞导致管腔分泌物潴留,逐步形成囊肿;或因肝内迷走胆管与淋巴管在胚胎期的发育障碍所致。

肝囊肿的病理类型分为:血肿和退行性囊肿、皮样囊肿、淋巴囊肿、内皮细胞囊肿、潴留性囊肿和囊性肿瘤。囊肿呈卵圆形、壁光滑,囊腔为单房或多房性。体积大小相差悬殊,小者囊液仅数毫升,大者含液量可达 1000 mL 以上。囊液清亮,呈中性或碱性,有的可含有胆汁。囊肿周围的肝实质常见压迫性萎缩。其并发症包括感染、坏死、钙化和出血。

临床表现:囊肿较小者可长期甚至终生无症状。随着囊肿的逐渐增大,可出现邻近脏器的压迫症状,上腹部不适、饱胀,甚至隐痛、恶心与呕吐。亦可出现上腹部包块,肝大、腹痛和黄疸。囊肿破裂、出血、感染时出现相应的症状体征。

(二)超声影像学表现

(1)典型肝囊肿声像图特点为:肝实质内圆形或卵圆形无回声区;包膜光整,壁薄光滑,呈高回声,与周围肝组织边界清晰;侧壁回声失落,后壁及后方回声增高。

(2)多房性者表现为囊腔内纤细的条状分隔;体积较大囊肿合并感染出血时,囊腔内出现弥漫性点状弱回声,亦可分层分布,变动体位时回声旋动,囊壁可增厚,边缘不规则。

(3)囊肿较小者肝脏形态大小及内部结构无明显改变。较大者可引起肝轮廓增大,局部形态改变;肝组织受压萎缩;周边血管及胆管可呈压迫征象,囊肿巨大时可造成相邻器官的推挤征象。

(4)CDFI:囊肿内部无血流信号显示,囊肿较大周边血管受压时可出现彩色血流,速度增快。

(三)鉴别诊断

1.正常血管横断面

正常血管横断面虽呈圆形无回声区,但后方增高效应不明显,变换扫查角度则表现为管状结构,CDFI 显示彩色血流,即可与囊肿区别。

2.肝癌液化

具有分泌功能的腺癌肝转移及原发性肝癌液化,可为单个液区,亦可为不规则状无回声区,其中常有组织碎片和细胞沉渣产生的斑点状回声,外周为厚而不规则的实质性结构,可与肝囊肿鉴别。

3.肝包虫病

肝包虫病单纯囊型与肝囊肿单凭声像图区别有一定困难,除前者立体感较强,壁较单纯性囊肿为厚外,还应结合患者有疫区居住史,包虫病皮试(casoni)或间接荧光抗体试验(IFAT)鉴别。

4.腹部囊性肿块

巨大孤立性肝囊肿应注意与肠系膜囊肿,先天性胆总管囊肿、胆囊积水、胰腺囊肿、肾囊肿、右侧肾积水及卵巢囊肿等相鉴别。

二、多囊肝

(一)病理与临床表现

多囊肝是一种先天性肝脏囊性病变,具家族性和遗传性。由于胚胎时期发育过剩的群集小胆管的扩张所致。常并发肾、脾、胰等内脏器官多囊性改变。囊肿在肝内弥漫分布、大小不一,直径仅数毫米至十几厘米,绝大多数累及全肝,有的可仅累及某一肝叶。囊壁菲薄,囊液清亮或微黄,囊肿之间的肝组织可以正常。

临床表现:多数患者无症状,可在 35～50 岁出现体征,部分患者可伴肝区痛及黄疸,肝脏肿大及扣及右上腹包块。

(二)超声影像学表现

(1)肝脏体积普遍增大,形态不规则,肝包膜凸凹不平似波浪状。

(2)肝实质内布满大小不等的圆形或类圆形无回声区,其大小相差悬殊,较大者囊壁薄而光滑,后方回声增高,囊肿之间互不连通。实质内微小囊肿壁则呈"等号"状高回声。严重者肝内正常管道结构及肝实质显示不清。

(3)轻型多囊肝,显示肝内有较多数目的囊肿回声,直径大小以 2～5 cm 多见,肝脏轻至中度肿大,形态无明显改变,肝内管道结构可以辨认,囊肿间可有正常肝组织显示。

(4)肾脏或脾脏可有相应的多囊性声像图表现。

(三)鉴别诊断

1.多发性肝囊肿

多发性肝囊肿与较轻的多囊肝不易区别,可试从以下几点鉴别:①多发性肝囊肿为单个散在分布,数目较少;②肝大不如多囊肝明显,囊肿之间为正常肝组织;③不合并其他脏器的多囊性病变。

2.先天性肝内胆管囊状扩张症(Caroli病)

为节段性肝内胆管囊状扩张,显示肝区内大小不等的圆形或梭形无回声区,与多囊肝的鉴别点:①扩张的肝内胆管呈囊状或柱状,追踪扫查可见无回声区相互沟通;②无回声区与肝外胆管交通,且常伴胆总管的梭形扩张;③多有右上腹痛、发热及黄疸病史;④必要时超声导向穿刺及造影检查可以确诊。

3.先天性肝纤维化

先天性肝纤维化多见于婴幼儿,有家族遗传倾向,可合并肝内胆管扩张和多发性囊肿。声像图显示肝脏除囊性无回声区外,其余部分肝实质呈肝硬化表现;脾脏肿大及门脉高压表现。

三、肝脓肿

(一)病理与临床表现

肝脓肿可分为细菌性肝脓肿和阿米巴肝脓肿两大类。

1.细菌性肝脓肿

最常见的病原菌是大肠杆菌和金黄色葡萄球菌,其次为链球菌,有些则为多种细菌的混合感染。主要感染途径为:①胆管系统梗阻和炎症;②门静脉系统感染;③败血症后细菌经肝动脉进入肝脏;④肝脏周围临近部位和脏器的化脓性感染,细菌经淋巴系统入肝;⑤肝外伤后感染;⑥隐源性感染,约30%的患者找不到原发灶,可能为肝内隐匿性病变,当机体抵抗力减弱时发病,有报道此类患者中约25%伴有糖尿病。

化脓性细菌侵入肝脏后,引起炎性反应,可形成散在的多发性小脓肿;如炎症进一步蔓延扩散,肝组织破坏,可融合成较大的脓肿。血源性感染者常为多发性,病变以右肝为主或累及全肝;感染来自胆管系统的脓肿多与胆管相通,为多发性,很少出现较大的脓肿或脓肿穿破现象;肝外伤后血肿感染和隐源性脓肿多为单发性。如肝脓肿未得到有效控制,可向膈下、腹腔、胸腔穿破。

2.阿米巴性肝脓肿

由溶组织阿米巴原虫引起,是阿米巴疾病中最常见的肠外并发症之一。阿米巴原虫多经门静脉进入肝脏,于门静脉分支内发生栓塞,引起局部组织缺血、坏死,同时产生溶组织酶,造成局部肝细胞的溶解破坏,形成多个小脓肿,进而相互融合形成较大的脓肿。病变大多数为单发性,90%以上发生于肝右叶,并以肝顶部为多。脓肿可向横膈、胸膜腔、气管内浸润,破溃而造成膈下、胸腔及肺脓肿。

临床表现:多见于青壮年男性,患者出现发热、寒战,呈弛张热型,肝区疼痛及胃肠道反应症状。体质虚弱、贫血,部分患者出现黄疸、肝脏肿大、右侧胸壁饱满、肋间隙增宽、触痛等。

(二)超声影像学表现

肝脓肿的病理演变过程,反映在声像图上可有以下表现。

(1)肝脓肿早期:病灶区呈炎性反应,充血水肿、组织变性坏死尚未液化。肝实质内显示一个或多个类圆形或不规则状低回声或回声增高团块;与周围组织境界清楚,亦可模糊不清;肝内血管分布可以无明显变化;CDFI可显示内部有点状或条状搏动性彩色血流,脉冲多普勒呈动脉血流,阻力指数≤0.55。

(2)脓肿形成期:坏死组织液化脓肿形成,显示肝实质内囊性肿块。壁厚而不均,内壁粗糙如虫蚀状;脓液稀薄时呈无回声,伴有稀疏细小点状强回声;较大脓腔未完全融合时,有不规则间隔;脓液黏稠含有坏死组织碎片无回声区内出现密集细小点状强回声,其中散在不规则斑片状或索带状回声,并随体位改变旋动,伴有产气杆菌感染时,脓腔前壁后方有气体高回声;脓肿后方回声增高。

(3)慢性肝脓肿壁显著增厚,内壁肉芽组织增生,无回声区缩小,脓腔内坏死组织积聚,表现为类似实质性的杂乱高回声。脓肿壁钙化时,呈弧形强回声,后伴声影。

(4)伴随征象肝脏局部肿大或形态改变,脓肿靠近膈面时,可致膈肌局限性抬高,活动受限;或出现右侧胸腔积液;脓肿周围管状结构受压移位;感染源自胆管者可发现胆管阻塞和感染的相应表现。

(三)鉴别诊断

1.不同类型肝脓肿的鉴别

细菌性肝脓肿与阿米巴肝脓肿的治疗原则不同,两者应予鉴别,阿米巴肝脓肿起病常较缓慢,大多有痢疾或腹泻史。脓肿常为单个,体积较大,多位于右肝膈顶部。脓液呈巧克力色,可找到阿米巴滋养体,可与细菌性肝脓肿鉴别。

2.肝癌

肝脓肿早期未液化时呈实质性回声,与肝细胞癌的表现类似。但后者外周可有完整的低回声晕环绕,CDFI检出动脉血流。肝脓肿形成后应与转移性肝肿瘤相区别,腺癌肝脏转移灶多呈"牛眼"征,液化区后方回声不增高或出现衰减。同时应结合临床资料,并在短期内随访观察做出鉴别,必要时应做超声导向穿刺细胞学及组织学检查。

肝内透声较强的转移性肿瘤,如淋巴瘤、平滑肌肉瘤等可与脓肿混淆。鉴别主要依靠病史、实验室检查和诊断性穿刺。

3.其他肝脏占位病变

肝脓肿液化完全、脓液稀薄者需与肝囊肿鉴别。肝囊肿壁薄光滑,侧壁回声失落;肝包虫囊肿内有条状分隔及子囊,边缘可见钙化的强回声及声影;肝脓肿壁较厚,内壁不整,声束散射回声无方向依赖,囊壁显示清晰。同时病史亦完全不同。

4.胰腺假性囊肿

较大的胰腺假性囊肿可使肝左叶向上移位,易误为肝脓肿。应多切面扫查,判断囊肿与周围脏器的关系,并让患者配合深呼吸根据肝脏与囊肿运动不一致的特点做出鉴别。

第七章 胰腺疾病

第一节 胰腺炎

一、急性胰腺炎

（一）流行病学及病因

急性胰腺炎（acute pancreatitis，AP）是胰酶对胰腺组织自身消化导致胰腺腺泡细胞的损伤，同时伴有局部或全身的炎症反应。严重程度可以从轻度水肿到胰周坏死感染，甚至可以导致多器官功能衰竭综合征。组织病理学上，急性胰腺炎分为急性水肿型胰腺炎和急性出血坏死型胰腺炎，前者居多，以间质充血、水肿和炎细胞浸润为主，而后者以胰腺实质坏死、血管损害、脂肪坏死为主伴炎细胞浸润。AP病因很多，主要发病因素为胆道疾病，尤其是胆道结石。文献报道急性胆源性胰腺炎发病率占AP的15%～50%，在我国占AP的60%以上。此外，感染、药物、酒精、手术及创伤、肿瘤、自身免疫因素、代谢、妊娠、遗传、特发性等也占一定比例。

（二）临床表现

AP的临床表现与其病情严重程度相关。以腹痛、发热、恶心、呕吐等多见，急性胆源性胰腺炎还可伴随黄疸，当出现胰腺假性囊肿或胰腺脓肿时可扪及腹部包块。Grey-Tuner征（双侧或者单侧腰部皮肤出现蓝-绿-棕色大片不规则瘀斑）和Cullen征（脐周围皮肤青紫及两侧肋腹皮肤灰蓝色）少见。临床上将AP分为轻型胰腺炎（mild acute pancreatitis，MAP）和重症胰腺炎（severe acute pancreatitis，SAP）。前者可有极其轻微的脏器功能紊乱，但无严重腹膜炎和代谢功能紊乱，临床恢复快。后者则可出现脏器功能衰竭、代谢紊乱或合并胰腺坏死、脓肿、假性囊肿等并发症。因此，在临床上需要特别加以甄别。10%～25%的AP患者会并发假性囊肿，其中多数自行消退，持续存在者有导致感染、脓肿形成、胰瘘、假性动脉瘤、静脉血栓等可能性。

实验室检查约90%的急性胰腺炎血清淀粉酶升高，超过正常值5倍时，即可确诊为急性胰腺炎。起病后6～12小时内血淀粉酶迅速升高，3～5日恢复到正常。尿淀粉酶升高较晚，在病后的12～24小时升高，持续时间较长，一般为1～2周，适用于起病后较长时间未确诊者。检测血清淀粉酶是诊断急性胰腺炎最常用和最快捷、简便的方法之一。在急性胰腺炎起病后24～72小时血清脂肪酶开始上升，持续5～10日，对起病时间较长者适用。有研究发现，C反应蛋白、白细胞计数、血清中降钙素和白细胞介素-4可能是胰腺坏死感染的标志，能更早地反映疾病的严重程度。

（三）超声表现

1.体积

胰腺弥散性肿大，以前后径增大为著。

2.边界

轻型炎症时,胰腺边缘整齐,形态规则,重型时边缘不整齐,形态不规则,与周围组织分界不清。

3.实质回声

胰腺回声减低。水肿型胰腺炎实质回声呈均匀的低回声,但也有实质回声略高于正常的病例。出血坏死型胰腺炎实质回声明显不均匀,呈低回声和高回声相间的混合回声,内部可见片状无回声。

4.胰管

胰管轻度扩张或不扩张,当胰液外漏时扩张胰管可消失或减轻。

5.积液

胰腺炎时可合并积液,超声表现胰周、小网膜囊、肾前旁间隙的无回声,有时腹腔、盆腔甚至胸腔可见积液。

6.胰周

胰腺周围病变发生比例较高,超声表现为病变处见低回声,边界不清,主要见于胰腺腹侧、背侧,双肾旁间隙或肾周围,胰腺后方血管周围等。

7.假性囊肿

急性胰腺炎发病2～4周后可在胰腺内或周边形成胰腺假性囊肿,圆形或类圆形,边界较清楚,囊壁多数光滑,少数可厚薄不均、可见分隔或钙化,后方回声增强。

8.非典型者

不典型的急性胰腺炎表现为胰腺无肿大,仅腺体内局部回声减低,多见于胰头和胰尾,胰周组织回声减低,模糊不清。有时合并炎症的并发症如胰腺脓肿等,表现为胰腺正常结构消失,内部呈不均匀的混合回声。

9.血管的改变

重症胰腺炎还可以出现血管的并发症。炎症可直接侵蚀脾血管,血管内膜受损,管壁增厚,管腔狭窄,严重者可引起脾静脉血栓形成或闭塞。表现为脾静脉增宽,内见低回声,血流充盈缺损,提示脾静脉血栓形成,或胰腺后方未见脾静脉管腔及血流显示,提示脾静脉闭塞,胰腺周围和脾门区可见蜂窝状迂曲的管状结构,为五彩花色血流,提示侧支循环形成。胰腺炎还可以引起脾动脉病变,其原因可能为:炎症直接侵蚀脾动脉;胰液在自我消化过程中侵蚀脾动脉;胰腺炎时脾动脉内血液因高浓度胰蛋白酶大量释放而处于高凝状态导致血栓形成。表现为脾动脉内可见低回声,血流充盈缺损。假性脾动脉瘤表现为脾动脉旁类圆形无回声区,CDFI内部血流呈涡流,与脾动脉相通。

(四)超声造影表现

1.急性水肿型胰腺炎

超声造影后,胰腺与周围组织分界尚清晰,实质回声增强,未见明显无灌注区。

2.急性出血坏死型胰腺炎

超声造影表现为胰腺实质呈不均匀增强,可见散在灶状或片状不规则无增强区,胰腺与周围组织界限不清,表面不光滑呈毛刺状。胰周及腹膜后炎性改变及并发症,如胰周、肾旁前

(后)间隙、肾周间隙积液,胰腺内或胰周假性囊肿等在超声造影表现为组织的无灌注或低灌注区。

超声造影显著提高了急性胰腺炎坏死灶的检出率。在急性胰腺炎严重度评价上也具有很高的临床价值。超声造影技术通过观察感兴趣区域内造影剂灌注的有无、强弱来判断该区域血流灌注情况,以此来区别胰腺有无坏死及坏死的程度。

(五)报告内容及注意事项

急性胰腺炎的报告包括:胰腺体积、形态变化,回声的改变,胰管是否扩张,胰腺与周边组织分界是否模糊,胰周是否有积液,腹腔、胸腔是否有积液。有无假性囊肿及血管受侵等情况。

超声造影应重点描述胰腺实质增强是否均匀,是否可见无增强坏死区。超声造影还可以评价急性胰腺炎的严重程度,对急性胰腺炎的分级有重要的临床意义。是否合并无增强的假性囊肿。

还应注意胰腺炎的病因,如胆道结石等。更要注意是否有合并胰腺肿瘤的可能。年轻患者应注意是否存在胰管、胆管合流异常,胰管交界汇合处狭窄或受压可导致胰液通道梗阻,胆汁反流,引起胰腺炎。

(六)鉴别诊断

有明显声像图改变的病例,结合临床表现和血清淀粉酶、脂肪酶检查,超声可明确诊断。超声检查应注意对轻型和重型胰腺炎的鉴别诊断。轻型者胰腺常呈轻中度弥散性肿大,胰腺边缘清晰,呈均匀低回声,胰周积液少见或少量。重型者胰腺常呈严重弥漫肿大,边缘不整、模糊不清,内部回声不均匀,胰周积液多见,胸腔积液、腹腔积液多见,肠麻痹、积气多见。

非典型胰腺炎要注意与胰腺癌的鉴别。胰腺炎病灶后方回声增强,主要原因是炎症导致的胰腺水肿或出血坏死使肿块的透声性增强,而胰腺癌的肿块后方多为回声衰减现象。胰头部局限性炎性肿块和胰头癌均可引起胰管和胆总管扩张,前者胰管呈轻中度不规则扩张,并贯穿肿块,胆总管及肝内胆管扩张不明显或仅有轻度扩张,常与胆道慢性炎症、胆石症或胰管结石并存,而胰头癌常早期侵犯压迫胆总管致肝内外胆管明显扩张,少有管壁增厚及钙化表现,胆总管下端截断或显示不规则性狭窄,肿块内见不到扩张的胰管。

假性囊肿出现时要与囊性肿瘤相鉴别。

二、慢性胰腺炎

(一)流行病学及病因

慢性胰腺炎(chronic pancreatitis,CP)是由于各种原因导致的胰腺局部、节段性或弥散性的慢性进行性损害,导致胰腺实质和组织和(或)功能不可逆的损害,造成胰腺腺泡萎缩,胰腺纤维化、钙化、导管内结石、胰腺假性囊肿,可有不同程度的胰腺内外分泌功能障碍。其主要病理特征为间质纤维化和慢性炎细胞浸润,间质中的血管无明显破坏和增生。目前认为 CP 是胰腺癌的一个危险因素。根据病因不同,CP 分为酒精性胰腺炎、胆源性胰腺炎、热带性胰腺炎、遗传性胰腺炎、自身免疫性胰腺炎和特发性胰腺炎等。CP 在全球不同地区发病率差异较大。西方的患病率为(10～15)/10 万,发病率为每年(4～7)/10 万。日本 1999 年的 CP 发病率为 5.77/10 万。我国 CP 发病率低于西方国家,但并不少见,且与全球一样呈上升趋势。

（二）临床表现

因病因不同,临床表现也不同,常见表现为腹痛和（或）消化不良。典型者为餐后上腹痛,并可放射至左腰背部,向前屈曲位能减轻。腹痛还与酒精、药物依赖和心理等有关。腹痛原因复杂,目前确切机制尚不明确,可能与胰管或胰腺实质内压力增加、神经周围炎症、缺血、组织坏死、负反馈功能下降等有关,如若合并假性囊肿、十二指肠梗阻或胰管梗阻（狭窄、结石或继发肿瘤）等,腹痛会进一步加重。胰腺脂肪酶水平下降 90％ 以上时会有脂肪泻、脂溶性维生素和维生素 B_{12} 缺乏及体重下降等。

当胰腺外分泌功能受损时,患者表现为腹胀、脂肪泻、吸收不良及消瘦等症状。内分泌功能受损时,患者会出现糖尿病。相关的实验室检查包括血、尿淀粉酶测定、胰功肽实验、苯甲酰酪氨酰对氨基苯甲酸试验、糖耐量试验、胰高血糖素测定等。CP 急性发作时,血淀粉酶、尿淀粉酶浓度可一过性升高。内分泌功能受损时,胰高血糖素升高,血糖升高。

（三）超声表现

1.体积

慢性胰腺炎时,胰腺体积多数缩小,少数可以正常或增大（弥散性增大或局限性增大）,形态僵硬,边缘不规则。

2.回声

内部回声粗糙,多数回声增高,有时可以回声减低,内部可见实质钙化或胰管结石的斑点状强回声,是慢性胰腺炎的重要诊断指标。

3.胰管

主胰管可以不均匀扩张,直径多≥3 mm,粗细不均,典型者呈"串珠样"改变,管壁增厚毛糙,回声增强。钙化型胰腺炎常伴胰管内结石,胰管扩张较明显,梗阻型以轻中度扩张较常见。

4.假性囊肿

部分病例合并假性囊肿,可发生在胰腺内和胰周,圆形或类圆形,边界较清楚,囊壁较厚不规则,囊内可见点状回声。

5.肿块型

胰腺局部肿大,呈假肿物样低回声,形态多不规则,内部回声粗糙,可见斑点状强回声,回声可与胰腺其他部位回声相近。

（四）超声造影表现

肿块型慢性胰腺炎,常规超声表现为胰腺的局限性增大伴有不规则低回声团块。这与胰腺癌不易鉴别,而超声造影可以对两者进行鉴别诊断。肿块型胰腺炎超声造影早期表现为局灶性增强,与周围实质增强程度相似;后期廓清时间也与胰腺实质一致。这是因为,肿块型胰腺炎病灶内可有不同程度的间质纤维化和炎症细胞浸润,但病灶内微血管属于正常的组织血管,且未受破坏,其数量和分布与正常胰腺实质大致相同,所以病灶的增强多与正常胰腺组织同时增强,且增强程度无明显差别。胰腺癌超声造影多表现为增强强度低于胰腺实质的低增强病灶,造影剂廓清时间早于胰腺实质。

（五）报告内容及注意事项

慢性胰腺炎的超声报告包括:胰腺体积、形态变化,内部回声是否粗糙,是否有实质钙化和胰管结石,主胰管是否扩张,是否有假性囊肿。

超声造影应重点描述肿块型胰腺炎的肿块与胰腺实质是否同步增强,二者增强强度是否一致,廓清时间是否一致。

有时肿块型胰腺炎与胰腺癌鉴别困难,必要时需行超声引导下穿刺活检术。

(六)鉴别诊断

慢性胰腺炎的鉴别诊断主要为肿块型胰腺炎与胰腺癌鉴别:①前者胰管呈不规则串珠样扩张,胰管扩张及周围胰腺萎缩程度不如胰腺癌明显;②前者的肿块内多发无回声,为扩张的侧支胰管或小的假性囊肿;③前者可有胰管内结石或实质内钙化;④前者胆总管狭窄为渐进性,而后者多为突然截断。

三、自身免疫性胰腺炎

(一)流行病学及病因

自身免疫性胰腺炎(autoimmune pancreatitis,AIP)是由自身免疫介导、以胰腺肿大和胰管不规则狭窄为特征的一种特殊类型的慢性胰腺炎。病理表现为胰管周围淋巴细胞和浆细胞浸润、小叶间纤维化显著的慢性炎症,免疫组化有大量 IgG4 阳性细胞浸润,常伴有胰腺及周围闭塞性静脉炎。Sarles 等人在 1961 年首次提出用自身免疫来解释部分慢性胰腺炎的病因。1995 年,Yoshida 等使用激素治疗一例慢性胰腺炎伴有高球蛋白血症及自身抗体的患者有效,因此采用"自身免疫性胰腺炎"命名本类疾病。目前认为 AIP 是 IgG4 相关系统性疾病在胰腺的表现,胰腺外的其他器官也可以受累,如干燥综合征、原发性硬化性胆管炎、原发性胆汁性肝硬化等。

AIP 多见于男性,男女比例约 2∶1。发病年龄范围较大,多发生在 40～70 岁人群。日本报道的患病率为 0.82/10 万,占慢性胰腺炎的 2%～6%。AIP 的病因及发病机制尚不明确。AIP 患者血清中可检测到多种异常抗原抗体及升高的 γ-球蛋白,以及激素治疗对本病有效,提示自身免疫在 AIP 发病中有重要作用。也有人提出幽门螺杆菌参与激活 AIP 自身免疫过程。研究认为自身免疫性胰腺炎为一种 IgG4 相关的系统性疾病,2 型 T 辅助细胞和 T 调节细胞介导了大部分自身免疫性胰腺炎的免疫反应。IgG 及 IgG4 水平升高、多种自身抗体阳性及激素治疗有效反映了 AIP 发病的免疫机制。

(二)临床表现

自身免疫性胰腺炎临床表现比较复杂,可以表现为急性、慢性胰腺炎的症状,包括梗阻性黄疸、不同程度的腹痛、后背痛、乏力、体重下降、脂肪泻等,40%～90%的患者可以表现为胰腺外其他器官的症状,如泪腺唾液腺受累症状、胆管炎、胆囊炎、纵隔或腹腔淋巴结肿大、间质性肾炎、肺间质性纤维化、腹膜后纤维化、硬化性肠系膜炎、炎性肠病等,其中梗阻性黄疸可发生于 2/3 的患者。也有约 15%的患者无临床症状。50%～70%的患者合并糖尿病或糖耐量异常。实验室检查 γ-球蛋白及 IgG4 常明显升高,血清淀粉酶及脂肪酶轻度升高,CA19-9 一般不高,当 AIP 累及胆总管或合并胆管炎时,胆红素及转氨酶可相应升高。

(三)超声表现

AIP 超声影像学表现分为弥散型(约占 70%)和局部型(约占 30%)。

(1)胰腺形态弥散型 AIP 呈弥散性肿大,典型表现为"腊肠样"改变。局灶型 AIP 表现为局灶性肿大,多位于胰头,可形态不规则、边界不清。

（2）胰腺回声弥散型 AIP 胰腺弥散性回声减低,回声增粗,内部可见纤维化样高回声斑点。局灶型 AIP 胰腺局部呈肿物样低回声,回声与胰腺实质相近,彩色多普勒内可见少许血流信号。

（3）主胰管弥散性变细或局限性狭窄,主胰管远端扩张;病变累及胆总管下段时,可出现局部陡然向心性狭窄,狭窄区较细长,胆管壁增厚,胆总管上段扩张及肝内胆管扩张。胰周可出现少量积液等。

（四）超声造影表现

弥散型 AIP 的超声造影表现为增强早期和晚期均为弥散性、中等强度的增强。局灶型 AIP 的超声造影多表现为肿物与胰腺实质同步增强、同步减退,且呈均匀增强。

（五）报告内容及注意事项

AIP 的超声报告包括:胰腺是否有弥散性或局灶性肿大,胰腺回声是否减低、增粗,内部是否可见高回声斑点,主胰管是否有弥散性变细或局限性狭窄,病变是否累及胆总管,胆总管壁是否增厚或陡然向心性狭窄,是否有远端扩张。

AIP 的超声造影应重点描述弥散型 AIP 是否为增强早期和晚期均为弥散性、中等强度的增强,局灶型 AIP 是否为病灶与胰腺实质同步增强、同步减退。

依据 AIP 的典型超声表现及超声造影同步增强同步减退的表现,同时结合血清 IgG4 升高、自身抗体阳性、伴其他器官相应病变及激素治疗效果良好等有助于 AIP 的诊断,但有时仍与胰腺癌鉴别困难,必要时需行超声引导或超声内镜引导下穿刺活检术。

（六）鉴别诊断

弥散型 AIP 通过弥散性"腊肠样"肿大、回声弥散性减低等表现,与胰腺癌鉴别较容易。局灶型 AIP 与胰腺癌鉴别较困难,胰腺癌多为蟹足样浸润生长、胰管突然截断、狭窄远端明显扩张、远端胰腺可以萎缩、肝转移灶、转移性淋巴结等。有文献报道局灶型 AIP 假肿物内的高回声斑点具有特异性,有助于鉴别 AIP 与胰腺癌,高回声斑点可能是诸多被压缩的小胰管形成。超声造影也有助于鉴别 AIP 与胰腺癌。AIP 的实验室检查(血清 IgG4 升高、自身抗体阳性)、其他器官相应病变及激素治疗效果良好均对鉴别二者有重要帮助。

四、嗜酸性胰腺炎

（一）流行病学及病因

原发性嗜酸性胰腺炎极罕见,特征为胰腺实质明显的嗜酸性粒细胞浸润。原发性嗜酸性胰腺炎全身表现有外周血嗜酸细胞升高、血清 IgE 升高及其他器官的嗜酸细胞浸润。胰腺可肿大、萎缩或出现纤维化,可出现嗜酸性静脉炎,病变可导致肿块形成或胆总管阻塞。病理学表现为胰腺组织内有大量以嗜酸性粒细胞为主的炎性细胞的浸润,同时伴有组织纤维化,弥散性胰管、腺泡和间质嗜酸性粒细胞浸润伴发嗜酸性动脉炎和静脉炎。胰腺假性囊肿可见局部高密度嗜酸性粒细胞的浸润。除原发性外,嗜酸性胰腺炎常见于寄生虫感染、胰腺肿瘤、胰腺移植排斥反应、对药物(如卡马西平)的高敏感性、中毒、牛奶过敏等。目前此病的发病机制尚不清楚,多数学者认为嗜酸性胰腺炎发病可能与机体变态反应有关。糖皮质激素治疗后,胰腺影像学和血清学异常可得到改善。

嗜酸性胰腺炎因其发病隐匿,目前多为个案报道,缺乏流行病学资料。各年龄段皆可发病,以中老年多见,男女比例为2:1,既往有过敏史、哮喘病史者易患。另外,若新生儿的母亲为血糖控制不佳的糖尿病患者,该新生儿的发病风险也高于其他人群。

(二)临床表现

嗜酸性胰腺炎临床表现主要取决于嗜酸性粒细胞的浸润部位。嗜酸性粒细胞可单独浸润胰腺,亦可同时合并胃肠道和全身其他脏器的浸润,包括心脏、皮肤、淋巴结等。由于胰腺的炎性肿胀可压迫和刺激胰腺包膜引起腹部疼痛,肿胀部位不同可诱发不同部位的疼痛,以右侧较多见,可向后背放射。胰头部位的肿胀还可影响胆汁和胰酶的排泄,部分患者甚至可诱发嗜酸性胰腺炎急性发作。持续的炎性反应还可引起胰胆管损伤等,部分患者可出现黄疸、瘙痒、消化不良等症状。少部分患者还有复发恶心、呕吐等症状,严重者出现心脏和呼吸道嗜酸性粒细胞浸润,可导致死亡。

(三)超声表现

胰腺可以弥散性肿大或局限性肿大(以胰头肿大多见),回声减低,可伴胰周少量渗出。胰管全部或局部狭窄,可伴远端胰管扩张,也可出现胆管狭窄伴远端扩张。少数病例可见胰腺假性囊肿。

(四)超声造影表现

弥散型嗜酸性胰腺炎的超声造影表现为弥散性、中等强度的增强。局灶型嗜酸性胰腺炎的超声造影多表现为肿物与胰腺实质同步增强、同步减退,且呈均匀增强。

(五)报告内容及注意事项

嗜酸性胰腺炎超声报告包括:胰腺是否弥散性或局灶性肿大,回声是否减低,胰周是否有渗出,主胰管和胆总管是否有狭窄及远端扩张。

超声造影应重点描述是否为同步增强、同步减退及增强强度。

嗜酸性胰腺炎的超声表现不具有特异性,与其他类型的胰腺炎表现不易鉴别。内镜逆行胰胆管造影在嗜酸性胰腺炎的诊断中占有较重要的地位,超声内镜行组织穿刺可进行诊断。

(六)鉴别诊断

主要与胰腺癌和自身免疫性胰腺炎鉴别。三者的临床症状和影像学表现较为相似。多数嗜酸性胰腺炎出现嗜酸性粒细胞增多、免疫球蛋白 IgE 升高,有过敏和哮喘病史、糖皮质激素治疗有效;自身免疫性胰腺炎多出现血清 IgG4 升高,自身抗体阳性等。另外肿瘤标记物、ERCP 检查等也有助于三者的鉴别诊断。病理组织学活检是三者诊断的金标准。

五、胰腺脓肿

(一)流行病学及病因

胰腺脓肿指来自腹腔内邻近胰腺部位的脓液积聚,可来源于胰腺局限性坏死液化继发感染,也可来自胰腺假性囊肿继发感染,是重症急性胰腺炎的严重并发症之一,通常在胰腺炎发病4~6周后形成,在重症急性胰腺炎中的发病率大约为5%,国外报道胰腺脓肿的死亡率为14%~54%,国内报道12.2%~25%。脓肿好发于胰体和胰尾部,可为单腔或多腔,小者直径数厘米,大者可达 30 cm,可并发膈下脓肿、小网膜积脓和结肠坏死。传统治疗方法有经皮穿刺引流、外科手术等。

（二）临床表现

感染征象是常见的临床表现，急性胰腺炎患者若出现败血症表现，应高度警惕胰腺脓肿。胰腺脓肿可呈隐匿性或爆发性表现。患者原有症状、体征发生改变和加剧，表现为持续性心动过速、呼吸加快、肠麻痹、腹痛加剧，伴腰背部疼痛，外周血白细胞升高，患者有全身中毒症状，体温逐步上升，偶有胃肠道症状（恶心、呕吐及食欲缺乏等）。少数会出现糖尿病症状。上腹部或全腹压痛，脓肿较大时可触及包块。1/3～2/3 的患者可出现血清淀粉酶升高。可有肝功能损害，血清转氨酶和碱性磷酸酶升高。40％～48％的患者可出现肾功能损害，血清尿素酶及肌酐增高。35％患者有肺炎、肺不张、胸膜炎等表现。

（三）超声表现

脓肿前期，所累及的胰腺区域回声增强、增粗、不均，轮廓不清。继而转为急性期，脓肿边界模糊，中心有液性暗区。进入慢性期后，脓肿成熟，表现为胰腺周围或胰腺内无回声，边界不清，囊壁增厚不规则，无回声内可见随体位改变而浮动的点状回声，透声较差。脓肿中检出强回声气体时有特异性诊断价值，是产气菌感染的表现。彩色多普勒显示囊壁可见血流，内部脓液无血流信号。

（四）超声造影表现

多数胰腺脓肿表现为动脉期有环状厚壁高增强，囊壁不规则，内部为无增强的液化脓腔，也可表现为蜂窝状增强，内可见多处液化无增强区。

（五）报告内容及注意事项

胰腺脓肿的超声报告应包括脓肿形态、回声，内部是否有液化区，是否有不规则厚壁，彩色多普勒内部是否有血流，囊壁血流情况。

超声造影报告应包括是否有环状厚壁高增强或蜂窝状增强，内部是否有无增强的液化脓腔。

超声对胰腺脓肿的检出率约为70％，有时不易鉴别胰腺脓肿、积液或假性囊肿，超声引导下脓肿穿刺、细菌培养有助于诊断，手术能明确诊断。

（六）鉴别诊断

胰腺脓肿应与胰腺假性囊肿鉴别，前者有脓肿前期至脓肿形成期的病程变化过程，脓肿形成后可见不规则厚壁，边界不清，内为无回声，透声差，有时内可见气体样回声，患者有发热、全身中毒症状、败血症等表现。假性囊肿多数边界较清楚，囊壁多数光滑，少数可厚薄不均、可见分隔或钙化，患者有急性胰腺炎病史。

第二节　胰腺非肿瘤性囊性病变

一、流行病学及病因

胰腺非肿瘤性囊性病变中，假性囊肿最常见，多继发于急性或慢性胰腺炎、胰腺外伤或手术，系胰液、渗出液和血液等聚积，刺激周围组织，继而纤维组织增生包裹而成，囊壁无上皮细胞覆盖。假性囊肿多位于胰腺的周围，少数位于胰内。

其他少见的胰腺非肿瘤性囊性病变包括先天性囊肿、潴留性囊肿、寄生虫性囊肿、淋巴上皮性囊肿和黏液性非肿瘤性囊肿等。这类囊肿囊壁来自腺管或腺泡上皮组织，一般体积较小，通常无症状，无须切除。先天性囊肿因胰腺导管、腺泡发育异常所致，多见于小儿，与遗传因素有关。潴留性囊肿由于胰腺炎症、胰管狭窄或梗阻而引起胰液在胰管内滞留而形成。胰腺寄生虫性囊肿主要为发生于胰腺的包虫囊肿，该病多见于肝，偶见于胰腺。胰腺淋巴上皮性囊肿极少见，多见于中老年男性，目前病因不明，病变通常位于胰周，内衬成熟的角化鳞状上皮，周围有独特的淋巴组织层。黏液性非肿瘤囊肿一般被覆单层柱状上皮，上皮细胞顶端富含黏液，无任何肿瘤特征，与导管不相通。

二、临床表现

胰腺假性囊肿多发生于急性胰腺炎发作 4～6 周以后，也可继发于慢性胰腺炎、胰腺外伤或手术。其他少见的胰腺非肿瘤性囊性病变一般无症状，多属偶然发现。部分患者可出现上腹痛、腹胀，当囊肿增大到一定程度会出现周围脏器压迫症状，如梗阻性黄疸。

三、超声表现

(一)假性囊肿

位于胰腺内部或周围，单发或 2～3 个，大小不等，呈类圆形或不规则形，囊壁较厚，可有分隔，无合并症者通常囊液清晰，合并坏死或继发感染者内部可见点片状中低回声，彩色多普勒显示囊腔内无血流信号。假性囊肿患者可能伴有胰腺炎及周边血管、组织受损等相关的影像学表现。囊肿可压迫及挤压周围器官，并与周围器官粘连，引起相应临床症状及超声表现。假性囊肿自发破裂时，患者突然腹痛，超声显示囊肿变小，壁不完整及腹腔积液。

(二)先天性囊肿

胰腺实质内单发或多发的无回声，呈圆形或椭圆形，边界清晰，壁薄，后壁回声增强。体积小，常合并肝、肾、脾等囊肿。

(三)潴留性囊肿

胰腺实质内无回声，位于主胰管附近，多为单发，体积不大。有时超声可见囊肿与胰管相通。有时可见胰腺结石、钙化等慢性胰腺炎的超声表现。

(四)寄生虫性囊肿

如包虫性囊肿，典型者囊壁较厚、表面光滑，后方回声增强。部分囊内可见子囊和头节，声像图上头节表现为多发的团状、点状强回声，子囊可有囊中囊表现。

(五)淋巴上皮性囊肿

常位于腺体边缘的胰腺实质内，无或低回声，呈圆形，边界清晰，常为多房，后方回声稍增强。

(六)黏液性非肿瘤性囊肿

多呈圆形或类圆形单个囊腔，壁薄，边界清楚，内无分隔。黏液性囊肿与黏液性囊性肿瘤有时难以鉴别诊断。

四、超声造影表现

胰腺非肿瘤性囊性病变超声造影囊腔全期无增强，囊壁和分隔光整，无增强壁结节。

五、报告内容及注意事项

超声报告应包括：病灶的数目，位置，大小，描述囊壁及囊内回声。注意扫查时应细致、全面，尽可能清晰显示胰腺结构及其与周边组织的毗邻关系，避免漏诊较小的囊肿及位于胰周的假性囊肿。准确的定位诊断需仔细观察囊肿与胰腺的相对位置关系，观察深呼吸时两者是否有相对运动。

六、鉴别诊断

胰腺假性囊肿与其他胰腺非肿瘤性囊性病变的鉴别：前者有胰腺炎、胰腺外伤或手术史，囊壁较厚，囊液欠清晰；后者一般无相应临床病史，体积较小，壁薄，囊液清。

胰腺非肿瘤性囊性病变需与胰外囊肿鉴别：胰头部者应与胆总管囊肿、肝囊肿及右肾囊肿相鉴别；胰体部者应与胃内积液、网膜囊积液相鉴别。胰外囊肿包膜与胰腺被膜不相连，深呼吸时囊肿运动与胰腺运动不一致，可帮助鉴别。

胰腺非肿瘤性囊性病变还需与胰腺脓肿鉴别：后者无回声内可见随体位改变浮动的低、中、高强度的点片状回声，其壁厚、粗糙、不规则，囊液透声较差。胰腺脓肿与典型的非肿瘤性囊肿不难鉴别，但与合并感染的囊肿很难鉴别，超声引导下穿刺有助于明确诊断。

囊液透声较差的胰腺非肿瘤性囊性病变需与胰腺囊腺性肿瘤鉴别：后者囊壁厚而不规则，内部可见实质成分，部分可见壁上结节，囊液透声性较差，彩色多普勒于其实性成分内可探及较丰富的血流信号。

第四篇　内分泌疾病超声诊断

第八章 甲状腺疾病

第一节 甲状腺炎症性疾病

一、急性化脓性甲状腺炎

急性化脓性甲状腺炎是由细菌或真菌感染引起的甲状腺急性化脓性炎症,在无抗生素时期,急性化脓性甲状腺炎的发病率在外科疾病中占 0.1%,随着抗生素的使用,急性化脓性甲状腺炎变得较为罕见。

(一)临床概述

1.病因、易感因素、感染途径及病理

(1)病因、易感因素、感染途径:甲状腺的急性细菌感染较为罕见,这是由于甲状腺有包膜包裹,且甲状腺细胞内容物的过氧化氢和碘含量很高,使之对感染具有抵抗力。但是当患者存在基础疾病如甲状舌管未闭、甲状腺结节、腮腺囊肿以及存在某些解剖学异常时更容易发生急性化脓性甲状腺炎。机体免疫功能不全是急性化脓性甲状腺炎的一个重要发病因素。

在 20 岁以下的年轻患者中,梨状隐窝窦道是导致急性化脓性甲状腺炎的主要原因,通常认为梨状隐窝窦道是第三或第四咽囊发育异常所致,表现为发自梨状隐窝的异常管道,其走行具特征性,发自梨状隐窝的顶(尖)部,向前下走行,穿过肌层,经过或是从甲状腺旁通过,进入甲状腺周围区域,这种先天性异常通常发生于小儿,90% 位于左侧,因而梨状隐窝窦道引起的急性化脓性甲状腺炎多发生于左侧。

引起急性化脓性甲状腺炎的细菌多为革兰氏阳性菌,如葡萄球菌,肺炎链球菌;革兰氏阴性菌也可见到。急性化脓性甲状腺炎的感染途径包括:①由口腔、呼吸道等附近组织通过梨状隐窝窦道直接蔓延而来;②血源性播散;③淋巴道感染;④直接创伤途径。

(2)病理:甲状腺组织呈现急性炎症特征性改变。病变可为局限性或广泛性分布。初期大量多形核细胞和淋巴细胞浸润,伴组织坏死和脓肿形成。脓液可以渗入深部组织。后期可见到大量纤维组织增生。脓肿以外的正常甲状腺组织的结构和功能是正常的。

2.临床表现

急性化脓性甲状腺炎一般表现为甲状腺肿大和颈前部剧烈疼痛,触痛,畏寒,发热,心动过速,吞咽困难和吞咽时颈痛加重。

3.实验室检查或其他检查

化脓性甲状腺炎时,血清甲状腺素水平正常,极少情况下可出现暂时性的甲状腺毒血症。外周血的涂片提示:白细胞计数升高,以中性粒细胞及多形核白细胞为主;血培养可能为阳性;红细胞沉降率加快。

（二）超声表现

根据梨状隐窝窦道的走行不同，可造成甲状腺脓肿或颈部脓肿，而甲状腺脓肿和颈部脓肿又可以相互影响。因此，可以从三个方面对急性化脓性甲状腺炎的超声表现进行评估，即分别评估甲状腺的超声改变、颈部软组织的超声改变和梨状隐窝窦道的超声表现。不过需指出的是，三方面的超声表现可以同时出现而不是相互孤立的。

1.甲状腺的超声改变

（1）发生部位及大小：急性化脓性甲状腺炎的发生部位通常与梨状隐窝窦道的走行有关，病变多发生在甲状腺中上部近颈前肌的包膜下区域。发病早期二维超声上的甲状腺仅表现为甲状腺单侧或双侧不对称性肿大，是由于甲状腺组织严重的充血水肿引起的。疾病后期随着甲状腺充血水肿的减轻以及大量纤维组织增生，甲状腺形态亦发生改变，即腺体体积回缩，可恢复至原来大小。

（2）边界和形态：由于急性甲状腺炎早期的甲状腺组织多有充血、水肿，故超声表现为病灶边缘不规则，边界不清晰。脓肿形成时，甲状腺内可见边缘不规则，边界模糊的混合型回声或无回声区，壁可增厚。当急性甲状腺炎症状较重并向周围软组织蔓延或由于急性颈部感染蔓延至甲状腺时，炎症可延伸至包膜或突破包膜蔓延至周围软组织，超声表现为与周围甲状腺组织分界不清，甚至分界消失。

（3）内部回声：发病期间甲状腺内部回声不均匀，有局灶性或弥漫性低回声区，大小不一，低回声与炎症严重程度有关，随着病程的进展低回声区逐步增多。严重时甲状腺内可呈大片低回声区，若有脓肿形成则可有局限性无回声区，其内透声多较差可见多少不一的点状回声，以及出现类似气体的强回声且伴彗尾征。病程后期由于炎症的减轻以及大量纤维组织的增生，超声可显示甲状腺内部回声增粗、分布不均，低回声区以及无回声区缩小甚至消失，恢复为正常甲状腺组织的中等回声，但仍可残留不规则低回声区。无论病变轻还是重，残余的甲状腺实质回声可保持正常。

彩色多普勒超声可显示甲状腺化脓性炎症的动态病理过程中血供状况的改变。在炎症早期，由于炎性充血可导致甲状腺炎症区域血供增加；脓肿形成后，脓肿内部血管受破坏，彩色多普勒超声可显示脓肿内部血供基本消失，而脓肿周围组织因炎症充血血供增加；恢复期，由于病变甲状腺修复过程中纤维组织的增生，病变区域依然血供稀少。

2.颈部软组织的超声改变

梨状隐窝窦道感染累及颈部时，由于颈部软组织较为疏松，炎症将导致颈部肿胀明显。患侧颈部皮下脂肪层、肌层和甲状腺周围区域软组织明显增厚，回声减低，层次不清。受累区域皮下脂肪层除了增厚外，尚可见回声增强现象。脂肪层和肌层失去清晰分界。肌肉累及可发生于舌骨下肌群和胸锁乳突肌，表现为肌肉增厚，回声减低，肌纹理模糊。

脓肿常紧邻甲状腺而形成，脓肿除压迫甲状腺外，还可压迫颈部其他解剖结构，如颈动脉、气管或食管发生移位。脓肿边缘不规则，与周围软组织分界模糊。脓肿液化后可出现液性无回声区，内伴絮片状坏死物高回声，探头挤压后可见流动感。

恢复期，随着炎症消退，肿胀的颈部软组织、肌层可逐步恢复正常，但由于炎症破坏，各组织层次结构依然不清。

彩色多普勒超声可显示肿胀的颈部软组织和肌层血供增加,而脓肿内部血供基本消失,脓肿周围组织血供增加。恢复期,软组织和肌层的血供减少。

3.梨状隐窝窦道的超声表现

梨状隐窝窦道是急性化脓性甲状腺炎的重要发病因素,发现梨状隐窝窦道的存在对于明确病因和制订治疗方案具有非常重要的意义。CT 在探测窦道或窦道内的气体、在显示甲状腺受累方面优于 MR 和超声,是评估窦道及其并发症的最佳手段。

梨状隐窝窦道的超声探测有相当的难度,可通过以下方法改善超声显示的效果:①嘱患者吹喇叭式鼓气(改良 Valsalva 呼吸):嘱患者紧闭嘴唇做呼气动作以扩张梨状隐窝;②在检查前嘱患者喝碳酸饮料,当患者仰卧位时,咽部气体进入窦道,从梨状隐窝顶(尖)部向前下走行,进入甲状腺,此时行超声检查可见气体勾画出窦道的存在。在进行上述检查前应进行抗生素治疗以消除炎症,否则由于炎症水肿导致的窦道关闭影响检查结果。

在取得患者配合后,超声就有可能直接观察到气体通过梨状隐窝进入颈部软组织或甲状腺病灶,这是由于其与梨状隐窝相交通所致;超声亦可显示窦道存在的间接征象,表现为原来没有气体的病灶内出现气体的强回声。

(三)治疗原则

急性甲状腺炎的治疗包括脓液引流以及抗生素的联合应用,应根据致病菌的种类不同选择各自敏感的抗生素。急性甲状腺炎的易发因素为梨状隐窝窦道的存在,因此一些研究者建议行窦道完全切除术。

二、亚急性甲状腺炎

(一)临床概述

亚急性甲状腺炎(subacute thyroiditis,SAT)是一种自限性甲状腺炎,因不同于病程较短的急性甲状腺炎,也不同于病程较长的桥本甲状腺炎,故称亚急性甲状腺炎。

1.流行病学、病因及病理

(1)流行病学:亚急性甲状腺炎是甲状腺疾病中较为少见的一种,发病率 3%～5%,多见于 20～60 岁的女性,男女发病比例 1∶2～1∶6。

(2)病因:到目前为止亚急性甲状腺炎的病因仍未知,其可能的发病原因主要归纳为以下几点。①病毒感染,感染的病毒种类大多为腮腺炎病毒,柯萨奇病毒,流行性感冒病毒、麻疹病毒以及腺病毒等。②季节因素,有报道认为夏季为多发季节,原因在于一些肠道病毒在夏季活动较频繁。③遗传与免疫,目前对亚急性甲状腺炎是否为自身免疫性疾病意见不一,一般认为不属于自身免疫性疾病。④基因调控失常,HLA-B35 阳性的人易患亚急性甲状腺炎。

(3)病理:在疾病早期阶段表现为滤泡上皮的变性和退化,以及胶质的流失。紧接着发生炎症反应,甚至形成小脓肿。继而甲状腺滤泡大量破坏,形成肉芽肿性炎,周边有纤维组织细胞增生。病变后期异物巨细胞围绕滤泡破裂残留的类胶质,形成肉芽肿。病变进一步发展,炎性细胞减少,纤维组织增生,滤泡破坏处可见纤维瘢痕形成。

2.临床表现

起病急,临床发病初期表现为咽痛,常有乏力,全身不适,不同程度的发热等上呼吸道感染的表现,可有声音嘶哑及吞咽困难。甲状腺肿块和局部疼痛是特征性的临床表现。本病大多仅持续数周或数月,可自行缓解,但可复发,少数患者可迁延 1～2 年,大多数均能完全恢复。

3.实验室检查

本病实验室检查结果可随疾病的阶段而异。早期,红细胞沉降率明显增快,甲状腺摄^{131}I率明显降低,白细胞上升,血清 T_3、T_4、AST、ALT、CRP、TSH、γ 球蛋白等指标均有不同程度的增高,随后出现 TSH 降低。

(二)超声表现

1.灰阶超声

(1)甲状腺病变区

病变区大小及部位:疾病早期炎症细胞的浸润可使甲状腺内出现低回声区或偏低回声区;疾病进展过程中,部分低回声区可互相融合成片状,范围进一步扩大;而在疾病的恢复期或后期,由于淋巴细胞、巨噬细胞、浆细胞浸润,纤维组织细胞增生,使得病变区减小甚至消失。亚急性甲状腺炎的病变区一般位于甲状腺中上部腹侧近包膜处,故病情严重时常可累及颈前肌。

病变区边缘及边界:病变区大部分边缘不规则,表现为地图样或泼墨样,在疾病早期,病灶边界模糊,但病灶和颈前肌尚无明显粘连,嘱患者进行吞咽动作可发现甲状腺与颈前肌之间存在相对运动。随着病变发展,低回声区的边界可变得较为清晰,但在恢复期炎症逐步消退后,病灶可逐步缩小,和周围组织回声趋于一致。

在疾病的发展过程中,由于炎症的进一步发展,炎性细胞可突破甲状腺的包膜侵犯颈前肌群,出现甲状腺与其接近的颈前肌二者之间间隙消失的现象,表现为不同于癌性粘连的弥漫性轻度粘连。嘱患者进行吞咽动作可发现颈前肌与甲状腺的相对运动消失。

病变区内部回声:疾病早期甲状腺实质内可出现单发或多发、散在的异常回声区,超声表现为回声明显低于正常甲状腺组织的区域,部分低回声区可相互融合形成低回声带。在疾病发展过程中甲状腺的低回声还可以出现不均质改变,即呈从外向内逐渐降低的表现。部分病例的甲状腺甚至会出现疑似囊肿的低回声或无回声区。

有研究者提出假性囊肿的出现可能与甲状腺的炎症、水肿以及由于炎症引成的小脓肿有关。

随着病情的好转,纤维组织的增生使得甲状腺内部出现一定程度的纤维化增生,故超声可显示甲状腺内部回声增粗、分布不均,低回声区缩小甚至消失,恢复为正常甲状腺组织的中等回声。但也有部分亚急性甲状腺炎患者在疾病康复若干年后的超声复查中仍可探测到局灶性片状低回声区或无回声区,原因可能是亚急性甲状腺炎的后遗症,表明亚急性甲状腺炎康复患者的超声检查并非都表现为甲状腺的正常图像。另外坏死的甲状腺组织钙化可表现为局灶性强回声和后方衰减现象。

病变区外的甲状腺:对亚急性甲状腺炎患者的甲状腺大小,普遍认为呈对称性或非对称性肿大。有文献报道甲状腺的体积甚至可达原体积的两倍大小。这种肿大是早期由于大量滤泡的破坏水肿、胶质释放引起甲状腺体积增大。疾病后期腺体体积明显回缩,可恢复至原来大小。病变外的甲状腺由于未受到炎症侵袭,故仍可表现为正常的甲状腺回声。

2.多普勒超声

疾病的急性期由于滤泡破坏,大量甲状腺素释放入血,出现 T_3、T_4 的增高,引起甲状腺功能亢进,彩色/能量多普勒显像时可探及病灶周边丰富血流信号,而病灶区域内常呈低血供或无血供,原因在于病灶区域的滤泡破坏了而正常甲状腺组织的滤泡未发生多大改变。在恢复期甲状腺功能减退时,因 T_3、T_4 降低,TSH 持续增高而刺激甲状腺组织增生,引起甲状腺腺内血流增加。

(三)治疗原则

亚急性甲状腺炎的治疗方法尚未达成一致,轻症病例不须特殊处理,可适当休息,并给予非甾体类解热镇痛药(阿司匹林、吲哚美辛等),对全身症状较重,持续高热,甲状腺肿大,压痛明显等病情严重者,可给予糖皮质激素治疗,首选泼尼松。

三、桥本甲状腺炎

(一)临床概述

桥本甲状腺炎是自身抗体针对特异靶器官产生损害而导致的疾病,病理上呈甲状腺弥漫性淋巴细胞浸润,滤泡上皮细胞嗜酸性变,因这类疾病血中自身抗体明显升高,所以归属于自身免疫性甲状腺炎。

1.流行病学、病因及病理

(1)流行病学:桥本甲状腺炎好发于青中年女性,据文献报道男女比例 1∶8～1∶20 不等。常见于30～50 岁年龄段。

(2)病因:桥本甲状腺炎通常是遗传因素与环境因素共同作用的结果,因此常在同一家族的几代人中发生。发病机制为以自身甲状腺组织为抗原的自身免疫性疾病。

(3)病理:桥本甲状腺炎的病理改变以广泛淋巴细胞或浆细胞浸润,形成淋巴滤泡为主要特征,后期伴有部分甲状腺上皮细胞增生及不同程度的结缔组织浸润与纤维化,导致甲状腺功能减退。由于桥本甲状腺炎是一个长期的缓慢发展的过程,因此随着病程不同,其淋巴细胞浸润程度、结缔组织浸润程度,纤维化程度都会有所变化。

2.临床表现

桥本甲状腺炎患者起病隐匿,初期大多没有自觉症状,早期病例的甲状腺功能尚能维持在正常范围内。当伴有甲状腺肿大时可有颈部不适感,极少数病例因腺体肿大明显而出现压迫症状,如呼吸或吞咽困难等。部分患者因抗体刺激导致的激素过量释放,可出现甲状腺功能亢进症状,但程度一般较轻。

3.实验室检查或其他检查

桥本甲状腺炎患者血清甲状腺微粒体(过氧化物酶)抗体(TPOAb)和血清甲状腺球蛋白抗体(TGAb)常明显增加,对本病有诊断意义。在病程早期,血清 T_3、T_4 常在正常范围内。但血清 TSH 可升高。病程后期甲状腺摄碘率可降低,注射 TSH 后也不能使之升高,说明甲状腺储备功能已明显下降。血清 T_4 降低,血清 T_3 尚保持在正常范围内,但最后降低,伴随临床甲状腺功能减退症状。

为了明确诊断,如能进行细针抽吸活检,在涂片镜下见到大量淋巴细胞时,是诊断本病的有力依据。

(二)超声表现

桥本甲状腺炎的超声表现较为复杂,均因淋巴细胞浸润范围、分布不同和纤维组织增生的程度不同而致声像图表现有所不同。桥本甲状腺炎合并其他疾病也很常见,经常需要与合并疾病相鉴别。

1.灰阶超声

(1)形态和大小:典型的桥本甲状腺炎常累及整个甲状腺,腺体增大明显,呈弥漫性非均匀性肿大,多为前后径增大,有时呈分叶状。病变侵及范围广泛,可伴有峡部明显增厚。病程后期可出现萎缩性改变,即表现为甲状腺缩小,边界清楚,由于逐步的纤维化进程而出现回声不均。

(2)内部回声:桥本甲状腺炎的腺体内部异常回声改变以低回声为主,其病理基础是腺体内弥漫性炎性细胞(淋巴细胞为主)浸润,甲状腺滤泡破坏萎缩,淋巴滤泡大量增生,甚至形成生发中心。另一特征性超声改变是腺体内出现广泛分布条状高回声分隔,使腺体内呈不规则网格样改变。

根据我们的经验并结合文献,我们目前倾向于把桥本甲状腺炎分为3种类型,即弥漫型、局限型和结节形成型。主要分型依据包括甲状腺内低回声的范围、分布以及结节形成状况。但病程发展过程中各型图像互相转化,各型难以截然区分。①弥漫型:弥漫型是桥本甲状腺炎最常见的类型,以腺体弥漫性肿大伴淋巴细胞浸润的低回声图像为主。回声减低程度与促甲状腺素(TSH)水平负相关,提示甲状腺滤泡萎缩及淋巴细胞浸润严重。HT病程中,甲状腺腺体弥漫性病变时,可出现广泛分布的纤维组织增生,超声显示实质内出现线状高回声。增生的纤维组织可相互分隔,超声上腺体内见不规则网格样改变,是桥本甲状腺炎的特征性表现。其病理基础是小叶间隔不同程度的纤维组织增生,伴有玻璃样变,甲状腺滤泡大量消失。②局限型:局限型病理上表现为甲状腺局部区域淋巴细胞浸润,也可能是相对于其他区域甲状腺某一部分的淋巴细胞浸润较为严重,超声上表现甲状腺局限性不均匀低回声区,形态不规则,呈“地图样”。如果两侧叶淋巴细胞浸润的程度不一,则可出现左右侧叶回声水平不一致的现象。局灶性浸润可能代表病情轻微,或是在疾病的早期阶段。③结节形成型:桥本甲状腺炎在发展过程中,由于甲状腺实质内纤维组织增生,将病变甲状腺分隔,形成结节。结节可呈单结节,但更多表现为多结节,明显者表现为双侧甲状腺可布满多个大小不等的结节样回声区,以低回声多见,结节可伴钙化或囊性变。结节形成型桥本甲状腺炎结节外甲状腺组织仍呈弥漫型或局限型改变,即甲状腺实质回声呈不均匀减低。

(3)边界。①腺体的边界:桥本甲状腺炎包括局灶性病变和累及整个腺体的弥漫性改变,但病变局限于腺体内,甲状腺边缘不规则,边界清晰。这一点与同是局灶性或弥漫性低回声表现的慢性侵袭性(纤维性)甲状腺炎有很大区别,后者往往突破包膜呈浸润性生长,与周围组织分界不清。②腺体内异常回声的边界:如上所述,典型的桥本甲状腺炎表现为腺体内广泛减低回声区,呈斑片状或小结节状居多。病理上这类病变并没有真正的包膜,而是以淋巴细胞为主的浸润性分布,因此不一定有清晰的边界。局灶性病变如果表现为边界欠清的低回声灶,仅仅凭形态学观察很难与恶性病变相鉴别。

然而,纤维组织增生是桥本甲状腺炎常见的病理变化,是甲状腺滤泡萎缩、结构破坏以后的修复反应而形成的。由于广泛的高回声纤维条索(或者说是纤维分隔)形成,使腺体实质呈现网状结构,同时构成了低回声“结节”的清晰边界。

2.多普勒超声

（1）彩色/能量多普勒：桥本甲状腺炎的腺体实质内血流信号表现各异，多呈轻度或中等程度增多，部分患者血供呈明显增多，但也可以是正常范围，如果甲状腺伴有明显纤维化，则血供甚至减少。病程早期可合并甲亢表现，甲状腺弥漫性对称性肿大，腺体内部血流信号明显增多。这和甲亢时出现的甲状腺火海没有明显区别，但是其血流速度较慢，无论是在治疗前还是在治疗后。流速增加的程度一般低于原发性甲亢。腺体血流丰富程度与甲状腺的治疗状况（如自身抗体水平）及功能状态（血清激素水平）无相关，与 TSH 及甲状腺大小有正相关。后期则呈现甲状腺功能减退表现，甲状腺萎缩后血流信号可减少甚至完全消失。

在局灶性病变时，结节的血供模式多变，可以是结节的边缘和中央皆见血流信号，也可以是以边缘血流信号为主。

（2）频谱多普勒（spectral Doppler）：血流多为平坦、持续的静脉血流和低阻抗的动脉血流频谱，伴甲亢时流速偏高，随着病程发展、腺体组织破坏而流速逐渐减慢，伴甲减时更低，但收缩期峰值流速（PSV）仍高于正常人。甲状腺动脉的流速明显低于甲亢为其特点，有作者报道甲状腺下动脉的峰值血流速度在甲亢患者常超过 150 cm/s，而桥本甲状腺炎通常不超过 65 cm/s。

也有研究观察到自身免疫性甲状腺炎的甲状腺上动脉 RI 显著增高，对本病的诊断有意义，并可能有助于判断甲减预后，但尚未有定论。

（三）治疗原则

临床上，甲状腺较小又无明显压迫症状者一般不需要特别治疗。当甲状腺肿大明显并伴有压迫症状者，用左甲状腺素治疗可使甲状腺肿缩小。发生甲减时，应给予甲状腺素替代治疗。桥本甲亢可用抗甲状腺药物控制症状，一般不用[131]I 治疗及手术治疗。由于桥本甲状腺炎归属于自身免疫性疾病，因此也有尝试免疫制剂治疗的，但目前尚未有定论。

四、侵袭性甲状腺炎

（一）临床概述

侵袭性甲状腺炎又称纤维性甲状腺炎，是一种少见的甲状腺慢性炎性疾病。它是甲状腺的炎性纤维组织增殖病变，病变组织替代了正常甲状腺组织，并且常穿透甲状腺包膜向周围组织侵犯。早在 1883 年由 Bernard Riedel 首先描述并于 1896 年详细报道了两例该病，因此得名 Riedel 甲状腺炎（Riedel's thyroiditis，RT）。病变甲状腺触感坚硬如木，甚至硬如石头，故又称"木样甲状腺炎"。

1.流行病学、病因及病理

（1）流行病学、病因：Riedel 甲状腺炎是一种少见疾病。据国外文献报道，根据手术结果估算的发病率在 0.05%～0.4%。男女发病率比例 1∶3～1∶4，年龄以 30～50 岁好发。病程较长，约数月至数年。预后取决于病变侵犯的范围、并发症状，或其他身体部位类似纤维病变的情况。Riedel 甲状腺炎本身罕见致死病例，但合并的其他部位的纤维性病变（纵隔，肺）或严重的压迫症状可能导致死亡。

Riedel 甲状腺炎病因和发病机制仍不明确，可能和自身免疫机制异常，感染或肿瘤（特别是甲状腺本身的病变）等有关。

（2）病理：病灶切面灰白色，与周围组织广泛粘连，触之坚硬如木，甚至硬如石块。甲状腺滤泡萎缩或破坏，被广泛玻璃样变的纤维组织替代，同时浸润到包膜外甚至与邻近骨骼肌粘连。纤维化结节主要由淋巴细胞、胚芽中心、浆细胞、嗜酸性转化的滤泡上皮细胞构成。无巨细胞存在。有时可见成纤维细胞和小血管。Riedel 甲状腺炎的纤维变性区域还有一种比较特征性的改变，即大小静脉血管常有炎性表现，随着病变发展逐渐呈浸润、栓塞甚至硬化表现，管腔逐渐消失。

2.临床表现

Riedel 甲状腺炎可以没有自觉症状，多数患者因发生炎性甲状腺肿、颈前质硬肿块，或肿大明显造成压迫症状而就诊，如窒息感、呼吸困难（压迫气管）、吞咽困难（压迫食管）、声音嘶哑（侵犯喉返神经）等，甚至可由于小血管阻塞性炎症导致无菌性脓肿形成。

由于 Riedel 甲状腺炎常伴有全身性多灶纤维病变，因此同时具有伴发部位症状。临床可触及坚硬的甲状腺，如有结节则位置固定，边界不清，通常无压痛。

3.实验室检查或其他检查

实验室检查无特异。甲状腺功能可以是正常或减低，少数亢进。约 67% 的患者可出现自身抗体（TG-Ab 和 TPO-Ab），但自身抗体水平比桥本甲状腺炎低。细针穿刺活检（FNAB）对治疗前的明确诊断有一定意义，细胞学发现纤维组织片段中含有梭状细胞为其特征性改变，可为与另一些类型的甲状腺炎，包括桥本的纤维化病程，亚甲炎，肉芽肿性炎等的鉴别提供线索。最终的诊断还是要依靠手术病理。

（二）超声表现

1.灰阶超声

（1）形态和大小：由于 Riedel 甲状腺炎有类似恶性的侵袭性生长特性，病变腺体往往体积明显增大，不但前后径和左右径增大，更由于突破包膜的浸润性生长而呈各种形态。甲状腺肿大可对周围器官产生压迫，如气管、食管等，但压迫症状与肿大的程度不成比例。

（2）边界：病变腺体轮廓模糊，表面不光滑。如为局灶性病变，则界限不清。病变通常突破甲状腺包膜向周围组织侵袭性生长，最常侵犯周围肌肉组织，以及气管、食管等，并进一步产生相应的压迫症状。

（3）内部回声：Riedel 甲状腺炎病变区域回声明显减低，不均匀，或间以网格状中等回声。但低回声不能作为 Riedel 甲状腺炎的特征性表现，因为其他甲状腺炎性疾病普遍呈减低回声表现，与淋巴细胞的出现有关。因此仅凭腺体内部回声水平也很难将它与其他甲状腺炎症相鉴别。

（4）其他：由于病变腺体的纤维化改变，常导致结节性病灶形成。结节性表现伴类似恶性的浸润表现，与恶性肿瘤难以鉴别。但 Riedel 甲状腺炎虽然病灶肿块体积巨大，却没有明确的淋巴结病变，而恶性肿瘤常伴有淋巴结累及，这一点有所区别。

2.多普勒超声

彩色多普勒成像（color Doppler flow imaging，CDFI）显示病变部分实质内血流信号稀少，甚至完全没有血供。主要原因是大量纤维组织完全替代了正常腺体组织。

由于 Riedel 甲状腺炎血供稀少甚至没有血供，且病变范围广泛、呈侵袭性生长并浸润周围组织,正常解剖结构完全破坏。因此频谱多普勒(pulse wave,PW)超声鲜有报道,无明显特异表现。

(三)治疗原则

Riedel 甲状腺炎是一种自限性疾病,如能明确诊断,非手术治疗应为首选。临床常用药物为糖皮质激素和他莫昔芬。他莫昔芬能够抑制 Riedel 甲状腺炎特征性的成纤维细胞的增殖,缓解患者的主观症状和客观体征。糖皮质激素主要用于术前有明显呼吸道压迫的病例,以及手术后减少组织水肿和纤维增生,但不宜长期使用。

当出现明显压迫症状时则需要手术干预。

五、甲状腺结核

(一)临床概述

甲状腺结核又称结核性甲状腺炎,是一种罕见的非特异性甲状腺疾病,多因体内其他部位的结核分枝杆菌经血行播散至甲状腺所致,为全身性结核的一部分。多数伴有肺结核,单独出现甲状腺结核更为少见。

1.流行病学、病因及病理

(1)流行病学、病因:甲状腺结核非常罕见,分原发与继发两种,发病率仅 0.1%~1%。尸检得到的疾病发生率相对更高,2%~7%。女性多见,男女比例约 1:3。在诊断上受临床诊断的困难性限制。

甲状腺结核多数是全身性结核的一部分,但结核侵犯甲状腺很少见,即使是患有肺结核的患者,也不如侵犯其他器官多见。结核感染甲状腺的途径一般有两种:之一为血行感染,原发灶多为粟粒性结核;另一为淋巴途径感染。或者直接由喉或颈部结核性淋巴结炎直接累及。

(2)病理:结核侵犯甲状腺可有如下表现:①粟粒型播散:作为全身播散的一部分,甲状腺不大,病灶大小、密度不一,局部症状不明显;②局灶性干酪样坏死:病程较长,表现为局部肿大,多为孤立性,与甲状腺癌表现相似。可以仅表现为结节性改变或结节伴囊性成分,也可发展为冷脓肿,偶见急性脓肿形成。甲状腺组织纤维化形成脓肿壁,且与周围组织多有粘连。③纤维增生型:甲状腺肿大明显,表面不光滑,呈结节状,质地较硬,由结核肉芽肿组成,周围纤维组织增生。

2.临床表现

通常多无结核病的临床症状,术前诊断困难,多以甲状腺包块就诊,容易被误诊为甲状腺癌、结节性甲状腺肿、桥本甲状腺炎、甲状腺腺瘤等而行手术治疗。

3.实验室检查或其他检查

诊断甲状腺结核的辅助检查(如核素扫描、吸碘率、B超检查)缺乏特异性表现,甲状腺功能一般无异常。具有重要诊断价值的是穿刺细胞学检查。细针穿刺细胞学检查如能找到朗汉斯巨细胞、干酪样物质及间质细胞可确诊,脓液抗酸染色如能找到抗酸杆菌亦可确诊。此外,有时可出现红细胞沉降率加快等结核中毒症状。

(二)超声表现

1.二维灰阶图

(1)形态和大小:甲状腺结核因病理分型的不同或病程发展的时期而表现略有差异。可表现为甲状腺单个结节(伴有或不伴甲状腺肿大)或弥漫性结节性肿大。结节性病灶早期与腺瘤图像很相似,多为局灶性包块样改变,体积大小不等,平均可达3~4 cm。随着病变发展,如引起周围组织水肿粘连,则病变区域扩大,形态不规则。粟粒型病变时,可能没有任何特异性表现,甲状腺不肿大,局部变化也不明显,只有依靠病理方可明确诊断。

(2)边界:以甲状腺结节为表现的病变类型中,早期与腺瘤图像相似,边界较清晰。随着病变发展,表面结节形成,质地变硬,边界可变得模糊,如炎性改变引起周围组织水肿粘连,则表现为边界不清的弥漫性团块。急性期冷脓肿形成时,由于病灶边缘纤维组织增生而形成较厚的脓肿壁,为其特征性的表现。

而在粟粒型病变中,甲状腺不大,局部也没有明显表现,病变区域难以界定边界,很难得出确切的诊断。

(3)内部回声:主要表现为不均质团块,内部回声不均匀,有时有后方增强效应。超声能分辨囊性或实质性,但不能确定肿块的性质。

当病程发展为冷脓肿时,可表现为类似急性化脓性炎症的表现,呈现有厚壁的类圆形囊实性不均质回声区,周边厚壁回声增强,内部回声较囊肿略高,其内有时可见散在的絮状、点状回声,容易与急性化脓性甲状腺炎相混淆。但与急性甲状腺炎不同的是,结核性冷脓肿内可出现钙化灶,较有特异性,两者的病史也有明显差异,结合临床有助于鉴别。

粟粒型结核病变中,甲状腺内部回声缺乏特异性表现。由于结核病变容易出现钙化灶,推测部分患者在结核病变控制或轻微炎症自愈以后可能会在甲状腺实质中残留散在钙化灶。但非发作性疾病很少在病理检查中留下证据,因此仅仅是猜测而已。

2.多普勒超声

甲状腺结核是一种少见病,文献以病例报道多见。据观测病变区域血供多不丰富。考虑到结核病变以干酪样坏死多见,可伴纤维组织增生、坏死液化的脓肿、瘢痕愈合的肉芽肿,缺乏血管结构和正常甲状腺实质。血供减少这一现象与病理基础相符合。

(三)治疗原则

如能确诊,甲状腺结核的治疗原则是全身抗结核治疗,同时以外科切除受累的部分甲状腺组织,必要时进行病变部位引流。

1.药物治疗

对诊断明确的甲状腺结核,应进行正规的抗结核治疗,并加强全身营养支持治疗,严格随访。

2.外科治疗

甲状腺组织血供丰富,抗结核药物容易到达。药物对肺外结核治疗的有效性也使手术指征明显减少。极少数弥漫性肿大造成局部压迫症状者可进行峡部切除以缓解症状。如果甲状腺冷脓肿形成,也可考虑局部抽脓并注入药物,有一定治疗效果。

第二节 甲状腺增生性疾病

一、毒性弥漫性甲状腺肿

(一)临床概述

毒性弥漫性甲状腺肿(toxic diffuse goiter)即突眼性甲状腺肿(exophthalmic goiter,EG),又称 Graves 病(简称 GD),或 Basedow 甲状腺肿(Basedow 病),是一种伴甲状腺激素分泌增多的器官特异性自身免疫病。

1.流行病学

发病率仅次于单纯性结节居第二位,约为 31/10 万。多数甲亢起病缓慢,亦有急性发病,其流行病学与不同的因素相关,如每日碘摄取量和遗传背景等。女性多见,男女之比为 1∶4～1∶6。各年龄组均可发病,以 30～40 岁多见。

2.病因

免疫学说认为 Graves 病是一种自身免疫性疾病,近代研究证明:本病是在遗传的基础上,因感染、精神创伤等应激因素而诱发,属于抑制性 T 淋巴细胞功能缺陷所致的一种器官特异性自身免疫病。其发病机制尚未完全阐明。

3.病理解剖

甲状腺常呈弥漫性、对称性肿大,或伴峡部肿大,其大小一般不超过正常甲状腺的 3 倍,重量增加。质软至韧,包膜表面光滑、透亮,也可不平或呈分叶状,红褐色,结构致密而均匀,质实如肌肉。镜下显示滤泡细胞呈弥漫性增生,滤泡数增多、上皮呈高柱状,排列紧密,细胞大小、形态略有不同。滤泡间质血管丰富、充血和弥漫性淋巴细胞浸润,且伴有淋巴滤泡形成。

4.临床表现

免疫功能障碍可以引起体内产生多种淋巴因子和甲状腺自身抗体,致使甲状腺肿大、甲状腺激素分泌亢进,随之出现一系列甲亢的症状和体征。本病的主要临床表现为:心慌、怕热、多汗、食欲亢进、大便次数增加、消瘦、情绪激动等。绝大多数患者有甲状腺肿大,为双侧弥漫性肿大,质地较软,表面光滑,少数伴有结节。少数患者无甲状腺肿大。除以上甲状腺肿大和高代谢综合征外,尚有突眼以及较少见的胫前黏液性水肿或指端粗厚等上述表现可序贯出现或单独出现。

5.实验室检查

血清 T_3、T_4 水平增高,血清促甲状腺素降低,甲状腺 ^{131}I 吸收率增高,血清甲状腺刺激性抗体阳性。

(二)超声表现

1.灰阶超声

(1)甲状腺大小:甲状腺多有不同程度肿大,因甲状腺滤泡细胞呈弥漫性增生,滤泡数增多,滤泡间质血管丰富、充血和弥漫性淋巴细胞浸润。肿大程度与细胞增生,以及淋巴细胞浸润程度相关,与甲亢轻重无明显关系。肿大严重的可压迫颈动脉鞘,使血管移位。肿大可均匀,也可呈不均匀。

（2）甲状腺包膜和边界：甲状腺边缘往往相对不规则,可呈分叶状,包膜欠平滑,边界欠清晰,与周围无粘连。因广泛的淋巴细胞浸润,实质内有大量较大的血管引起。

（3）甲状腺内部回声：与周围肌肉组织比较,65％～80％的甲状腺实质呈弥漫性低回声,多见于年轻患者,因广泛的淋巴细胞浸润,甲状腺实质细胞的增加、胶质的减少、细胞-胶质界面的减少,以及内部血管数目的增加所致。低回声表现多样,因以上病理改变程度而异,或是均匀性减低,或是局限性不规则斑片状减低,或是弥漫性细小减低回声,构成"筛孔状"结构。低回声和血清 TSH 高水平之间存在相关性,TSH 水平越高,回声减低越明显,其原因可能为TSH 水平越高,细胞增多和淋巴细胞浸润越明显。即使甲亢治愈后,部分患者甲状腺可能仍为低回声。也有部分表现为中等回声,内部回声分布均匀或不均匀,可以伴有弥漫性细小回声减低区,甲亢治愈后回声可逐渐减低或高低相间,分布不均。部分病例因形成纤维分隔而伴有细线状、线状中高回声,乃至表现为"网状"结构。

（4）甲状腺内部结节：甲状腺功能亢进的小部分病例可见结节样回声,Zakarija 等报道超声检测到约 16％Graves 病患者伴发实质性结节,而据某医院超声科对 1889 例 Graves 病患者统计,结节的发病率仅为 5.93％,其中单发结节为 3.18％,多发结节为 2.75％。结节的回声可为实质性、囊实混合性和囊性。可因实质局部的出血、囊变而出现低弱回声、无回声结节,结节境界多较模糊,内回声稍显不均,此类结节超声随访,可发现结节逐渐吸收消失。

甲状腺弥漫性肿大的基础上反复增生和不均匀的复原反应,形成增生性结节,类似于结节性甲状腺肿的表现,部分结节可出现钙化。结节可发生恶变,但非常少见,发病率 1.65％～3.5％。

（5）甲状腺上动脉：由于甲状腺激素 TH 分泌增多,其直接作用于外周血管,使甲状腺血管扩张,因而甲状腺上动脉内径增宽,部分走行迂曲,内径一般大于等于 2 mm。

2.多普勒超声

（1）彩色/能量多普勒超声。

实质内血流信号：甲状腺内彩色/能量血流显像血流模式的分级各种意见不一,尚无统一的标准。上海交通大学附属瑞金医院超声对 454 例未治疗的 Graves 病患者进行统计,将甲状腺内彩色血流显像血流模式分为以下几种表现：①血流信号呈火海样,占 40.97％；②血流信号呈网络样,占 46.70％；③血流信号呈树枝状,占 9.03％；④血流信号呈短棒状,占 3.29％；⑤血流信号呈点状,占 0.01％。

在大多数未治疗的 Graves 病患者中多见的超声表现为甲状腺周边和实质内弥漫性分布点状、分支状和斑片状血流信号,呈搏动性闪烁,Ralls 等称之为"甲状腺火海征"。"火海征"为Graves 病典型表现,但非其所特有,也可见于其他甲状腺疾病,如亚甲状腺功能减退症,桥本甲状腺炎甲亢期等。"火海征"的产生机制是由于甲状腺激素直接作用于外周血管,使甲状腺血管扩张,甲状腺充血,甲状腺内血管出现动静脉短路,引起湍流或引起甲状腺组织的震颤所致,其组织学基础可能是甲状腺实质可出现明显的毛细血管化,实质内出现纤维分隔,分隔内小动脉增生。部分可表现为实质内见斑片状、条束状以及斑点状彩色血流信号,血流间有一定未充填空间。如血流信号增多的分布范围较局限,称为"海岛征"。部分血流信号亦明显增多,呈棒状或枝状,但尚未达到"火海征"或"海岛征"的程度。极少见的病例甲状腺血流信号可完全正常,见散在稀疏的星点或斑点状血流信号,时隐时现,甚至部分实质内无血流信号。

结节内血流信号:当结节因实质局部的出血、囊变形成或是伴发增生性结节时,结节内未见明显血流信号。当结节发生恶变时,因新生小血管的形成,结节内可有少量血流信号或丰富血流信号,依血管增生程度而异。

甲状腺上、下动脉:甲状腺激素 TH 直接作用于外周血管,使甲状腺上、下动脉扩张,流速加快,血流量明显增加,因而甲状腺上、下动脉血流可呈喷火样。治疗后可恢复正常血流信号。

(2)频谱多普勒超声。

实质内动脉频谱:实质内动脉为低阻抗的高速动脉频谱,血流峰值速度可达 50~120 cm/s,还可见较高速的静脉宽带频谱。

Graves 病患者甲状腺实质内动脉和周边动脉的 PSV 高于桥本甲状腺炎和结节性甲状腺肿患者,可以鉴别部分彩色血流显像表现重叠的 Graves 病和桥本甲状腺炎患者。

甲状腺上动脉频谱:甲状腺上动脉 Vmax 增高反映甲状腺血流量增多,是高代谢的表现。甲状腺上动脉的 Vmin 能反映甲状腺组织的血流灌注状态,故在甲状腺处于高血流动力状态时,可呈现较高水平。甲状腺上动脉呈高速血流频谱,PSV、EDV、Vmean 都较正常明显增高,舒张期波幅明显增高。甲状腺上动脉的流速不仅对其诊断较为敏感,而且对治疗效果的评定也具有重要意义。

RI 是血液循环阻力的指标之一。据上海交通大学附属瑞金医院超声诊断科的统计资料,RI 为 0.58±0.07,支持甲亢时甲状腺上动脉低阻的观点。

甲状腺下动脉频谱:甲状腺下动脉频谱准确性较甲状腺上动脉高。治愈后常可发现甲状腺下动脉血流速度的明显下降,这通常和游离甲状腺素水平的下降直接成比例。有作者认为甲状腺下动脉的峰值流速是预测甲亢复发的最佳指标,其流速>40 cm/s 往往预示复发。

(三)并发症

1.甲状腺相关性眼病

(1)临床概述:甲状腺相关性眼病(thyroid associated ophthalmopathy,TAO)又称恶性突眼病、Graves 眼病、内分泌眼病或眼 Graves 病等,是一种器官特异性自身免疫性疾病,为细胞免疫和体液免疫在遗传因素、环境因素条件下共同作用的结果。

甲状腺相关性眼病的主要临床表现有眼睑退缩、上睑迟落、睑裂增大、瞬目反射减少、球结膜充血、水肿、眼球突出、视神经病变(thyroid optic neuropathy,TON)、色觉减弱、传入性瞳孔阻滞等。

甲状腺相关性眼病时眼外肌增粗,僵硬如象皮样,体积可为正常的 2~3 倍。

(2)灰阶超声:超声检查甲亢突眼有特征性表现,其中以眼直肌的改变最为明显。单眼或双眼的眼直肌呈对称性肥大、增厚、增粗,厚度>4 mm,以下直肌最多见,其次为上直肌和内直肌,外直肌侵犯比较少见。球后组织饱满,肌圆锥增宽增长,回声强。这是因为球后组织发生水肿,脂肪堆积,细胞浸润,纤维组织增生,球后组织体积增大,同时由于甲状腺的毒性作用,眼外肌中毒变性,肌细胞水肿增大,眼外肌无力,使得眼球向前突出的张力更加增大。甲亢伴突眼症的患者眼轴长度与正常人对比并没有变长,所以说,甲亢患者的眼球突出并非眼轴长度的增加,而是由于球后软组织体积增大和眼外肌的无力共同作用的结果。急性期球结膜囊高度水肿时,球后筋膜囊积液,出现球后弧形暗区。

(3)多普勒超声:眶内彩色血流丰富,动脉收缩期峰值流速均明显增高,舒张期流速减低,阻力指数增高,动脉搏动速度快。其影响因素可能由于过多的甲状腺激素影响心肌,兴奋交感神经、肾上腺系统而引起心动过速,心搏增强,循环加速,收缩压增高而舒张压正常或稍低,脉压增大,循环时间缩短。正常人眼动脉血流频谱特点是收缩期呈三峰二谷型,舒张期呈低速血流,多数男性波峰较女性明显,随着年龄增长,波峰有减低趋势。甲亢突眼水肿斑块;③弥漫坚实非凹陷性水肿斑块,如象皮病样,同时伴有结节。部分患者在甲亢控制后此病自然缓解,但部分患者只能好转。局部无特殊有效的治疗。

(4)超声表现:表现为局限性的皮肤和皮下组织明显增厚,较周围组织回声增强,可能与黏多糖及黏蛋白浸润,胶原增多有关,但与周围正常组织的分界较明显。内部结构紊乱呈分布不均带状回声,其内另见散在的条状低回声区与皮肤相垂直,部分后方伴轻度声衰减,可能与水肿引起的局部组织炎性改变有关。另外由于后期皮肤粗厚,皱褶形成,若明显时,可以看到许多深沟样结构,超声检查时表现为 V 形的图像。

所有患者同时行甲状腺检查都可得到甲亢的甲状腺超声表现,具体表现见甲亢章。征组舒张末期流速,与正常组比较较低,其机制可能是由于软组织肿胀对血管的压迫,眼压升高,眼动脉血管弹性降低等因素所致。

2.胫前黏液水肿

(1)临床概述:胫前黏液性水肿(PTM)是 Graves 病的一种皮肤损害,约占 Graves 病的 5%。

目前认为胫前黏液性水肿是自身免疫性疾病的一种表现,发病机制和浸润性突眼相似,引起突眼的一组抗体或因子参与激活淋巴细胞和刺激成纤维细胞,产生过多黏多糖,后者沉积于真皮层形成病变。

胫前黏液性水肿多发生在胫骨前下 1/3 部位,临床上总结为 3 型:①胫前和足背大小不等、边界清晰之结节和肿瘤;②胫前和足背弥漫坚硬非凹陷性。

(四)治疗原则

甲亢初期宜适当休息。低碘、高热量、高蛋白、高糖、高维生素饮食。在药物治疗方面,主要药物有他巴唑(MM)和丙基硫氧嘧啶(PTU),但有粒细胞减少或缺乏和药疹等副作用。对于符合条件的患者,可行[131]I 治疗。甲状腺大部切除术对中度以上的甲亢仍是目前有效的疗法,能使 90%～95% 的患者获得痊愈,手术病死率低于 1%。手术治疗的缺点是有一定的并发症和 4%～5% 的患者术后甲亢复发,也有少数患者术后发生甲状腺功能减退。

二、甲状腺功能减退症

(一)临床概述

甲状腺功能减退症(hypothyroidism,简称甲减)是由于多种原因引起的甲状腺素合成、分泌或生物效应不足所致的一组内分泌疾病。

按发病年龄甲状腺功能减退症可分为三型:起病于胎儿或新生儿者,称呆小病、克汀病或先天性甲减,可分为地方性和散发性;起病于儿童者,称幼年型甲减;起病于成年者为成年型甲减。按临床表现和实验室检查分为临床型甲减和亚临床型甲减(简称亚甲减)。按发病原因有两种分类方法,分别为先天性甲减和后天性甲减以及原发性甲减和继发性甲减。

1.流行病学

幼年型甲减和成年型甲减约占甲减的 90% 以上。其中又以成年型甲减多见。成年型甲减多见于中年女性,男女之比 1:5~1:10。幼年型甲减一般于 3 岁发病,6 岁后增多,青春期达到高峰,女孩多于男孩。国内呆小病发病率仅为 1/7000,国外资料显示其发病率为 1/3800 ~1/3500。继发性甲减发病率为 1/8500。研究发现高碘地区和低碘地区的发病率无明显差别。

2.病因和发病机制

(1)先天性原因:①甲状腺不发育或发育不良;②合成甲状腺激素的一些酶的缺乏;③组织的甲状腺激素受体缺陷。

(2)后天性原因:①长期缺碘;②手术时甲状腺全部切除,或切除的甲状腺组织过多;③放射性^{131}I治疗时,甲状腺组织破坏过多;④各种甲状腺炎造成甲状腺组织的破坏;⑤抑制甲状腺激素生成的药物;⑥下丘脑-垂体病变,促甲状腺激素不足。

3.病理解剖

(1)原发性甲减:炎症引起者如慢性淋巴细胞性甲状腺炎、亚急性甲状腺炎、产后甲状腺炎等,早期腺体有大量淋巴细胞、浆细胞浸润,久之滤泡破坏代以纤维组织,残余滤泡上皮细胞矮小,滤泡内胶质减少,也可伴有结节。放射性 131I、手术引起者,因甲状腺素合成或分泌不足,垂体分泌 TSH 增多,在它的刺激下,早期腺体增生和肥大,血管增多,管腔扩张充血,后期 TH 分泌不足以代偿,因而甲状腺也明显萎缩。缺碘或药物所致者,因甲状腺素合成或分泌不足,垂体分泌 TSH 增多,甲状腺呈代偿性弥漫性肿大,缺碘所致者还可伴大小不等结节;先天性原因引起者除由于激素合成障碍导致滤泡增生肥大外,一般均呈萎缩性改变,甚至发育不全或缺如。

(2)继发性甲减:因 TSH 分泌不足,TH 分泌减少,腺体缩小,滤泡萎缩,上皮细胞扁平,但滤泡腔充满胶质。

4.临床表现

一般取决于起病年龄。成年型甲减主要影响代谢及脏器功能,多数起病隐匿,发展缓慢,有时长达 10 余年后始有典型表现,表现为一系列低代谢的表现。呆小病初生时体重较重,不活泼,不主动吸奶,逐渐发展为典型呆小病,起病越早病情越重。患儿体格、智力发育迟缓。幼年型甲状腺功能减退症介于成人型与呆小病之间,幼儿多表现为呆小病,较大儿童则与成年型相似。

5.实验室检查

原发性甲减 T_3、T_4 降低,TSH 增高,促甲状腺激素释放激素(TRH)刺激试验呈过度反应。亚甲减 T_4 正常或降低,T_3 正常,TSH 增高。继发性甲减 TSH 水平低下,T_3、T_4 降低,病变在下丘脑者 TRH 刺激试验呈延迟反应,病变在垂体者 TRH 刺激试验无反应。

(二)超声表现

1.二维灰阶图

(1)甲状腺大小和体积:甲状腺大小随不同的病因及方法有所不同。甲状腺发育不良者甲状腺体积明显缩小；缺碘或药物所致者，因甲状腺素合成或分泌不足，垂体分泌 TSH 增多，甲状腺呈代偿性弥漫性肿大；炎症引起者如桥本甲状腺炎引起者，早期因淋巴细胞浸润，可有甲状腺肿大，后期滤泡破坏，代替以纤维组织，体积减小，表面凹凸不平。[131]I 治疗或继发性甲减因腺体破坏，或 TH 分泌减少，腺体缩小，滤泡萎缩，上皮细胞扁平，体积也可减小。手术后因部分或全部切除可见残留腺体，左右叶体积不同。亚急性甲状腺炎急性期后 6 个月有 5％～9％发生甲减，急性期甲状腺体积增加，随访可减少 72％。

（2）甲状腺位置或结构：一般来说甲状腺的位置正常。64％的呆小病患儿有异位甲状腺，超声仅能显示所有异位甲状腺的 21％，敏感性明显比核素扫描低。但也有作者报道灰阶超声探测异位甲状灰阶超声显示甲状腺体积明显缩小腺的敏感性可达 70％。超声发现的异位甲状腺可位于舌、舌下或舌骨与甲状软骨之间的喉前。异位甲状腺组织可能不止一处，也可为两处。15％的病例为无甲状腺。在甲状腺异位或甲状腺缺如的病例，在气管两侧有所谓的"甲状腺空缺区"。部分患儿甲状腺空缺区可见囊肿，大小 2～8 mm，长条形或圆形，单发或多发，内部为无回声或低回声。囊肿在甲状腺空缺区靠近中线分布。这些囊肿可能是胚胎发育过程中后腮体的存留。

（3）边界和包膜：表面包膜欠清晰，不光滑，规则，边界欠清，因腺体内有大量淋巴细胞、浆细胞等炎症细胞浸润，滤泡腔内充满胶质，血管增生所致。

（4）内部回声：如果甲减是由桥本甲状腺炎引起，甲状腺实质内部回声有不同程度的减低，较甲亢减低更为明显，多数低于周围肌肉组织回声，部分可呈网络状改变，其产生的病理基础是晚期腺体内出现不同程度的纤维组织增生所致。后期因纤维组织增生也可伴有结节。碘缺乏者个别有单发或散发少数小结节，大者 8～12 mm。多数结节边界清晰，形态规则。

2.多普勒超声

（1）彩色/能量多普勒超声：甲减和亚甲减的多普勒超声表现有很多不同之处。

甲减：Schulz SL 等将甲状腺内血流丰富程度分为 0～Ⅲ级，0 级：甲状腺实质内无血流信号，仅较大血管分支可见彩色血流显示；Ⅰ级：甲状腺实质内散布点状、条状和小斑片状彩色信号，多无融合，彩色面积＜1/3；Ⅱ级：甲状腺实质内散布斑片状血流信号，部分融合成大片彩色镶嵌状，彩色面积为 1/3～2/3；Ⅲ级：甲状腺内布满彩色血流信号，成大片融合五彩镶嵌状，彩色面积＞2/3，包括"火海征"。他们报道甲减有 63％表现为 0 级血供。18％表现为Ⅰ级血供，12％表现为Ⅱ级血供，7％表现为Ⅲ级血供。

彩色血流信号的多少和患者 TGAb 和 TPOAb 水平呈密切相关，随着抗体水平的增加，血流密度也逐渐增加。彩色血流信号的多少还与 TSH 值和甲状腺体积正相关，与甲减的持续时间负相关，例如，Schulz SL 等报道 0 级血供者 TSH 3.1 mE/mL，体积 9.2 mL，甲减持续时间 43 个月，而Ⅲ级血供者 TSH 38.2 mE/mL，体积 34.3 mL，甲减持续时间 10 个月。在新发病例、未经治疗的病例和刚经过短期治疗的病例彩色血流信号较多。可能是与此类患者 TSH 水平较高，甲减持续时间不长有关。

在异位甲状腺的患儿，彩色血流显像可在病灶的内部或边缘或是舌的内部和边缘或周围探及血流信号（正常新生儿舌不能探及血流信号），其机制尚不明了，可能是在 TSH 刺激下，异位甲状腺呈高功能状态（尽管全身仍呈甲状腺功能减退状态）而刺激局部血供增加。经替代治疗后,血流信号将减少。这种征象也见于甲状腺激素生成障碍和抗甲状腺治疗后甲状腺功能减退的患儿。

亚甲减:甲状腺内部血流分布较丰富,血流束增粗,并呈搏动性闪烁,部分可片状融合,重者可融合成大片五彩镶嵌状,几乎布满整个腺体,部分病例亦可呈"甲状腺火海征"。

(2)频谱多普勒。

实质内动脉:Schulz SL 等报道甲状腺实质内动脉的峰值流速,0 级血供者为 22 cm/s,Ⅰ级血供者为 39 cm/s,Ⅱ级血供者为 58 cm/s,Ⅲ级血供者为 68 cm/s。

甲状腺上动脉频谱:①收缩期峰值流速 Vmax、最低流速 Vmin:甲状腺上动脉的 Vmax 与 Vmin 与正常组相比均增高,但没有甲亢明显。瑞金医院超声科对 115 例甲减患者进行研究,分别以 Vmax<20~40 cm/s 对甲减进行判断后发现,以 PSV<40 cm/s 判断的灵敏度、特异性、符合率和约登指数较高,分别为 58.54%、82.99%、80.00% 和 0.41。Lagalla 等报道亚甲减甲状腺上动脉峰值流速(Vmax)为 65 cm/s,甲状腺上动脉流速加快可能是由于亚甲减时血液中 TSH 增加。②阻力指数 RI:亚甲减阻力指数范围较大,RI 介于 0.61±0.19,部分患者舒张期血流速度较快,下降缓慢,阻力指数较低,但与正常甲状腺和甲亢之间没有明显差别。

(三)治疗原则

无论何种甲减,均须用甲状腺素(TH)替代治疗,永久性甲减则须终生服用。临床上常用的有干甲状腺片、左甲状腺素(L-T4)(加衡?)。治疗宜从小剂量开始,逐渐加量,长期维持量一般为每天 60~120 mg 干甲状腺片。原发性甲低的疗效可用血 TSH 水平来衡量。黏液性水肿昏迷者可用 T3 或 T4 鼻饲或静脉注射来治疗。

有病因可去除者应进行病因治疗。如缺碘性甲减给予补碘;高碘化物引起的甲减应停用碘化物;药物导致的甲减,减量或停用后,甲减可自行消失;锂盐治疗精神病有 3%~4% 发生甲减,停药可好转;下丘脑或垂体有大肿瘤,行肿瘤切除术后,甲减有可能得到不同程度的改善;亚甲炎、无痛性甲状腺炎、一过性甲减,随原发病治愈后,甲减也会消失。

三、单纯性甲状腺肿
(一)临床概述

单纯性甲状腺肿(simple goiter,SG),又称胶样甲状腺肿(colloid goiter,CG),是由非炎症和非肿瘤因素阻碍甲状腺激素合成而导致的甲状腺代偿性肿大。一般不伴有明显的甲状腺功能改变。病变早期,甲状腺为单纯弥漫性肿大,至后期呈多结节性肿大。

1.流行病学

单纯性甲状腺肿可呈地方性分布,也可散发分布。根据 1994 年世界卫生组织/联合国儿童基金会/国际控制碘缺乏性疾病委员会(WHO/UNICEF/ICCIDD)的定义,发病率超过 5% 时,称为地方性甲状腺肿,发病率低于这个标准则为散发性甲状腺肿。甲状腺肿患病率随年龄增长而直线上升,在流行地区,甲状腺肿的尸检率近 100%。女性发病率高于男性,约为男性的 3~5 倍。

2.病因及发病机制

单纯性甲状腺肿的病因多样复杂,有些患者找不出确切的原因。碘缺乏是单纯性甲状腺肿的主要原因。但碘摄入量过高也会引起甲状腺肿。除了碘可致甲状腺肿,环境和食物中的一些其他物质也可以引起单纯性甲状腺肿,如某些食物中合有氰葡萄糖苷,在人体内经消化、吸收,可转化为硫氰酸盐,如黄豆、白菜、萝卜类、坚果、木薯、玉米、竹笋、甜薯、扁白豆等。药物中的硫脲类、磺胺类、硫氰酸盐、秋水仙碱、锂盐、钴盐及高氯酸盐等,可抑制碘离子的浓缩或碘离子的有机化。微量元素过多,如饮用水中含氟过多或含钙过多(如牛奶)或微量元素缺乏,如缺乏锌、硒等都可诱发地方性甲状腺肿。甲状腺激素合成中酶的遗传性缺乏是造成家族性甲状腺肿的原因。另外自身免疫反应也可能引起甲状腺肿。基因调控失常也是导致甲状腺肿的原因。

3.病理过程

单纯性甲状腺肿的发生发展有呈多中心序贯发生和治疗复旧导致病理过程反复的特点,其过程大致分为3个阶段。

(1)滤泡上皮增生期(弥漫性增生性甲状腺肿):甲状腺呈Ⅰ度以上弥漫性肿大,两叶对称、质软略有饱满感,表面光滑。镜下见滤泡内胶质稀少。

(2)滤泡内胶质储积期(弥漫性胶样甲状腺肿):甲状腺对称性弥漫性肿大达Ⅱ度以上,触诊饱满有弹性。大体颜色较深,呈琥珀色或半透明胶胨样。镜下见滤泡普遍扩大,腔内富含胶质。

(3)结节状增生期(结节性甲状腺肿):单纯性甲状腺肿的晚期阶段,甲状腺肿大呈非对称性,表面凹凸不平,触诊质硬或局部软硬不一。镜下见大小不一的结节状结构,各结节滤泡密度及胶质含量不一。发病时间长的患者,结节可发生出血囊性变或形成钙化等退行性变。

4.临床表现

单纯弥漫性甲状腺肿一般是整个甲状腺无痛性弥漫性增大,患者常因脖颈变粗或衣领发紧而就诊,触诊甲状腺质软,表面光滑,吞咽时可随喉上下活动,局部无血管杂音及震颤。

结节性甲状腺肿甲状腺两侧叶不对称的肿大,患者自感颈部增粗,因发现颈部肿块,或因结节压迫出现症状而就诊,较单纯弥漫性甲状腺肿更易出现压迫症状。甲状腺肿一般无疼痛,结节内出血则可出现疼痛。触诊可及甲状腺表面凹凸不平,有结节感。结节一般质韧,活动度好,可随吞咽上下活动。

5.实验室检查

实验室检查 T_3、T_4、TSH 在正常范围。尿碘中位数可能过高(>300 UI/L),也可能降低(<100 UI/L),因为缺碘与高碘都是甲状腺肿的病因。

(二)超声表现

1.单纯性弥漫性甲状腺肿

单纯性弥漫性甲状腺肿是单纯性甲状腺肿的早期阶段,甲状腺两叶呈对称性弥漫性肿大,重量可达 40 g 以上。轻者只有触诊或超声检查才能发现,重者可见颈前突出甚至出现压迫症状。

正常甲状腺每叶长 3～6 cm、宽 1～2 cm、厚 1～2 cm。峡部通常厚约 2.0 mm。单纯弥漫性甲状腺肿早期仅表现为滤泡上皮的增生肥大,从而导致甲状腺弥漫性均匀性增大,腺体内无结节样结构,超声最主要的征象是甲状腺不同程度的增大,呈对称性、均匀弥漫性肿大,常较甲亢增大为明显,甚至3～5倍至10倍以上。一般临床工作中常用甲状腺前后径线来简易评估甲状腺的大小,因为这个径线和甲状腺的体积相关性最佳。

单纯弥漫性甲状腺肿的早期内部回声可类似正常,无明显变化。随着甲状腺肿的增大,则回声较正常甲状腺回声高,其内部结构粗糙,实质回声变得很不均匀。这是因为在甲状腺,声界主要由细胞和胶质反射形成。正常甲状腺含胶质量较多,含细胞成分相应较少,显示为均质的超声图像,回声较周围的肌肉组织为低。当细胞成分占优势,胶质较少时,超声波显示弥散的减低回声,提示声波反射少。

单纯弥漫性甲状腺肿继续发展呈弥漫性胶样甲状腺肿的改变,大多数声波遇上细胞-胶质分界面时成直角声波反射而无任何分散,显示回声较高。进一步可使滤泡内充满胶质而高度扩张,形成多个薄壁的液性暗区,正常甲状腺组织显示不清,甲状腺后方边界变得不清楚。缺碘和高碘引起甲状腺肿大两者有一定的差别:高碘甲状腺肿边缘清晰,有不均匀的回声,低碘甲状腺肿边缘模糊,有均匀的回声。

彩色多普勒超声示腺体内可见散在性点状和少许分支状血流信号(因仪器不同而已),较正常甲状腺血流信号无明显增多。甲状腺上动脉内径正常或稍增宽,频谱多普勒示甲状腺上动脉血流可以表现为增加,但与甲状腺增生的程度无相关性。脉冲多普勒 PWD,频谱参数与正常组接近,频带稍增宽,收缩期峰值后为一平缓斜坡,与甲亢的表现有明显的不同。也有作者对碘缺乏地区甲状腺肿患儿的甲状腺血流进行了定量及半定量研究,发现患儿甲状腺血管峰值流速 SPV 增高,阻力指数 RI 降低。

2.单纯性结节性甲状腺肿

结节性甲状腺肿(nodular goiter,NG)是单纯性甲状腺肿发展至后期的表现。甲状腺在弥漫性肿大的基础上,不同部位的滤泡上皮细胞反复增生和不均匀的复旧,形成增生性结节,亦称腺瘤样甲状腺肿,其结节并非真正腺瘤。结节一般多发,巨大的结节形成,可使甲状腺变形而更为肿大,可达数百克,甚至数千克以上,又称多发性结节性甲状腺肿。

(1)灰阶超声。

结节外的甲状腺:①甲状腺形态及大小,以往认为结节性甲状腺肿的典型声像图表现是甲状腺两叶不规则增大伴多发性结节。甲状腺呈不同程度增大,多为非对称性肿大,表面凹凸不光整。但随着高分辨率彩色多普勒超声普遍用于甲状腺检查,不少病例的甲状腺大小在正常范围,仅发现甲状腺结节。根据某医院 2007~2008 年间由外科手术且病理证实为结节性甲状腺肿的 186 例患者(排除非首次手术患者 36 例)的 150 例患者的术前超声检查,其中甲状腺左右两侧叶呈对称性肿大的仅占 7.3%(11 例),而左、右叶单侧肿大呈不对称性的占 31.3%(47例),还有 61.3%(92 例)甲状腺大小在正常范围内。而且,在平时的工作也发现,甲状腺大小在正常范围内的患者占很大比例,正因如此,这部分患者并不会出现压迫症状而甚少进行外科手术,大多采取超声随访,但这些其实都是结节性甲状腺肿。这都表明了以往认为结节性甲状腺肿的诊断标准由体积增大和结节形成的观点随着人群甲状腺普查率的增高也应有所改进,体积是否增大已不能作为判别结节性甲状腺肿的必要条件,即结节性甲状腺肿的体积不一定增大。这样,结节形成就成为诊断的标志。另外,150 例结节性甲状腺肿患者中,峡部正常的有 48 例,占50.7%,峡部饱满的有74 例,占 49.3%,峡部增厚的有 28 例,占 18.7%,增厚的峡部平均厚约 6.47 mm,最厚的约 18.8 mm。②甲状腺回声:甲状腺实质的腺体回声通常稍增粗,回声增高,分布尚均匀或均匀的,有时可不均匀,并可见散在点状或条状回声,这种实质回声的表现是由于甲状腺组织在弥漫性增生基础上的不均匀修复,反复的增生复旧致结节形成,而结节间组织的纤维化所致。根据瑞金医院对上述186例病理证实为结节性甲状腺肿患者的分析,大部分甲状腺实质呈中等回声,约占86.0%,回声减低的占14.0%;回声不均匀的占了88.2%,这可能与接受手术的患者一般病程较长,增生复旧明显有关,但在实际的临床工作中,甲状腺回声不均匀的比例并没有这么高。而结节布满甲状腺时,则无正常甲状腺组织。

甲状腺结节:①结节大小及形态:结节形态一般规则,多呈圆形或椭圆形,也有的欠规则。大小不一,几毫米的微小结节至数十毫米的巨大结节均有报道,巨大的结节重达数千克。超声对1 cm以下的结节敏感性较CT和核素扫描高,但对胸骨后甲状腺肿的结节扫查受限。根据我们的经验表明,现今的超声诊断仪分辨率足以显示5 mm以下的微小结节,对1~2 mm的结节也很敏感。②结节边界:边界清晰或欠清晰,当结节布满整个甲状腺时,各结节间界限变得模糊不清。绝大多数无晕环回声,文献报道有11.76%的结节性甲状腺肿患者可出现晕环。时间长的结节或比较大的结节由于挤压周围组织而形成包膜,这并非结节自身真正的包膜,故一般不完整,较粗糙。我们的研究也表明,结节性甲状腺肿的结节边界一般欠清,占82.3%,结节边界不清的也占15.6%,有时需与甲状腺癌作鉴别。③结节数目:结节性甲状腺肿的增生结节占甲状腺所有结节的80%~85%。多发结节占大多数,其数目变化很大,可为一侧叶多个结节或两侧叶多个结节,甚至可以布满整个甲状腺。文献报道的单发结节绝不鲜见,可占22%~30%,需与腺瘤和癌作鉴别。根据结节数目可将结节性甲状腺肿分为3型,即孤立性结节型、多发性结节型及弥漫性结节型。孤立性结节型:超声检查甲状腺内见单发性的结节,大小不等,呈圆形或椭圆形。体积较大者见其内有多个结节组成,局部甲状腺组织增大、隆起。大部分结节边界清晰,也有的欠清晰。结节性甲状腺肿是一个慢性的病理发展过程,所谓的孤立性结节,只是一个超声上的分类,甲状腺实质内可能还存在其他微小结节,只是超声分辨率不足以将其显示。多发性结节型:占绝大多数,甲状腺内出现两个以上结节,大小不等。本组占96.2%。可以是一侧叶多个结节或两侧叶多个结节,实性、囊性、囊实混合性结节均可见,回声多为中等偏强也可呈低回声,结节形态特征与孤立性结节型相同,结节内可出现不同性质的退行性变。结节有多形性和多源性的特点,所以同一甲状腺内不同结节的大小、形态、内部回声等可呈不同表现。弥漫性结节型:甲状腺体积明显不对称肿大,表面凹凸不平,内布满大小不等的结节,结节间界限不清,结节内、外回声相似,看不到正常甲状腺回声,此型更容易出现退行性变,如散在不规则液化区和钙化斑。有的结节融合呈大片状钙化,结节边界不清,无完整包膜。本组中有5例为弥漫性结节型,其声像图表现非常有特点,甲状腺包膜不光整,实质内满布大小不等的结节,看不到正常的腺体回声,结节间有的以低回声分隔,有的以高回声分隔,有的没有明显边界,呈现"结中结"的现象。这种弥漫性结节型的甲状腺肿,要与甲状腺弥漫性病变区分。④结节内部回声:与病理改变的不同阶段有联系,多为无回声或混合性回声,低回声、等回声以及高回声也均可见。病变早期,以"海绵"样的低回声多见,此期结节内滤泡增大,胶质聚集。此期患者多采取内科治疗,故手术送检病理较少,占3.8%~7%。病变发展程度不一时,则表现为由低回声、无回声及强回声共同形成的混合性回声。无回声和混合性回声结节是病变发展过程中结节继发出血、囊性变和钙化等变性的表现。实性结节或混合性结节中的实性部分多为中等偏高回声,占 53.8%,回声大多欠均匀或不均匀,亦可比较均匀。

甲状腺肿结节的钙化表现为典型的弧线状、环状或斑块状,较粗糙,声像图上表现为大而致密的钙化区后伴声影。这与甲状腺乳头状癌的微钙化不同。根据超声表现的内部回声大致分为实性结节、实性为主结节、囊性为主结节三类。

囊性变结节按液体的成分不同可分为三种类型:胶质性囊肿、浆液性囊肿和出血性囊肿。胶质性囊性变多见于胶质结节,主要由于甲状腺滤泡过度复旧,破裂融合所致。结节内可见典型的"彗星尾"伪像。浆液性囊性变多由于间质水肿,液体聚集,扩张膨胀形成,结节呈一致性无回声。出血性囊性变是由于动脉管壁变性,导致滤泡内和间质内的出血所致,无回声内可出现细小点状回声或液平。

(2)多普勒超声:CDFI 显示腺体内散在点状和分支状血流信号,与正常甲状腺血流信号相比,无明显增多。腺体血流信号也可增多,此时可见粗大纤囊性结节,边界清,结节内部可见细小点状回声漂浮,结节内通常表现为常无血供或少血供(但是年轻患者生长迅速的增生结节除外),结节内无明显的中央血流,原因可能是增生的结节压迫结节间血管、结节内小动脉壁增厚及管腔闭锁,结节供血不足所致。液化的结节也无血流可见。有作者认为直径大于 10 cm 的实性结节当多切面扫查,内部仍无血流信号时,结甲可能性大。然而,由于现代能量彩色多普勒技术的进展,对低速血流的敏感性提高,大量的甲状腺结节同样可见病灶内血流信号,因而将"单独的病灶周边血流信号"作为良性病变的特征已经不再合适。结节周边可有也可无环形血流。

(三)治疗原则

1.单纯性甲状腺肿的治疗原则

缺碘是弥漫性甲状腺肿大的主要原因,全球实行食用盐加碘(USI)措施后,发病率较以往大大下降,防治作用显著。但同时也出现了碘过量而造成甲状腺肿的情况。故补碘不能一概而论,应当结合地方实际情况实施并对人群尿碘及甲状腺肿情况进行随访。青春期的弥漫性甲状腺肿是甲状腺激素需要量激增的结果,多数在青春期过后自行缩小,无须治疗。对于早期轻中度甲状腺肿无需外科手术,服用碘化钾或甲状腺素片即可。高碘甲状腺肿与缺碘甲状腺肿发病机制不同,补充甲状腺素无效。

当弥漫性甲状腺肿出现呼吸困难、声音嘶哑等压迫症状应手术治疗,若无症状但 X 线检查气管有变形或移位或喉镜检查已确定一例声带麻痹,也应采取手术治疗。胸骨后的甲状腺肿也应手术治疗。巨大的单纯性甲状腺肿,虽未引起压迫症状,但影响生活和劳动,也应予以手术切除。

2.结节性甲状腺肿的治疗原则

以预防为主,因结节性甲状腺肿是病变的晚期表现,可能出现自主性高功能病灶,在排除高功能结节可能后,可采用甲状腺素治疗,剂量亦偏小,但其疗效不大,只有 20%~40% 的结节可缩小,且不能治愈。[131]I 核素治疗剂量难以控制,且有发生结节突然增大的可能,故一般不采取。由于结节性甲状腺肿以多发结节为主,手术摘除甲状腺后需长期服甲状腺素以维持甲状腺功能,剂量常难以调节,故手术的指征是甲状腺内有直径大于 2 cm 的结节,出现压迫症状或结节性甲状腺肿继发功能亢进或结节疑有恶变。

第三节　甲状腺结节性疾病

一、甲状腺腺瘤

（一）流行病学、病因及病理

甲状腺腺瘤（thyroid adenoma，TA）起源于甲状腺滤泡（上皮）组织，是甲状腺最常见的良性肿瘤。甲状腺腺瘤的确切病因尚不清楚，可能与放射性有关，并发现在地方性甲状腺肿的流行地区甲状腺腺瘤的发病率明显增高。临床上难以确定甲状腺结节的性质，即使病理活检，有时甲状腺腺瘤与结节性甲状腺肿、滤泡性腺瘤与滤泡性甲状腺癌也不易明确辨认。因此，甲状腺腺瘤确切的发病率难以精确统计。

根据甲状腺腺瘤的组织形态可分成滤泡性腺瘤和非滤泡性腺瘤两大类，其中滤泡性腺瘤最常见，又可分成以下亚型，胶样腺瘤、单纯性腺瘤、胎儿型腺瘤、胚胎型腺瘤、嗜酸细胞腺瘤、非典型腺瘤、毒性（功能亢进）腺瘤等。

（二）临床表现

病程缓慢，病变早期临床表现往往不明显，一般无自觉症状，多数在数月到数年甚至更长时间，因稍有不适或肿块达到 1 cm 以上甚至更大而发现。多为单发，少数为多发性，可发生于正常甲状腺和异位甲状腺，呈圆形或椭圆形，表面光滑，边界清楚，质地坚实，与周围组织无粘连，无压痛，可随吞咽上下移动。巨大瘤体可产生邻近器官受压征象，但不侵犯这些器官，如压迫气管，使器官移位。有少数患者因瘤内出血可引起颈部局部不适或疼痛，出现颈部肿块或原有肿块近期增大。病史较长者，往往因钙化而使瘤体坚硬；毒性（功能亢进）甲状腺腺瘤患者往往有长期甲状腺结节的病史，早期多无症状或仅有轻度的心慌、消瘦、乏力，随病情发展，患者表现为不同程度的甲状腺功能亢进症状，个别可以发生甲亢危象。

（三）实验室检查或其他检查

除毒性（功能亢进）腺瘤外，甲状腺各项功能、甲状腺吸^{131}I率多为正常，功能自主性甲状腺腺瘤可以偏高。在核素显像中，甲状腺腺瘤有不同的功能，甲状腺腺瘤可表现为"热结节"、"温结节"或"凉、冷结节"，其中以"凉、冷结节"为主。

（四）超声表现

Hegedus 等认为超声声像图特征的综合分析比单一声像图作为诊断依据的准确性高，但是，良恶性特征交叉明显。造成以上问题的因素包括超声仪器不同、影像医生或内科医生的经验和超声诊断良恶性结节的标准不同等。为避免超声检查过程中不同观察者间不必要的误差，必须不断完善甲状腺结节特征的非标准化问题。以下我们结合文献和经验分析甲状腺腺瘤灰阶超声和彩色多普勒超声等各项特征，希望对临床的诊断工作提供一定的指导意义。

1.灰阶超声

（1）结节位置和大小：甲状腺腺瘤多为单发，多见于女性，左、右侧叶的发生率无明显差异，发生于峡部者及双侧叶少见，极少部分可以异位。后方回声不衰减，随吞咽上下活动度好，甲状腺腺瘤不伴周围浸润及颈部淋巴结肿大。Deveci 等依据超声测量将肿块大小分为五组：A

组为 1.0 cm 以下,B 组为 1.1～2.0 cm 之间,C 组为 2.1～3.0 cm,D 组为 3.1～5.0 cm,E 组为 5.0 cm 以上,大多数甲状腺腺瘤的大小为 B 组和 C 组,并认为除了大小约≤1.0 cm 的肿块测量一致性为 78.5%,超声对良恶性甲状腺结节的测量与术后大体标本的一致性≤50%。

(2)结节形状:甲状腺腺瘤瘤体呈圆形、卵圆形或椭圆形,瘤体的形状与肿瘤所处位置及大小有关,位于峡部及较大的肿块多呈椭圆形,较小,而位于两侧叶的结节则多呈圆球形。另外,瘤内出血的肿块也多趋圆球形。Moon 等的研究发现大多数腺瘤的 A/T 小于 1,证明了良性结节平行于正常组织平面生长的事实。这里所讲的横径并不单纯指横断面上的内外径,其也可指纵断面上的上下径。

(3)结节边界、边缘和声晕:一般认为甲状腺腺瘤边界清楚,绝大部分有包膜,较完整,边缘可见特征性的声晕,等回声的腺瘤可通过声晕发现之。典型的声晕薄而光滑。声晕的检出率各家报道差别非常大,可能与对声晕的判定标准不一有关。Solbiati 等发现结节周围无回声声晕可见于 36% 的甲状腺结节内,且在良性病灶中出现的频率远多于恶性(86% vs 14%);等回声病灶伴声晕很容易判断为良性病灶,据 Solbiati 等报道恶性肿瘤伴有声晕的比率也很高(53%),因此虽然声晕的检出对腺瘤的诊断有较大意义,但发现声晕并不一定就能确诊腺瘤,已发现甲状腺乳头状癌也可出现声晕,少数结节性甲状腺肿的结节亦可有声晕。目前认为声晕是由于小血管围绕或周边水肿、黏液性变等原因所致。有学者认为声晕在不同病例可有不同的病理改变。除血管外,包膜外甲状腺组织的受压萎缩,周围组织的炎性渗出,间质水肿,黏液性变,包膜与周围甲状腺组织的粘连及包膜本身等病理变化均与晕环的产生有关,这可解释临床上部分晕环检测不到环形血流信号的现象。

(4)结节内部回声:从超声声像图上,甲状腺腺瘤可分为三个类型:实性、囊实性及囊性;相对于周围正常甲状腺实质和肌肉回声可将实质回声分成极低回声、低回声、等回声和高回声。文献报道甲状腺腺瘤以实质性等回声和实质性高回声为主,并认为等回声图像对诊断很重要,73% 的等回声结节被手术和病理证实是腺瘤或腺癌。回声图像和病理表现间的关系可以解释它与正常的腺体非常相似的原因,不同病理类型腺瘤的声像图差异性主要表现在内部回声,有研究指出腺瘤回声的强弱、均匀程度与其病理组织学特征有关:细胞和滤泡较大、胞质较丰富、排列疏松的腺瘤,其回声较低;细胞和滤泡较小、排列紧密者,其回声较高;间质含较丰富的血管和纤维组织者,回声较高。

较大腺瘤可发生退行性变,包括囊性变、出血、坏死、钙化或乳头状增生。当发生囊性变或出血时,内部出现不规则无回声,呈混合性。囊性变区域范围不一,囊性变区域较小时表现为腺瘤内小片状无回声区,囊性变区域较大时囊腔可占据整个肿瘤,部分形成分隔状或囊壁处残存少量实性回声,部分囊壁可见乳头状或团块形突起。囊内出血常导致结节内无回声区透声较差,囊腔内见悬浮状态的细小斑片状或片絮状增强回声。

(5)结节钙化:12%～27% 滤泡状腺瘤可出现钙化,甲状腺良性病变内的钙化为血肿吸收后在结节的壁上出现粗糙钙化或者少数患者出现血肿内部纤维充填。文献报道显示钙化在男女之间无明显差异,说明不同性别的钙化发生机制是相同的。而且,Kakkos 等以 40 岁为界,小于 40 岁的患者甲状腺内钙化的发生率明显高于 40 岁以上的患者。由于样本不同、仪器不同、对钙化的分类方法不同以及不同观察者对同一钙化类型认识和理解的不同,甲状腺腺瘤的超声钙化发现率各家报道不一。目前还没有统一的钙化大小的标准，2008 年 Moon 等将甲状腺内的钙化分为微钙化、粗钙化和边缘钙化三种类型，其中强回声＞1 mm 称为粗钙化，并将沿结节周围呈弧形或蛋壳样钙化称为边缘钙化。而这种粗钙化和边缘钙化多见于良性结节。虽然多数学者同意微钙化在甲状腺癌中的发生率明显高于腺瘤等良性结节，但是粗钙化也同样可见于恶性结节中。2.多普勒超声

甲状腺是血供丰富的内分泌腺体，甲状腺上皮细胞能产生血管生成因子如血管内皮生长因子（VEGF）、胎盘生长因子或成纤维生长因子，这些因子在炎症和肿瘤状态下可引起相应的血流改变，利用彩色多普勒及能量多普勒超声能清晰反映甲状腺结节的血流变化。Fukunari 等利用彩色多普勒超声将甲状腺结节的血流情况分成Ⅰ、Ⅱ、Ⅲ、Ⅳ级。Ⅰ级：结节内没有血流；Ⅱ级：彩色血流仅可见于结节的周边；Ⅲ级：血流穿入肿瘤，血供中等；Ⅳ级：多支血流穿入肿瘤，血流供应丰富，并将Ⅰ级和Ⅱ级认为是良性的，Ⅲ级和Ⅳ级认为是恶性的，其敏感性为 88.9％，特异性为 74.2％，准确率 81.0％。Varverakis 等发现对于有血流信号的结节来说，周边血流常见于良性结节（$P < 0.01$，特异性＝0.77，敏感性＝0.46），并认为结节无血流信号不能排除恶性的可能性，因为血流信号主要取决于结节的大小而不是组织学特征。而 Foschini 等利用彩色多普勒超声将甲状腺结节的血流情况分成结节内没有血流信号、结节周围见血流信号以及结节内见血流信号等三种类型，并发现正常甲状腺、胶样甲状腺肿、甲状腺滤泡性肿瘤、甲状腺乳头状癌等具有各自不同的血流分布特点，发现彩色多普勒超声结合三维立体显微镜检查可以反映各种不同病理状态下的甲状腺血流变化，虽然滤泡性肿瘤内部多见粗大血管，但是没有发现彩色多普勒超声血流类型上滤泡性腺瘤和滤泡状癌之间有何差异。

Fukunari 等发现腺瘤样增生和滤泡性腺瘤、滤泡状癌的搏动指数存在显著差异（$P < 0.01$）。De Nicola 等认为以甲状腺结节内血流信号阻力指数（RI）0.75 为临界值，准确性、特异性和阴性预测值很高，分别是 91％、97％、92％，而敏感性和阳性预测值较低，分别是 40％和 67％，腺瘤样增生结节内 RI 为 0.588、腺瘤为 0.662 和恶性结节为 0.763（$P < 0.001$），但是 Yazici 等分析 123 位 7～17 岁健康儿童甲状腺上动脉的 PI、PSV 与年龄、身高及体重等因素正相关，而 RI 与年龄、身高及体重等因素负相关，因此甲状腺结节内的血流信号包括血流速度及阻力指数等脉冲多普勒参数对鉴别诊断的意义有待进一步大样本研究。

（五）治疗原则

长期以来，甲状腺腺瘤的治疗以开放性外科手术为主，包括单纯腺瘤摘除、甲状腺叶次全切除术、甲状腺叶全切术和甲状腺全切术或亚全切术。但是近年来，内镜手术法也成为一种被患者普遍接受的新型的甲状腺腺瘤手术方法。而超声引导穿刺注入硬化剂治疗甲状腺腺瘤方法简便，可重复治疗，术中创伤小，痛苦少，患者易接受，是一种安全有效的治疗方法，其机制是无水酒精可使细胞脱水，蛋白质发生凝固性坏死，进一步纤维化钙化。

毒性（功能亢进）腺瘤治疗方面要根据患者是否有甲亢，若患者血中 T_3、T_4 均正常又无甲亢症状，且腺瘤又无压迫症状，可以留待观察；当患者有甲亢症状，血中 T_3、T_4 升高或患者因腺瘤较大有压迫症状和体征时可考虑外科手术摘除或服[131]I 治疗。患者若甲亢症状明显，术前应认真准备，手术操作中应避免过多挤压腺瘤，使血液循环中甲状腺激素浓度突然升高，引起甲亢危象，或原有心脏病者引起心律失常。

二、甲状腺癌

甲状腺癌是最常见的内分泌系统恶性肿瘤,按细胞来源可分为滤泡上皮细胞源性甲状腺癌和 C 细胞源性甲状腺癌两类。滤泡上皮细胞来源甲状腺癌又有分化型甲状腺癌和未分化型甲状腺癌之分,前者包括乳头状癌和滤泡状癌。发生于神经内分泌 C 细胞的称髓样癌。

(一)临床概述

甲状腺癌占所有恶性肿瘤的 1%,占男性癌症的 0.5%,女性癌症的 1.5%。94% 为分化型甲状腺癌,5% 为甲状腺髓样癌,属神经内分泌肿瘤,其余的 1% 为未分化型甲状腺癌,通常由分化型癌去分化而形成。

甲状腺癌的发病机制至今尚未完全明了,缺碘、辐射、家族因素、遗传和基因缺陷皆是甲状腺癌的发病因素。其他甲状腺病变,如结节性甲状腺肿、甲状腺功能亢进、桥本甲状腺炎也可能和甲状腺癌有关。另外,家族性腺瘤性息肉病、乳腺癌、Cowden 病和甲状腺癌也有密切关系。

不同类型甲状腺癌的病理特点、人群分布、临床表现、恶性程度、转移规律及预后有较大差别。同一类型甲状腺癌在不同人群的表现也不尽相同。

1.乳头状癌

(1)流行病学:乳头状癌占甲状腺癌的 75.5%~87.3%,女性多于男性,2.6∶1~4∶1,发病年龄 10~88 岁,平均 41.3 岁,在 30~40 岁女性比例明显增加。

(2)病理:肿瘤切面呈灰白色,实性,中心部分可见纤维化,大肿瘤可见囊性结构。光镜下可见复杂分支状乳头,含纤维血管轴心。40%~50% 的乳头状癌可见砂粒体。根据不同的组织学特点,乳头状癌可分为几种亚型,包括滤泡型、弥漫硬化型、柱状细胞癌、高细胞癌、嗜酸性细胞乳头状癌、Warthin 瘤样肿瘤、伴有结节性筋膜炎样间质的乳头状癌、筛状乳头状癌及辐射引起的儿童甲状腺癌。

(3)临床表现:临床上大多数乳头状癌首先表现为甲状腺结节,常在体检时或由他人发现。首先发现颈部淋巴结肿大的患者也不在少数。肿大淋巴结常出现在病变甲状腺的同侧颈部,也可出现在上纵隔。还可出现对侧颈部淋巴结转移。据 Carcangiu 等报道(1985 年),乳头状癌 98.7% 首先表现为颈部异常,67.2% 位于甲状腺内,13% 为甲状腺和颈部淋巴结异常,19.7% 仅出现颈部淋巴结异常。

2.滤泡状癌

(1)流行病学:滤泡状癌的发病率居甲状腺癌的第二位,占 9.9%~16.9%,女性发病率高于男性,2.3∶1~4.7∶1,从青春期到 45~49 岁,滤泡状癌的发病率稳定上升,60~70 岁出现发病率再次上升。本病好发于地方性甲状腺肿患者,碘缺乏或继发性 TSH 刺激可能和肿瘤的发病有关。

(2)病理:滤泡状癌恶性程度较乳头状癌高,血行转移率高,淋巴结转移少。可分为包裹性血管浸润型和浸润型,前者肉眼观类似甲状腺滤泡性腺瘤,后者可侵占大部分甲状腺组织,并蔓延至包膜外,与周围组织粘连。两型皆可有出血、坏死、囊性变、纤维化和钙化。镜下变化较大,从分化极好如正常甲状腺滤泡到明显恶性的癌,其间有过渡型。

(3)临床表现:临床上大多数滤泡状癌表现为单发的无痛性甲状腺结节,仅极少数患者出现声嘶、吞咽困难或颈部压迫感。颈部淋巴结累及少见,但有 10%～20% 的患者首先表现为肺或骨转移。

3.髓样癌

(1)流行病学:占甲状腺癌的 2.8%～3.3%,女性稍多于男性,随年龄增大,发病率缓慢上升,在 70～74 岁达高峰。

(2)病理:由于髓样癌源于滤泡旁 C 细胞,故多数位于甲状腺上半部,包膜可有可无,切面灰白,质地实性,可因钙化而有沙砾感。镜下肿瘤可呈典型内分泌肿瘤样结构,或形成实性片状、细胞巢、乳头或滤泡样结构。间质常有淀粉样物质沉着。

(3)临床表现:约 80% 为散发性,其余约 20% 为遗传性肿瘤,见于 3 种类型:多发性内分泌肿瘤综合征 MEN-ⅡA 型、MEN-ⅡB 型及家族性甲状腺髓样癌。51.8% 在初诊时肿瘤局限于甲状腺,31% 出现局部淋巴结转移,13.6% 出现远处转移。少数患者出现吞咽困难、淋巴结转移或喉返神经侵犯表现,尚可出现和降钙素、促肾上腺皮质激素、肠血管活性多肽或 5-羟色胺释放相关的临床效应。

4.未分化癌

(1)流行病学:未分化癌占甲状腺癌的 1.6%,女性男性比例 1.5:1,50～60 岁之后发病率上升,并随年龄增大呈不断增加,平均年龄 67 岁。

(2)病理:未分化癌肿块巨大,呈广泛浸润性生长,浸润至周围软组织,无包膜,质硬而实,灰红或暗红,出血坏死常见。镜下肿瘤的一部分或全部由未分化细胞组成,可找到分化较好的甲状腺癌如滤泡状或乳头状癌成分。

(3)临床表现:未分化癌约 75% 首先表现为颈部迅速增大肿块,常出现颈部和纵隔淋巴结肿大,导致上呼吸消化道压迫或阻塞症状,36% 出现呼吸困难,30% 出现吞咽困难,28% 出现声嘶,26% 出现咳嗽,17% 出现颈部疼痛。初诊时即有 15%～20% 出现远处转移,常见转移部位是肺和胸膜。

(二)超声表现

1.甲状腺乳头状癌

(1)单纯乳头状癌:根据不同的组织学特点,乳头状癌可分为多种亚型,这里所讲的单纯乳头状癌特指弥漫硬化型之外的其他类型乳头状癌。

甲状腺乳头状癌可以是单灶性也可以是多灶性,根据手术发现,多灶性乳头状癌的患病率为 28.7%～46%,多灶性微小乳头状癌的患病率为 20%～28.7%。超声上 A/T≥1 是诊断单纯乳头状癌较具特异度的指标,特异度可达 92.5%,敏感度为 15%～74.1%。51%～79.2%癌灶边界模糊,21.5%乳头状微小癌边界模糊。边界模糊是生物学上具侵袭性乳头状癌的重要超声特征,超声显示边界模糊诊断肿瘤侵犯的敏感度为 84%,特异度 31%,对于这些病例需仔细随访。边界模糊的乳头状微小癌 41.9%超声可探及颈侧区淋巴结转移,而边界清晰者仅 3.7%。边缘不规则可能也代表了肿瘤的侵袭性,63%～92.9%乳头状癌边缘不规则,但 Chan 等报道有高达 93%的乳头状癌边缘规则,这可能是由于在定义边缘规则或不规则时标准不一、评判时有较大主观性所导致。7%～26%的病灶可发现低回声声晕,声晕常不完整,厚度不均,据 Jeh 等的数据,乳头状癌近半数的声晕为厚声晕。声晕的形成和肿瘤的包膜有关,超声显示声晕诊断肿瘤具备包膜的敏感度为 42%，特异度为 88%。根据我院资料，乳头状癌 29.8% A/T≥1,51.2% 边界模糊，85.1% 边缘不规则，23.8% 出现声晕，这些声晕的 85% 不完整，85% 厚度不均匀。

85%～98.4% 的乳头状癌表现为实性结节，0.8%～10% 为实性为主结节，0～6% 为囊性为主结节。病理上乳头状癌约三分之一可出现囊性变，但超声显示的数量明显要少，这可能和囊性变区域太小超声无法显示有关。乳头状癌结节中超声仅检出 3.7% 的结节伴有囊性变。文献报道超声显示的囊性变诊断病理上囊性变的敏感度为 42%，特异度 79%。部分囊性为主的乳头状癌表现为不规则实性成分凸向囊腔，在实性部分有点状钙化强回声，此即"囊内钙化结节"征，这一征象是诊断囊性乳头状癌非常特异的指标。

和邻近甲状腺组织回声相比，单纯乳头状癌 86%～89% 表现为低回声，如果和颈长肌相比较，则 12% 的乳头状癌表现为极低回声，高回声甲状腺乳头状癌罕见，仅占 0～2%。52%～100% 结节回声不均匀。

在显微镜下评估乳头状癌时，常可发现钙的沉积，这可能是因为砂粒体或粗糙的颗粒状不规则钙化沉积所致。超声上点状强回声诊断微钙化敏感度为 50%，特异度 52%。乳头状癌 30%～42% 显示微钙化，4%～28% 显示粗钙化，1.6%～2% 显示边缘钙化。乳头状微小癌的微钙化发生率小于较大的乳头状癌，超声上 20.8%～25.2% 乳头状微小癌出现微钙化，38.7% 出现粗钙化。超声上甲状腺乳头状癌 80.4% 出现钙化，76.2% 的结节出现微钙化，20.2% 的结节出现粗钙化，和文献报道不同，我们的研究显示乳头状微小癌结节的钙化发生率高于乳头状临床癌（指直径大于 1 cm 的乳头状癌）。

甲状腺乳头状癌中的滤泡型亚型的超声表现须引起关注，部分滤泡型乳头状癌具备甲状腺乳头状癌的典型超声表现，但也有部分滤泡型乳头状癌和滤泡状腺瘤或腺瘤样结节性甲状腺肿的超声表现相似，Komatsu 等认为当术前 FNA 提示乳头状癌而超声提示滤泡状肿瘤时，要考虑滤泡型乳头状癌的可能。

Chan 等发现 78% 的乳头状癌在彩色多普勒超声显示为中央血管为主型血管模式，22% 表现为边缘血管为主型血管模式，Cerbone 等的研究证实乳头状癌 95% 出现中央血管，而Yuan 等的研究发现 84% 的乳头状癌呈中央血管和边缘血管同时出现的混合型血供。从以上研究者的结果似乎可得出这么一种结论，即中央血管是乳头状癌的重要血供特点。然而根据对乳头状癌结节的分析，甲状腺乳头状癌 50.6% 呈单纯边缘型血管，12.5% 呈边缘为主型血管，33.9% 呈边缘血管和中央血管丰富程度相似的混合型血管。

(2)弥漫硬化型乳头状癌：弥漫硬化型乳头状癌是甲状腺乳头状癌的一种罕见变型，约占甲状腺乳头状癌的 1.8%。在组织学上，特征性地表现为甲状腺被弥漫性累及，出现广泛纤维化、鳞状上皮化生、严重淋巴细胞浸润和多发砂粒体。43.4% 弥漫硬化型甲状腺乳头状癌合并甲状腺炎，而单纯性甲状腺乳头状癌仅 10.7%。年龄 10～57 岁，平均 27～29 岁，60% 小于 30岁，好发于女性。患者颈部常可触及肿块，可出现声嘶、压迫感，80%～100% 出现颈部淋巴结转移。行甲状腺全切治疗，术后放射碘治疗，术后复发率较高，但预后和单纯乳头状癌相似。

超声上表现为甲状腺弥漫性散在微钙化，并大多可见边界模糊可疑肿块，但也可无肿块形成，仅出现微钙化。也可表现为甲状腺内多发可疑低回声或混合回声团块，团块内出现微钙化。超声上的微钙化及不均匀低回声和病理上的砂粒体、广泛纤维化和淋巴细胞浸润相对应。多数患者甲状腺实质表现为不均匀低回声,这可能是由于合并甲状腺炎所致。

由于弥漫硬化型乳头状癌有非常高的颈部淋巴结转移发生率,故对该类患者应行颈部淋巴结超声检查。

当甲状腺呈弥漫性不均匀低回声,散在微钙化,应考虑到弥漫硬化型乳头状癌的可能。但并不是所有这种表现的病变皆为弥漫硬化型乳头状癌,单纯乳头状癌也可出现这种超声征象。

2.甲状腺滤泡状癌

有关滤泡状癌的超声特征研究目前尚不充分,一方面可能是由于滤泡状癌的数量相对较少,另一方面可能是由于滤泡状癌和滤泡状腺瘤的超声特征基本相似,且FNA也无法作出鉴别,从而对研究造成了诸多障碍。根据韩国学者的报道,和乳头状癌相比较,滤泡状癌在形态方面更趋向于呈扁平状,73.9%A/T<1,26.1%A/T≥1。由于不均匀浸润型生长,60.9%滤泡状癌边缘呈微小分叶状或不规则。大部分的肿瘤A/T<1,说明其平行于组织平面生长,这种生长方式对正常组织会产生压迫,因而86.6%滤泡状癌出现声晕(薄声晕39.1%,厚声晕47.8%)。82.6%滤泡状癌呈实质性,17.4%呈实性为主,17.4%呈囊性为主。在回声方面,滤泡状癌69.6%回声不均;和颈长肌相比较,65.2%滤泡状癌为等回声或高回声,另34.8%为低回声。滤泡状肿瘤形成多个小滤泡巢,和正常甲状腺相似,滤泡内含有不同数量的胶样物质,肿瘤的回声可能取决于肿瘤内胶质的数量。滤泡状癌17%出现钙化,但未发现微钙化,这是由于滤泡状癌无砂粒体,这点和乳头状癌有明显差异。

显然,滤泡状癌的超声表现和其他甲状腺恶性肿瘤的超声表现不同,许多滤泡状癌可能被当成非恶性病灶。最可能和滤泡状癌混淆的是滤泡状腺瘤,两者的超声表现相似,在声像图上的表现皆可类似于正常睾丸。有报道认为滤泡状癌可在短期内增大,而滤泡状腺瘤则常出现结节内囊性变,这在滤泡状癌罕见,然而,鉴别诊断微小浸润型滤泡状癌和滤泡状腺瘤非常困难,需要组织学发现包膜和血管侵犯来诊断滤泡状腺癌。

但彩色/能量多普勒超声可能会对滤泡状癌和腺瘤的鉴别提供有益的信息。Miyakawa等观察到80%滤泡状癌表现为结节中央血管为主型血供,而84%的滤泡状腺瘤显示为肿瘤边缘血管为主型血供,能量多普勒超声鉴别两者的敏感度为87.5%,特异度为92%。Fukunari等报道滤泡状癌0%为无血管型,13.6%为边缘血管为主型血供,45.5%显示血流穿入肿瘤,40.9%高速血流穿入肿瘤,而滤泡状腺瘤相应的百分比为16.9%、49.4%、30.3%和3.4%。将无血管及边缘血管判断为良性,将穿入肿瘤血管判断为恶性,则诊断的敏感度为88.9%,特异度为74.2%,准确性为81.0%,作者认为高速搏动血流穿入肿瘤可作为滤泡状甲状腺癌的新诊断标准。

在频谱多普勒方面,可通过测量肿瘤的收缩期峰值流速PSV、舒张期末流速EDV及PI、RI对两者进行鉴别。滤泡状癌的PSV(41.3±18.5)cm/s,PSV/EDV 5.1±2.5,滤泡状腺瘤分别为(24.7±16.5)cm/s、2.7±0.9,两者差异有显著统计学意义;滤泡状癌PI 1.7±0.6,滤泡状腺瘤为0.9±0.5,两者差异有显著统计学意义;滤泡状癌RI 0.8±0.1,滤泡状腺瘤为0.6±0.2,两者差异有显著统计学意义。PI>1.35,RI>0.78,PSV/EDV >3.79可达到最好的鉴别诊断滤泡状癌和滤泡状腺瘤效果。

然而,我们通过对 7 例滤泡状甲状腺癌结节血供特征的观察,未能观察到上述文献报道的彩色/能量多普勒血流信号特征,我们观察到 6/7 的结节呈混合型血管模式,结节血流 RI 和 PI 也低于文献报道的测量值,仅 2/7 个结节的 PI＞1.3,RI＞0.7。对于导致这种结果的原因,尚有待进一步探讨。

3.甲状腺髓样癌

甲状腺髓样癌是源于滤泡旁 C 细胞的恶性肿瘤,较为罕见。由于其是 C 细胞来源,故多数位于甲状腺上半部,肿瘤多为单发,也可多发。超声上肿瘤边界相对清晰,边缘不规则,所有的肿瘤皆未出现声晕,且皆表现为低回声,0～5.3％结节出现囊性变,83％～95％肿瘤内可见钙化强回声。这些钙化强回声中 44.4％属于微钙化,55.5％属于粗钙化,粗钙化中的一半呈多发致密粗钙化。和乳头状癌相比较,髓样癌钙化更趋向于位于肿块中心位置。低回声结节,结节内钙化,结节无声晕这三项特征相结合对诊断髓样癌的敏感度为 89％,将髓样癌和良性结节鉴别的特异度大于 90％。髓样癌 79％表现为结节内高血供,50％出现边缘血供,但肿瘤过小时可不显示血流信号。根据我们的经验,髓样癌也可不出现钙化,也可出现明显的声晕,彩色/能量多普勒上常表现为混合型高血供。甲状腺髓样癌淋巴结转移的发生率很高,75％患者的转移性淋巴结内可见点状钙化强回声。

由于分化型甲状腺癌的超声特征和髓样癌有较多相似之处,故超声常难以鉴别髓样癌和非髓样甲状腺癌。如果出现髓样癌的可疑超声特征,应进行降钙素测量。超声可明确甲状腺内病灶,在术前可应用于髓样癌的分期,对于术后颈部复发,超声是最有效的检查手段,可显示 97％的颈部复发,优于 CT 的 72％,PET 的 55％。

4.甲状腺未分化癌

未分化癌占甲状腺癌的 1.6％,对于这种罕见的甲状腺恶性肿瘤,目前尚没有系统的超声研究报道。超声上表现为边界不清的不均匀团块,常累及整个腺叶或腺体,78％出现坏死区,三分之一的患者出现包膜外和血管侵犯,80％出现淋巴结或远处转移,累及的淋巴结 50％出现坏死。

(三)治疗和预后

1.甲状腺癌的治疗

对于分化型甲状腺癌,目前的治疗主要依据患者相关因子和肿瘤相关因子的危险分层,其中包括肿瘤大小、肿瘤组织学、淋巴结转移和远处转移以及患者的性别和年龄。

低危患者和低危肿瘤通常进行甲状腺叶切除术,随后终生使用甲状腺素替代治疗,以抑制甲状腺刺激素 TSH 的分泌。抑制 TSH 可以显著降低复发,降低远处转移。发生高危肿瘤的高危患者最好的治疗是甲状腺全切术加中央组淋巴结清扫。外科手术后使用[131]I 消融治疗,清除残余的甲状腺组织,发现和治疗转移灶,随后终生使用甲状腺素抑制甲状腺刺激素 TSH。对于低危患者出现的高危肿瘤,或是高危患者出现的低危肿瘤,目前在治疗上尚有争论。

甲状腺未分化癌尚没有有效的治疗方法。通常行着眼于减轻症状的姑息治疗,但也有建议对无颈部以外侵犯或肿瘤尚能切除者行手术切除,辅以放疗。18％～24％肿瘤局限于颈部可完整切除者,彻底的手术切除辅以放化疗 2 年生存率可达到 75％～80％。

2.甲状腺癌的预后

分化型甲状腺癌预后颇佳,髓样癌也有较好的预后,但未分化癌预后凶险,多在确诊后数月死亡。根据美国资料,经过年龄和性别校正后,甲状腺乳头状癌 10 年生存率为 98%,滤泡状癌为 92%,髓样癌 80%,未分化癌 13%。

三、甲状腺转移性肿瘤

甲状腺转移性肿瘤是指原发于甲状腺外的恶性肿瘤,通过血行、淋巴等途径转移至甲状腺继续生长形成的肿瘤。甲状腺转移性肿瘤较为罕见,其约占甲状腺所有恶性肿瘤的 2%～3%。

(一)临床概况

在非选择性尸检研究中,甲状腺转移性肿瘤总的发病率为 1.25%,在广泛扩散恶性肿瘤人群尸检中,则其发病率可达 24%。和原发性甲状腺癌相似,转移性甲状腺肿瘤也是女性多见,女性男性之比为4.25∶1,发病年龄 12～94 岁,平均 55～66 岁,半数 50～70 岁,约 10% 小于 40 岁。甲状腺转移性肿瘤 81% 为癌,通常是广泛转移性病变的组成部分之一。肾脏、肺、乳腺、消化道和子宫是常见的原发肿瘤部位,但对于何种肿瘤最容易转移至甲状腺尚有争论。

病理上常表现为甲状腺实质性团块,转移病灶常为单发,或为多发,也可弥漫性。肿瘤甲状腺球蛋白免疫组化染色阴性。临床上转移性甲状腺肿瘤和原发性甲状腺癌相似,大多数患者无症状,在少数患者病情发展迅速,可出现局部肿瘤生长表现,如声嘶、喘鸣、吞咽或呼吸困难,颈部可触及肿块。在一些患者,甲状腺转移是原发肿瘤的始发表现。从发现原发肿瘤到甲状腺出现转移的间隔时间不同报道相差较大,平均潜伏期 9 个月～8.9 年,但也有长达 26 年的。

在有明确肿瘤病史的患者,如出现甲状腺肿块应考虑到甲状腺转移性肿瘤的可能。超声是一种有效的初步检查工具,有助于病变的评估,显示邻近的淋巴结转移和血管累及,监测肿瘤的生长,并可引导进行活检。超声引导 FNA 是有效的诊断手段,但最后的诊断有赖于手术活检。

(二)超声表现

尽管甲状腺转移性肿瘤占甲状腺所有恶性肿瘤的 2%～3%,然而根据我们检索,有关甲状腺转移性肿瘤超声表现的英文文献非常匮乏,且多为小样本或个例报道。综合文献报道,我们拟从甲状腺的改变,肿瘤的位置、数目、大小、边界清晰度、内部回声及血供特征,周围淋巴结和血管的改变等方面对甲状腺转移性肿瘤的超声表现进行总结和分析。

1.甲状腺的超声改变

超声上常出现单侧或双侧甲状腺肿大。由于在甲状腺肿、腺瘤或甲状腺炎等甲状腺病变时原发肿瘤较易转移至甲状腺,故超声常可显示转移瘤之外的甲状腺组织出现各种病理性回声改变,如桥本甲状腺炎时出现回声减低、分布不均匀,血供增加;在结节型甲状腺肿时出现相应的回声改变。也可能因出现转移导致的低回声区,导致甲状腺回声弥漫性不均匀。无上述改变时则甲状腺实质回声正常。

2.甲状腺转移性肿瘤的超声表现

(1)肿瘤位置:肿瘤可累及整个腺叶或主要累及下极。肿瘤易于出现在甲状腺下极的机制文献未予阐明。

（2）肿瘤数目：肿瘤多为单发，也可多发，这和甲状腺原发性肿瘤相似。

（3）肿瘤大小：根据 Ahuja 等 1994 年的一组资料，75％的肿瘤大于 6 cm。相信随着超声在甲状腺应用的日益广泛，可以发现较小的转移瘤。

（4）肿瘤边界：Chung 等报道 8/10 的肿瘤结节边界模糊，但其余文献基本认为肿瘤边界清晰。这可能是由于边界清晰与否的判定标准不一，判定时主观性较强所致。

（5）肿瘤回声：肿瘤皆表现为低回声或极低回声，分布均匀或不均匀。肿瘤边缘无声晕，囊性变和钙化少见。仅 Chung 等报道了 2 个结节出现囊性变，另有 1 例肺燕麦细胞癌转移、1 例肾细胞癌转移出现钙化灶。

（6）肿瘤血供：肿瘤内部呈混乱血流信号，和甲状腺实质相比，肿瘤可表现为高血供，也可表现为低血供。

3.周围淋巴结和血管改变

甲状腺转移性肿瘤患者可在双侧颈部探及多发转移性淋巴结，这些淋巴结在超声上可出现转移性淋巴结的相应特征。罕见情况下，肿瘤可通过扩张的甲状腺静脉，蔓延至颈内静脉，在颈内静脉形成肿块，出现相应的超声表现。

通过以上超声特征分析，可以发现甲状腺转移性结节的超声表现无特异性。和甲状腺原发性恶性肿瘤相比，转移性肿瘤有一个最显著的特点，即肿瘤内钙化少见，发生率仅 8.3％。转移瘤囊性变少见（8.3％）的特征则和原发性甲状腺恶性肿瘤相似。有明确非甲状腺原发恶性肿瘤患者，当出现单侧或双侧单发或多发可疑结节而无钙化时，应考虑转移性肿瘤可能。

（三）治疗和预后

出现甲状腺转移往往提示病变进展，患者常随之死亡，大多数病例在诊断明确后 9 个月内死亡。尽管预后不良，但对一些患者行积极的手术和药物治疗可能行之有效。手术治疗可行单侧腺叶切除术或甲状腺全切术，手术可能减轻或缓和颈部复发可能造成的致残，延长患者生存期。

四、甲状腺淋巴瘤

甲状腺淋巴瘤有原发性和继发性之分，原发性甲状腺淋巴瘤是原发于甲状腺的淋巴瘤，较为罕见，约占甲状腺恶性肿瘤的 1％～5％，在结外淋巴瘤中所占比例不到 2％。继发性甲状腺淋巴瘤是指播散性淋巴瘤累及甲状腺者，约 20％的全身淋巴系统恶性肿瘤可发生甲状腺累及。

（一）临床概述

原发性甲状腺淋巴瘤好发于女性，女：男为 3：1～4：1，大多发生于 60～70 岁，少数患者小于40 岁，部分患者年龄可达 90 余岁。桥本甲状腺炎是已知的唯一危险因子，甲状腺淋巴瘤患者 90％伴有桥本甲状腺炎，桥本甲状腺炎患者发生甲状腺淋巴瘤的危险是普通人群的 60倍。目前提出两种假设来试图说明两者的联系：一种假说认为慢性甲状腺炎出现的浸润淋巴细胞提供了发展成淋巴瘤的细胞来源，另一种假说指出甲状腺炎的慢性刺激诱发了淋巴细胞的恶性转化。

大部分原发性甲状腺淋巴瘤为 B 细胞来源的非霍奇金淋巴瘤，霍奇金和 T 细胞甲状腺淋巴瘤罕见。根据一项大样本研究,甲状腺淋巴瘤最大径 0.5～19.5 cm,平均 6.9 cm,46.2% 累及双叶,31.7% 累及右叶,22.1% 累及左叶。切面上常可见出血和坏死。38% 为不伴有边缘区 B 细胞淋巴瘤的弥漫性大 B 细胞淋巴瘤,33% 为伴有边缘区 B 细胞淋巴瘤的弥漫性大 B 细胞淋巴瘤(混合型),28% 为黏膜相关淋巴组织结外边缘区 B 细胞淋巴瘤(mucosaassociated lymphoid tissue,MALT),滤泡性淋巴瘤则不到 1%。

临床上原发性甲状腺淋巴瘤表现为迅速增大的颈部肿块,30%～50% 的患者有压迫导致的症状,包括吞咽困难、喘鸣、声嘶和颈部压迫感。10% 的甲状腺 B 细胞淋巴瘤患者出现典型的 B 细胞症状,包括发热、盗汗和体重减轻。大多数患者甲状腺功能正常,但 10% 出现甲状腺功能减退。

细针抽吸活检(fine needle biopsy,FNB)联合细胞形态学、免疫表型和分子技术有较高的诊断准确性,但需要细胞病理学的专业知识。虽然 FNB 技术不断取得进展,开放外科活检依然在甲状腺淋巴瘤发挥作用,特别是须根据不同组织学亚型确定治疗策略或诊断不明确时。影像学手段,如 CT 和超声可用于甲状腺淋巴瘤的初步评估和分期,CT 在探测淋巴瘤胸内和喉部累及方面较有优势,而超声则可在甲状腺淋巴瘤的非手术治疗随访中发挥更大作用。

(二)超声表现

1.灰阶超声

根据甲状腺淋巴瘤的内部回声和边界状况可将肿瘤分为 3 型:结节型、弥漫型和混合型。

(1)结节型:甲状腺淋巴瘤 47%～90% 超声上表现为结节型,该类型中 73%～86% 为单结节。甲状腺肿大常局限于一侧叶,但肿瘤也可越过峡部累及对侧甲状腺。临床触诊和滤泡状腺瘤及腺瘤样结节相似。肿瘤和周围甲状腺组织常分界清晰,仅 3% 边界模糊。90% 边缘不规则,可呈椰菜样或海岸线样。6% 的结节可出现声晕。内部为低回声,分布均匀或不均匀,可间有高回声带。尽管为实质性,但部分肿瘤回声极低可呈假囊肿样。残余的甲状腺实质常因桥本甲状腺炎而呈现不均匀低回声,但其回声水平还是高于肿瘤。但在少数情况下,可出现肿瘤和甲状腺的回声和内部结构相似的情况,此时超声可能无法将肿瘤从桥本甲状腺炎的甲状腺实质识别出来。少数甲状腺淋巴瘤超声可发现钙化,发生率为 6%～10%。肿瘤后方出现回声增强。结节型的超声阳性预测值为 64.9%。

(2)弥漫型:10%～40% 表现为弥漫型。超声常表现为双侧甲状腺肿大,内部回声极低,和结节型不同,该型肿瘤和甲状腺组织的分界无法识别。部分肿瘤内部呈细网状结构。弥漫型淋巴瘤和严重慢性甲状腺炎在超声上常较难鉴别,尽管可凭是否出现后方回声增强作为最重要的鉴别点,但弥漫型的超声阳性预测值仍只有 33.7%。

(3)混合型:混合型超声表现的淋巴瘤较少,约占 15%。混合型淋巴瘤表现为多个低回声病灶,不均匀分布在甲状腺内,这些病灶可能是结节型也可能是弥漫型淋巴瘤。尽管混合型淋巴瘤和腺瘤样甲状腺肿超声表现相似,但淋巴瘤后方出现回声增强可成为诊断的关键点。混合型的超声阳性预测值为 63.2%。

甲状腺淋巴瘤上述 3 型有两个共同特点,即和残余甲状腺组织相比,肿瘤呈显著低回声;肿瘤后方出现回声增强。这是由淋巴瘤的病理学特点所决定的。淋巴瘤时淋巴细胞分布密集,呈均匀增殖,而反射和吸收超声波的纤维结构罕见,因而,肿瘤的回声信号较弱,易于透过超声而导致后方回声增强。

除了甲状腺本身的表现外,甲状腺淋巴瘤尚可累及颈部淋巴结,发生率12%～44%,受累淋巴结表现为极低回声。

2.彩色/能量多普勒超声

有关甲状腺淋巴瘤的血供特征文献尚鲜有报道。根据我们的观察,和周围甲状腺实质相比较,彩色/能量多普勒上甲状腺淋巴瘤既可表现为高血供,也可表现为中等血供或低血供。

尽管桥本甲状腺炎和淋巴瘤的病源学关系已经得到证实,但尚没有满意的影像学手段能有助于识别从桥本甲状腺炎到淋巴瘤的早期转变。当桥本甲状腺炎患者出现甲状腺迅速增大,超声上呈显著低回声时要警惕淋巴瘤。所有超声怀疑淋巴瘤的患者应仔细随访,即便FNA为阴性结果,这是由于FNA有较高的假阴性结果。因此,如果超声上有典型淋巴瘤表现或临床上出现甲状腺短期内增大等可疑淋巴瘤征象,但FNA为阴性结果时,应进行手术探查,手术获取的细胞数量要明显大于FNA。

(三)治疗和预后

手术治疗曾经在原发性甲状腺淋巴瘤的治疗中扮演重要角色,但现在仅起较次要作用。目前的治疗包括化疗和外线束照射。和单纯化疗或放疗患者相比,接受联合治疗的患者复发率显著降低。ⅠE期的5年生存率为80%,ⅡE期为50%,ⅢE和ⅣE期小于36%。

和弥漫性大B细胞型或混合型相比,单纯MALT淋巴瘤表现出较明显的惰性过程,预后较好,这种亚型当局限于甲状腺时(ⅠE期),对甲状腺全切或放疗反应良好,可获90%以上完全有效率,一些作者由此推荐手术治疗局限性MALT淋巴瘤,手术可完全切除,致残率较低。但最常见的类型(达70%)是弥漫性大B细胞淋巴瘤,该亚类临床侵袭性较强,约60%呈弥漫性。这类肿瘤的治疗包括化疗和放疗,5年生存率小于50%。

尽管手术的角色已经发生改变,但仍发挥重要作用,特别是在明确诊断时常须手术切开活检。在淋巴瘤惰性亚型,手术可起局部控制作用。在淋巴瘤引起梗阻症状时手术可缓和症状,但也有观点不推荐为解决气道梗阻而行外科姑息性手术。

第九章 乳腺疾病

第一节 乳腺超声检查方法及正常超声表现

一、扫查方法

在进行超声检查前,须对乳腺做仔细的体检。体检包括对皮肤、乳头、灶性或弥漫性病变,附属的淋巴结(腋下和锁骨上区)的望诊和触诊。

(一)仪器条件及调节

实时灰阶超声仪的频率以 10～13 MHz 以上的探头线阵为宜,通常对于腺体较为丰满的乳腺,可适当降低频率;在肿块位置表浅,近场伪像多时,有必要提高探头频率。彩色血流显像时,应适当降低灰阶增益,同时聚焦调至近病变附近,彩色增益调到最大灵敏度而不产生噪声;应尽可能的取不同断面,以显示不同断面处的血管,以及同一血管的不同断面;CDFI 的量程通常调为 0.03～0.05 m/s,取样容积设置为1.5 mm。脉冲多普勒检测血流参数时,探头轻放,应尽可能取不同部位,同时不断调整扫查方向,使声束与血管的夹角减小,如不确定血管的方向,则将多普勒的 θ 角设为 0,以防止高估血流的峰值。有的机器配备有宽景成像模式及 T 形成像模式,当病灶范围过大时,可以更好地成像。

(二)体位

患者仰卧,手臂自然置于头部上方或枕后,充分暴露乳腺及腋窝。松弛或较大的乳房,尤其当病灶位于外下象限时,仰卧位不易于显示病灶,可嘱患者采取对侧卧位,但是当病灶位置较深及临床需超声给予定位时,仍应采取仰卧位,即与手术体位一致。

(三)扫查方法

乳腺超声检查应从腋后线到胸骨旁线,从乳房下方到上方的周边部分,从而包括整个乳房组织。检查包括乳房的 4 个象限(外上、内上、外下、内下)、乳头-乳晕复合区、乳房尾叶这 6 个部分以及附属的淋巴结;有副乳的患者应注意副乳区的扫查。为了更好地显示乳腺管树、小叶及肿块的立体结构,乳腺常用的超声扫查方法包括纵切法、横切法、辐射法/反辐射状扫查法(与辐射状方向垂直)、旋转扫查和斜切法等,以上扫查方法可联合应用,并且注意各扫查断面相互覆盖,以免遗漏病灶;为了更好的显示乳头-乳晕复合区病变,超声扫查可采取乳头旁斜切或者增加耦合剂适当加压扫查。

检查乳腺时可适当加压,尤其对于乳房很松弛的患者,适当挤压探头可增加探头与皮肤的接触,减少所检查区的厚度以便显示较深部位的病变和消除假性声影,同时还可以探测病变形态的改变,如囊肿可被压扁,其有回声的内容物还可表现为运动的回声,而非浸润的纤维腺瘤可被挤开,黏液腺癌挤压后变形明显等;但是检查病灶内血流时,探头应轻放不宜加压,加压会使小血管不显示。

二、观察内容

(一)实时二维灰阶超声

仔细观察腺体回声强度、分布是否均匀、腺体厚度是否正常、腺管有无扩张、结构是否有改变。若发现肿块,须描述肿块大小、部位,并确定囊性或实性。若为实性肿块,须细致观察肿块形态、内部回声、壁结构(包括肿块的边缘、边界及周边)、后方回声模式、有无钙化、生长方位(水平位生长、垂直位生长)。乳腺内及其周围、腋窝及锁骨上等部位是否有肿大淋巴结,若发现淋巴结,须描述大小、部位、单发或多发、有无融合。

(二)彩色多普勒血流显像及脉冲多普勒检查

仔细观察腺体内有无血流信号。观察肿块或淋巴结内部及周边有无血流信号,确定血流信号的强度及分布情况(并对最显著的一根血管的脉冲多普勒频谱进行分析),并进行多血管、多部位取样,对取得的脉冲多普勒频谱进行分析,测量收缩期峰值速度(PSV)、平均速度(Vmean)、舒张末期流速(EDV)、搏动指数(PI)、阻力指数(RI)等。

(三)超声弹性成像

在上述实时二维灰阶超声检查和彩色多普勒血流显像的基础上,进行超声弹性成像检查。根据病灶的大小适当调节感兴趣区域的大小,适当的加压,获取超声弹性图像,根据评分法进行评估。目前主要参照日本学者的弹性成像 5 分法进行评估,1 分:整个肿瘤产生形变;2 分:肿块大部分产生形变,小部分不产生形变;3 分:肿块边界产生形变,中心部分没有形变;4 分:整个肿块没有产生形变;5 分:肿瘤全体和周边组织都没有产生形变。目前尚有非压迫弹性成像,利用患者的呼吸和心跳的搏动产生形变,这将解决目前压迫性弹性成像的操作者依赖性。

(四)三维超声成像

在完整采集高质量的二维灰阶超声图像的基础上,重建获得三维立体图像。三维超声可以观测到更直观的图像信息:肿块的壁结构、与周边组织的关系、内部结构,及观测冠状面上肿块的二维图像信息。

(五)超声造影

一代造影剂主要被用于提高彩色多普勒的敏感性和特异性,目前临床上主要用第二代造影剂(sonovue)。实时二维实时灰阶超声造影主要观察以下指标:①肿块的造影增强模式,包括:肿块灌注范围、灌注是否均匀及有无灌注缺损,相对于正常乳腺组织灌注开始和消退时间有无差异等;②利用软件对乳腺病灶增强的情况分析,获得时间-强度曲线;③冠状切面的超声灰阶造影可以反映肿块的周围血管情况。

三、正常乳腺超声表现

成年妇女的乳房大小差异较大,同一个体的乳房因受内分泌影响,如青春期、性成熟期、妊娠期、哺乳期及老年期而有所不同,月经周期的不同阶段乳房也有一定的差异。

(一)正常乳腺结构超声表现

超声能检出乳腺的各种解剖结构,即皮肤、乳头和乳晕、乳腺导管及乳腺腺叶、疏松基质、致密的纤维基质、脂肪及乳腺筋膜。

B 带状的低或无回声结构,该回声带通常与皮肤平行或垂直,构成网格状图形。

乳腺可分为四个区域:①皮肤、乳头、乳晕下组织;②皮下区域;③实质(皮下至乳腺后间隙之间的区域);④乳腺后区域。

皮肤的声像图:为一层比其下方的脂肪回声稍强的均匀带状回声,厚薄均匀,2~3 mm,边界光滑整齐。乳头呈边界清楚的外凸圆形结节,其后方有条状无回声区,即"乳头下声影",这与纤维结构有关。乳晕区包括输乳管窦和主乳管,妊娠末期至哺乳期从输乳管窦到腺外乳管的整个乳腺管系统极易显示,主导管表现为无回声带,其内径逐渐增加,输乳窦是主乳管的最粗部分,恰好位于乳头后方。未孕期的乳腺管呈低回声带,管腔结构通常显示不清。

皮下区域:包括脂肪和淋巴组织。脂肪组织是乳腺的正常成分,它位于皮下层、乳腺内和乳腺后区域。乳腺脂肪无论位于何处,其回声强度总是低于乳腺实质,呈低回声。皮下脂肪较乳腺后脂肪厚,为 2~3 cm,在非常致密的乳腺内,其厚度可以很薄,甚至缺如。皮下脂肪内可见呈细回声带的悬韧带穿过,该带状回声通常是斜行抵达皮肤表面。Cooper 韧带的带状回声在乳腺脂肪内显示的比较清楚,而在呈高回声的乳腺实质内则显示不清。淋巴管在正常情况下不易显示,但在某些扩张的情况下如炎症或炎性癌,可显示为乳腺实质的回声图;乳管长轴切面,乳腺各级乳管为低回声管腔样结构,无明确管壁回声,边界为相邻的间质;乳腺腺体小叶、周围的脂肪、结缔及淋巴组织,呈不甚均匀的相对高回声。横切面时低回声与相对高回声相交,呈大小不等的蜂窝状回声。

乳腺后区域由乳后脂肪、胸肌、肋骨、肋间肌和胸膜反射组织组成,乳后脂肪表现为低回声带,其结构与皮下脂肪相似,只是更薄而已。胸肌恰好位于脂肪之后,呈纤维样结构。确定了这些肌肉可以保证整个乳腺已被检查。肋骨根据它们的位置和形态较易识别,其表现随扫查的平面不同变化较大。短轴切面表现为椭圆形的低回声,此时不要误诊为结节,软骨部分有时也可因钙化而表现出后方声影,应引起注意。肋骨之间可见肋间肌的显像,胸膜线的回声位于最深,随呼吸而移动。

乳腺的血供是来自于肋间、乳内、乳外、肩胛下动脉,乳腺内血管偶尔被见到,呈管状结构,位于浅表的静脉常平行于皮肤,如稍施加压力,即可消失,深部的静脉有时可表现为网状结构,在正常青年女性的乳腺浅表部位,用彩色血流显像可检出血流信号。能量多普勒的检查对检出弱的血流信号更为敏感,乳腺内动静脉可通过与胸骨平行的第一、第二肋间长轴扫查检测到。

(二)不同生理阶段正常乳腺的超声表现

1.青春期乳房

在月经初潮前 2~3 年,在雌激素的作用下,乳房生长加速,腺体开始发育。乳腺导管及间质增生,导管增生变长,分支变多,逐渐出现管腔,乳腺小叶结构逐渐形成。超声表现:皮下脂肪层较薄,腺体结构为主。腺体回声强弱相间,分布尚均匀,整体回声可低于生育期乳房。

2.生育期乳房

此时期乳房发育已基本完善,月经周期的不同阶段,随着雌孕激素的周期性改变,乳房的形态和组织学结构也随之周期性改变。详细描述见下述。

3.妊娠期及哺乳期乳房

妊娠期由于大量雌孕激素的作用,乳腺实质充分发育,腺管和腺泡发育完全,间质几乎消失。超声表现:乳房增大,腺体组织增厚,周围脂肪组织变薄。乳管呈窦状、囊状扩张,向中心区乳头汇集,开口处封闭,输乳窦膨大。

哺乳期乳汁的分泌提高了乳腺组织结构回声的对比度。超声表现:乳腺呈相对低回声与较密欠均匀,中小粗点状,结节状的高回声交融,形成弥漫密集的小蜂窝状或雾状。输乳管管腔透声好,管壁清楚,输乳窦膨大,乳头输出管开放。

4.围绝经期及绝经期乳房

妇女进入围绝经期后,随着月经的减少或停止,乳房开始全面萎缩,乳腺小叶结构减少,乳腺腺体缩小,乳管萎缩,脂肪增多沉积,乳房体积缩小。超声表现:皮下脂肪层增厚,腺体层萎缩,回声密集、增强。绝经后由于腺叶内的结缔组织呈透明样变性,管腔与叶内结缔组织之间形成强界面反射,因此乳管管壁清晰可见。

(三)月经周期的不同阶段正常乳腺的超声表现

生育期乳房发育基本完善,从发育成熟的卵巢分泌的雌激素、孕激素周期性作用下,乳房的形态和组织学结构也随之呈周期性改变。在典型的 28 天周期中,第 1～4 天为月经期,第 5～14 天为增生期,第15～28 天为分泌期。

1.月经期

排卵未受精,月经黄体退化,雌激素和孕激素的水平最低。乳腺的导管复原,管周的纤维组织紧缩,淋巴样细胞浸润消失,表现乳房体积变小、变软,胀痛和触痛减轻和消失。超声表现:腺体回声整体较均匀,间质与导管交错呈高低回声交错的蜂窝样回声。

2.增生期

又称卵泡期。在卵泡分泌的雌激素的作用下,乳腺导管开始增生延长、扩大,形成新的腺泡。导管周围的纤维组织变得柔软并可有组织水肿。超声表现:腺体整体回声较月经期稍增强、尚均匀,间质与导管比例较月经期没有明显变化,可见不规则斑片状回声减低区或斑片状回声增强区;CDFI 可显示的血管及血流稍增多。

3.分泌期

又称黄体期。此期黄体分泌的孕激素在雌激素的作用基础上促使乳腺腺泡的发育,产生少量含脂肪不多的分泌物在导管和腺泡内潴留。周围结缔组织进一步增生水肿并可见到少量淋巴细胞浸润。临床表现为乳房体积增大、乳房变硬、胀痛,尤其是经前几天。超声表现:腺体整体回声增强,间质与导管比例失调,表现为中央区可见不均匀的高回声斑片融合或呈小片状低回声或低回声结节相互融合成大团块,与周围的输乳管相通;单侧或者双侧乳腺组织尚可见到不规则的乳管断面。CDFI 可显示的血管及血流较增生期增多。

第二节　乳腺占位性病变超声评估指标

超声是评估乳腺病变的良好成像手段,特别是对于致密型乳腺,超声与 X 线相比尚具有优势。超声评估乳腺病灶的劣势在于:一方面超声检查对于操作者具有依赖性,另一方面是缺乏统一的乳腺病灶超声描述术语。对此,美国放射学会(American College of Radiology,ACR)制订的乳腺影像报告和数据系统(BI-RADS)第 4 版中新增了超声检查的 BI-RADS-US,

这将一定程度上解决由于超声检查的操作者依赖性而限制超声应用的问题,同时使乳腺病灶特征术语和报告术语标准化,降低乳腺影像解读中出现的混淆,提升乳腺超声的临床功效。

但是,BI-RADS-US 并没有明确界定每个描述词的良恶性含义及其在评估分级中所起的作用,在临床应用研究中,不同的研究者对这些描述词所表示内涵的解读并不完全相同。因此,综合 BI-RADS-US 乳腺超声影像词典及传统的超声对占位性病变的诊断指标,探讨乳腺病灶的综合评估手段。

（一）部位

为定位需要,通过乳头中心作垂直线和水平线,再绕乳晕外作环形线而将乳房分为五个区,即外上象限、外下象限、内下象限、内上象限及乳晕区。纤维腺瘤、增生结节常可见于多个区域、两侧乳腺可同时发病,乳腺癌通常为单一病灶,病灶可累及两个象限,也可见到双侧乳腺同时发病,且病理类型可不同。乳腺癌常见于外上象限,占 35%～50%,其次为内上象限,约占 15%,还应该注意扫查乳头下方、乳腺尾状叶及副乳腺区域,以免遗漏病灶。

由于超声高频技术的发展,越来越多的乳腺结节为超声所检测出来。乳腺结节的数目可单发及多发,同时位于多个象限。乳腺纤维腺瘤、囊肿及乳腺增生性结节可为单发结节或多发结节,以多发结节多见,恶性肿瘤多为单发结节,双侧乳腺可同时发病,一侧发生乳腺癌,对侧发生乳腺癌的概率增加 5～7 倍。

（二）大小

乳腺结节大小可用结节最大切面的最大径来评估,可部分反映结节的生长速度。若周边出现声晕,则测量时应该包括声晕厚度;若其边界模糊,则测量时需包括其周边区,该区域可能亦受结节侵犯。结节大小在良恶性结节中没有明显差异,它对预测或排除恶性病变并没有意义。随着高频技术的发展,越来越多的小结节为超声检查所发现。但是,对于直径小于 10 mm 的结节超声的评估价值有限。

我们推荐超声科医生养成检查前触诊的习惯,因肿块的触诊直径/超声直径比(P/U)是评估乳腺结节的一个较好指标,它反映肿块基质改变,恶性者通常大于良性者,因为恶性者有向周围组织浸润的倾向。对 106 例乳腺肿物的触诊直径/超声直径进行的研究结果表明:肿物触诊直径、超声直径均与病理直径呈正相关,但超声测量更能反映肿物的真实大小,恶性肿瘤 P/U 比值为 1.48±0.41,良性肿物 P/U 比值为 1.04±0.13,且这一指标不受肿物大小的影响,对小于 2 cm 的肿物仍有鉴别诊断价值。

（三）形态

肿块的形态与肿块的生长类型有关。BI-RADS-US 中界定如下:圆形、椭圆形及不规则形。

良性肿瘤多呈膨胀性生长,形态一般规则,常见的有圆形、椭圆形等,圆形和椭圆形作为诊断结节良性的最佳指标,约 94% 的良性结节呈圆形或椭圆形。但也有例外,典型髓样癌及单纯型黏液腺癌也可成膨胀性生长呈圆形或椭圆形;叶状肿瘤则可呈大分叶状,似为两个或多个肿块融合。

恶性肿块常呈浸润性生长,形态多不规则,常见的有三角形、多角形、边缘锯齿型、蟹型、星形(图 16-26)。乳腺增生性结节,也可以呈三角形、条带状或分叶状,由于包膜尚未形成,边界可不清晰,有时与恶性肿块的鉴别较为困难。三维超声是评估乳腺肿块形态的一个较好的手段,由于乳腺癌呈浸润性生长,破坏周围组织,并对周围有牵拉的作用,而这种改变在三维超声的冠状切面上可呈"太阳征"样改变,三维超声的这种改变比二维可以更直观地反映乳腺癌形态的改变,此外三维超声还可获得更多切面上肿块的形态。

(四)纵横比(anteroposterior to transverse diameter ratio,A/T)或方位

纵横比包括所有切面中肿块的横径与纵径之比,横径为肿块与皮肤平行的最长径,纵径为肿块与皮肤垂直的前后径。BI-RADS-US中将方位划分为以下两种情况:平行即水平位,肿块长轴与皮肤平行;不平行即垂直位,肿块的前后径大于横径。良性结节多为水平位生长;垂直位生长对诊断结节恶性的特异性达87%～98%,但敏感性仅为31%～67%。

(五)壁结构

壁结构亦可反映结节的生长方式,恶性肿块呈浸润性生长,破坏周边组织,而良性肿块仅挤压周围组织而不造成破坏。边界是指肿瘤和围绕肿瘤的组织之间的交界面,边缘是指邻近这个交界面的肿瘤区域,周边则定义为肿瘤周围的非肿瘤区域,而包含边缘、边界和周边这3个部分的区域称为边界区域。

1.边缘

边缘指邻近这个交界面的肿瘤区域,BI-RADS-US中将边缘划分为以下二类:①界限清楚:边缘界限清楚是指边缘明确或锐利,病灶和周围组织有突变;②界限不清:边缘界限不清是指肿块有下列一项或多项特征:Ⅰ.模糊;Ⅱ.成角;Ⅲ.微小分叶;Ⅳ.细刺状。良性结节一般界限清楚,边缘成角诊断结节恶性其敏感性为83%,特异性为92%;边缘微小分叶诊断结节恶性其敏感性为30%～75%,特异性为81%～87%;边缘细刺状其敏感性为36%～70%,特异性达92%～99%。但增生性结节、炎症性病灶以及陈旧性瘢痕也可表现为界限不清,此时与恶性病灶难以鉴别,应综合其他指标判断。

2.边界

边界指肿瘤和围绕肿瘤的组织之间的交界面,BI-RADS-US中将边界分为两种情况:①边界清晰:病灶和周围组织的锐利分界,细微的或显示为清晰的任意厚度高回声环;②高回声晕:肿块和周围组织间无锐利分界,其间有一高回声过渡带,一般认为是癌细胞向周围组织浸润引起的结缔组织反应,炎性渗出或组织水肿及血管新生而形成的模糊的浸润混合带。不完整、厚度不均的高回声声晕多见于乳腺癌。

(六)内部结构

内部结构(内部回声水平及回声分布的均匀性)BI-RADS-US称之为回声模式反映肿瘤的内部组织物理特性,其回声的强弱及分布的均匀性取决于肿块内部的病理结构,如纤维组织、钙化、肿瘤血管和坏死等。

回声的强弱界定如下:①无回声;②低回声:是相对脂肪而言;③等回声:指与脂肪有相同的回声;④高回声:回声高于脂肪组织,与乳房腺体纤维成分相同;⑤混合回声:肿块含有无回声(囊性)和有回声(实性)成分。

内部回声分布的超声表现有分布均匀、不均匀、中间声影减弱等,恶性肿瘤由于其内部的病理结构较复杂,内部回声常为不均匀有中间声影,而良性肿块则相反。

（七）后方回声

后方回声反映肿块组织的声阻抗和吸收超声声能的情况。BI-RADS 中界定如下：①后方回声无改变；②后方回声增强；③后方声影；④混合性改变：病灶有一种以上的后方回声特征。

乳腺癌的细胞在增生和变质过程中的副产物即胶原、胶原纤维，对超声的显示形式影响较大。当胶原、胶原纤维＞75％时，肿块后方回声减弱，甚至消失，后方回声衰减诊断肿块恶性的敏感性为 48％～67％，特异性为 74％～98％，增生性结节亦可出现后方回声衰减明显。纤维囊性病、良性囊肿、纤维瘤髓样癌、黏液腺癌以及组织修复过程的产物——胶原或羟基脯氨酸活性则不同，胶原纤维＜25％时，肿块后方回声常增强。

（八）侧后声影（posterior lateral shadow, LS）

BI-RADS-US 没有单独对侧后声影进行规定，我们认为有必要对其进行阐述。LS 反映肿瘤的壁结构，仅在肿块弧形壁的某一区域与超声声束平行时产生。当良性纤维瘤有包膜、境界清晰光滑时，构成大界面反射（即镜面反射）可有侧后声影；增生性结节尚未形成包膜，没有镜面反射，通常不会产生侧后声影，而浸润性导管癌等则镜界呈毛刺状构成较多的小界面，产生散射，侧后声影亦不明显。

（九）钙化

钙化是指结节内由于多种原因引起的钙质沉积，反射界面声阻抗差较大时，在超声图像上表现为各种不同形状的强回声，后方伴有或不伴声影。BI-RADS 对钼靶中的钙化界定如下：典型良性钙化、中间性不能定性钙化和高度可疑恶性钙化；通常认为细小的多行性钙化，直径＜0.5 mm，或外形细而不规则的线样或线样分支状钙化（多数为导管腔内钙化）为高度恶性钙化。超声对评估乳腺病灶内的钙化价值有限，BI-RADS-US 中并没有对钙化作出界定；大钙化是指≥0.5 mm 的粗糙钙化，后方伴声影；肿块外微钙化，后方没有声影，于脂肪和纤维腺组织内的钙化较不容易发现，如果钙化的数目足够多而能够被辨别出来，则可显示为在超声检查区域的组织内散在的或聚集的强回声；肿块内的微钙化显示为肿块低回声中的小斑点强回声灶，通常乳腺癌的微钙化点只能在低回声背景下检出。Stavros AT 等的报道肿块内微钙化诊断肿块恶性的敏感性为 27.2％，特异性为 96.3％。

（十）血流状况

血流状况（CDFI）反映肿块的血供情况。CDFI 能显示肿瘤产生的新生血管，它通常从病灶内的血管数目、血管平均密度、血管的形态和分布以及 Doppler 频谱等几个方面来评定。

增生结节及较小的纤维瘤通常血供稀少或有少许血流，而乳腺癌在生长过程中伴有血管数目增多及血供丰富，因此血管的数目及血管的密度对肿瘤的良恶性鉴别有一定价值。有学者对 826 个乳腺肿瘤血供丰富程度用彩色能量多普勒进行分析，结果发现恶性组中 68％的肿瘤血流丰富，而良性组仅 36％。Milz 等认为若以血流中高度增加为诊断乳腺癌的指标，其诊断的敏感性、特异性分别为 74.5％、74.6％。

CDFI 尚可反映血管的走行及形态。乳腺癌血管走行不规则，同时血管形态粗细不一，纤维腺瘤血管则走行规则。Doppler 频谱也可以提供 RI、PSV 等参数，Del Cura 认为，恶性肿块的 RI（0.82）高于良性肿块的 RI（0.65）；对于 PSV 的参考值，文献报道的数值差异较大。

(十一) 淋巴结

超声可以提供腋窝淋巴结的大小(包括最大纵径和最大横径)、纵横比、边界、淋巴门的形态以及内部回声水平和血流形式。超声下正常腋窝淋巴结形态类似肾脏,周围的低回声为皮质,中间的团状强回声为淋巴门,CDFI 显示为淋巴门血供,而不显示边缘血供。腋窝淋巴结肿大的原因较多,包括有炎症、增生、乳腺癌转移或其他部位来源的转移性淋巴结肿大。乳腺癌淋巴结受侵时,淋巴结外形趋向于圆形或不规则形,最大横径大于 10 mm,淋巴门结构消失或偏心移位,淋巴门血流消失或与边缘血管和(或)中央血管共存。单纯性淋巴结增生或者反应性淋巴结肿大亦可类似转移性淋巴结的表现,此时须结合乳腺检查结果仔细鉴别;同时,淋巴结的情况也为我们诊断乳腺占位性病变提供信息。Alvarez S 等对报道的 16 篇文献 meta 分析结果表明:对于临床不可触及的腋窝淋巴结,当以最大横径作为依据时,超声诊断乳腺癌腋窝淋巴结转移的敏感性在 48.8%～87.1%,特异性达 55.6%～97.3%;当以淋巴结形态作为依据时,超声诊断乳腺癌腋窝淋巴结转移的敏感性在 26.4%～75.9%,特异性达 88.4%～98.1%;提示超声诊断乳腺癌腋窝转移的敏感性一般,但特异性较高,当结合超声引导下腋窝淋巴结穿刺活检时,特异性可达 100%。

(十二) 乳腺超声灰阶造影(CEUS)

乳腺超声灰阶造影反映肿块的血管分布、走行以及组织的血流动力学特点。乳腺超声灰阶造影可显示乳腺恶性肿瘤内 90%～94% 的血管。

肿块的造影增强模式反映血管的分布走行以及血管的密度:囊肿内无造影剂灌注;当恶性肿瘤分化程度低,血供丰富时其灌注较纤维腺瘤更为密集;当恶性肿瘤伴液化坏死时造影剂充盈不均匀,可见灌注缺损区。上海瑞金医院对组织病理性证实的乳腺恶性肿瘤 25 个,良性病变 20 个的超声造影研究表明:和良性病变相比较,恶性病变较容易出现灌注缺损和灌注不均(P 值分别为 0.002 和 0.034)。国内姜玉新等对 116 例乳腺病灶(良性 63 个,恶性 53 个)灰阶造影增强模式研究表明二者差异具有显著性,恶性病灶更多地表现为向心性不均匀增强,这与 Corine B 等的报道一致,同时 Corine B 等的结果表明良性肿块以中央型单支灌注为主且呈离心性增强。

时间-强度曲线则可以反映不同病变组织的血流动力学特征。乳腺癌超声造影肿块起始时间在 20 秒左右且上升速度较快,而良性肿块则起始增强时间较长上升缓慢。同时造影剂在恶性肿块中的停留时间长于良性肿块,Moon 等报道造影剂在恶性肿块中的停留时间可达 8 分钟,Corine B 等的结果可达 12 分钟,均显著区别于良性肿块。

同时,乳腺的主要供血动脉多数沿冠状平面走行,因此冠状切面的超声灰阶造影可以反映肿块的周围血管情况。对 45 例患者的 46 个乳腺病灶(恶性肿瘤 25 个,良性病变 21 个)通过冠状或近似冠状切面计数病灶周围血管的数目,评估血管的形态学特征,结果表明冠状和近似冠状切面可清楚显示病灶周围血管,恶性肿瘤病灶周围血管扭曲,管径扩张,血管的数目较良性病灶多。

研究表明,超声造影微血管显像后病灶测值增大主要见于乳腺恶性病变,对造影后增大的区域的病理以导管内癌和浸润性癌为主,且常规乳腺癌的声像图特征不能推测造影后病灶大小的测值是否变化。

(十三)弹性成像

弹性成像反映病灶的相对硬度。根据各种不同组织(包括正常和病灶组织)的弹性系数(应力/应变)不同,施以外力后收集被测物体某时间段内的各个片段信号,得到变形程度,再以灰阶或彩色编码成像反映。通常认为弹性系数从大到小排列为浸润性导管癌＞非浸润性导管癌＞乳腺纤维化＞乳腺＞脂肪组织,组织弹性系数越大表示组织的硬度越大。

参照日本 Tsukuba 大学超声弹性成像 5 分评分标准对 242 例病灶超声弹性成像与病理对照研究,表明超声弹性成像诊断恶性病变的敏感性为 83.6%,特异性为 97.2%,准确性为 93.8%;其以改良超声弹性成像 8 分评分标准进行评估,回顾性对照研究 438 个良性病灶,其中 87.7%(384/438)超声弹性成像评分为 1 分或 2 分,表明绝大多数乳腺良性病变硬度较小。Elizabeth S 等对手术病理证实的 403 个乳腺病灶的常规超声、超声弹性成像图像进行回顾性分析结果超声弹性成像结合常规超声检查及单独行常规超声诊断乳腺良恶性病灶的 ROC 曲线下面积(Az)分别为:0.903 和 0.876,差异有统计学意义(P=0.014),且诊断的特异性和敏感性得到提高;表明传统超声检查结合超声弹性成像在乳腺良恶性病灶的鉴别诊断方面的综合评估价值优于常规超声,但有操作者依赖性,同时还受到图像质量的影响。针对此,目前已经有了超声弹性定量分析软件,可计算病变组织与周边正常腺体组织的应变比值。目前临床应用中,弹性成像并没有单独用于鉴别病灶性质,而是作为传统超声的附加手段,结合二维及彩色多普勒综合评估。

第三节　乳腺内分泌相关疾病超声诊断

一、女性乳腺增生症

乳腺增生症是指妇女内分泌功能失调所致的乳腺上皮和间质增生和复旧不全引起的一组非炎症性非肿瘤性疾病,乳腺腺泡、导管和间质表现为不同程度的增生及退行性改变。病名繁多,国外文献多称之为乳腺纤维囊性病或乳腺囊性增生病。1981 年世界卫生组织(WHO)国际肿瘤组织学分类中启用乳腺结构不良症这一名称,并注明与纤维性囊性乳腺病为同义词。2003 年版 WHO 乳腺肿瘤组织学分类中回避了 1981 年版中的"纤维囊性乳腺病"及"乳腺结构不良"名称,希望在组织学分类上能够体现乳腺良性疾病与乳腺癌发生之间的联系,重点强调该疾病不同发展阶段的组织学改变形式以及这些组织学改变与乳腺癌的关系。国内阚秀等推荐采用"乳腺增生症"这一名称,认为既反映了该病的本质,也符合基本病理变化,同时也提示了与乳腺癌发生的某些关系,而且由于中国妇女乳腺增生症的囊肿出现率与欧美妇女相比极低,没有必要强调"囊肿"或"囊性"这一变化。因此,我们赞同使用"乳腺增生症"的命名,但是为方便国际交流,有必要逐步统一国内外病理学专家、临床医生及影像学医生对本病的认识。

(一)临床概述

1.流行病学、病因及病理

乳腺增生症是女性最常见的乳腺疾病,可发生于青春期后任何年龄,多见于 25～45 岁女性。近年来,乳腺增生症的流行病学调查显示城市多于农村,大城市多于中小城市,职业女性多于非职业女性和农村女性。病因和发病规律尚不十分明确,国内外学者普遍认为乳腺增生症的发生主要是由于内分泌激素失调所致,而精神抑郁和过度紧张、不良的饮食习惯、环境因素及长期口服避孕药等均可引起内分泌失调,雌激素、孕激素代谢无序,引发乳腺增生症。

乳腺增生症的病理变化形态复杂多样,同一病例中常常是同时存在多种病理形态的增生。2003年版WHO乳腺肿瘤组织学分类中关于乳腺增生症的明显改变重点强调这一组组织学改变与乳腺癌的关系,认为无论乳腺增生分多少形态及不同亚型,均可归结为一般性增生和不典型增生。近年来,学者纷纷提出乳腺增生症与乳腺癌之间关系密切,非典型增生与癌变率呈正相关。一般性增生表现为小叶数目增多以及小叶内终末导管和腺泡数目增多,使小叶增大甚至融合成块,腺管多而密,呈肿瘤状,小叶间质内纤维增生。乳腺囊性增生是以乳腺小叶、小导管及末端导管高度扩张形成的囊肿为特征,乳房内形成大小不等的囊肿,囊内可见浅黄色或棕色液体,继之囊肿形成,导管扩张,小叶间纤维组织增长。

2.临床表现

乳腺增生症病程长,在疾病的不同时期其组织学改变可能不同,临床表现亦有差别,其临床诊断标准尚不明确。具有相同症状的女性发病年龄跨度很大,不同年龄组的发病原因和发病特点有无区别尚不清楚。临床表现与相应病理变化研究较少。在病理学上该病有多种相关的组织形态学改变,临床症状、体征与这些组织形态学改变的对应关系也不清楚。

临床上常把以经前乳房疼痛、乳腺张力增高、乳腺局限性增厚、结节等为主的一组综合征称为乳腺增生症,乳房疼痛的程度与月经周期有关,尤以月经来潮前明显。触诊发现乳腺组织质地坚韧,有颗粒状、片状、结节状块物感,肿块界限不清,尤其是囊性增生的患者常以乳腺内肿块为主要症状,可发生于一侧乳腺,也可发生于两侧乳腺,肿块可单发,也可多发。大小不等,直径多在0.5~2 cm,其形状不一,常呈球形,可呈条索状沿乳管分布,结节与周围组织界限不甚清楚,但与皮肤或胸大肌不粘连,可自由推动,有囊性感,硬度中等,有韧性。少数患者可有乳头溢液,常为草黄色浆液、棕色浆液或血性浆液性溢液。

3.实验室检查或其他检查

超过半数的乳腺增生症患者的钼靶X线平片表现为无明显边界的片状密度增高阴影,伴明显间质增生、纤维化者可呈现结节状影,腺体密度较均匀,形态可不规则,边缘模糊或部分边缘清晰。伴囊肿性病变时囊肿的密度均匀,边界清晰;实性肿块可伴有钙化灶。钙化可为较粗大的沙砾状、杆状或小弧状,分布于乳腺局部或弥漫分布于整个乳腺,但每平方厘米钙化数目均<10个。当伴有实性肿块或囊性肿块时,钼靶X线平片有时鉴别诊断困难,须结合超声、MRI等检查。

乳腺增生症患者中腺体增生的乳管内均有白色絮状物和纤维性架桥结构,管腔狭窄,导管壁粗糙,光泽暗淡,当增生严重时乳管镜下显示管壁出现散在的隆起样病变,管壁脆且触碰易出血,必要时应行肿块切除,以病理切片明确诊断,避免早期乳癌的遗漏。

(二)乳腺增生症的超声表现

1.灰阶超声

乳腺增生症的组织学改变复杂多样,其灰阶超声表现也呈现复杂性和多样性。单纯增生型表现为双侧乳腺腺体组织增厚变粗,回声强弱不一,小叶间纤维组织结构紊乱,轮廓不清,境界模糊,典型时乳腺组织可表现为"斑马(zebra)"状、管状暗条回声,末梢导管横切则呈小囊状扩张,管道走行纡曲,呈弥漫性分布。囊性增生型腺体内可见散在分布、大小不一、形态各异的0.5～2 cm的圆形或椭圆形低或无回声区,囊壁大多光整,偶有分隔带状回声,部分囊腔透声佳,部分囊腔内可见散在稀疏或致密的点状、絮状及团状的实性回声,探头加压时尚可见点状强回声漂浮,后壁回声多增强。囊肿之间的组织回声较强。部分扩张的导管或囊肿壁局限性增厚向腔内隆起,或见实体呈乳头状突入腔内或实体充满腔内。实性肿块型可表现为腺体内见单个或多个低回声团块,形态可不规则,常呈三角、条带状或分叶状,内部回声不均或欠均,边界清晰或欠清晰,无包膜,无伪足样向周围浸润,后方回声可稍增强。混合病变型表现为两种或两种以上病变同时存在,既有囊性,又有实性肿块或回声紊乱的增生性改变并存。

2.彩色/能量多普勒超声

有关乳腺增生症的血供特征文献尚鲜有报道,彩色/能量多普勒超声腺体内均无异常血流信号。

(三)超声对乳腺增生症的诊断价值

尚缺乏有效的检诊和监测手段,特别是乳腺增生症分类中实性肿块型与乳腺癌声像图存在一定交叉重叠现象,表现为低回声肿块,边界不规则,甚至可有角状突起。临床上应该注重对"乳腺增生症"临床表现与病理联系的研究;加强对可能存在"癌前病变"的高危人群的定期随访,超声是乳腺疾病随访和监测的重要手段之一,必要时取得病理结果,并从组织学的角度总结各型的声像图特点,对超声医生尤为必要。

目前对早期乳腺癌的临床诊断已有部分有效的方法,包括乳腺X线钼靶摄片、彩色超声检查和乳腺导管造影和乳管镜检查等。但对乳腺不典型增生

(四)治疗原则和预后

由于对本病发生的机制和病因尚无确切了解,目前治疗上基本为对症治疗,没有明确的治疗指导方案和治愈标准,治疗方法及疗效判断缺乏共识。临床上同时存在重视不够和治疗过度的情况。在中国综合医院中,乳腺疾病属于外科诊疗范围,但乳腺增生症绝大多数患者不需要外科手术治疗。面对如此大量的患者,哪些患者需要临床干预,哪些患者可能存在癌变风险需要密切随访等尚不明确,是造成该病诊疗无序的原因。

部分患者发病后数月至1～2年后可自行缓解,不需治疗。症状较明显、病变范围较广泛的患者,可口服中药小金丹或逍遥散,或乳块消、乳癖消、天冬素片、平消片、囊癖灵、他莫昔芬(三苯氧胺)等,治疗效果不一。此外,尚有激素疗法。对患者的随访观察中,一旦发现有短期内迅速生长或质地变硬的肿块,应高度怀疑其癌变可能,必要时行活检或患乳单纯切除,术中冷冻切片查到癌细胞者,应按乳癌处理。

二、男性乳腺发育

男性乳腺发育(gynaecomastia,GYN),又称男性乳腺增生症或男性女性型乳房,可分为生理性及病理性两类,大多属于生理性,由内分泌生理性失调所致,具有自限性。病理性男性乳腺发育是由于内分泌失调或其他器质性疾病所致的一种男性良性疾病,是指男性乳房组织异常发育、乳腺结缔组织异常增殖的一种临床病症。

男性乳房从胚胎期一直到青春期前与女性乳房无明显差别,生理性的男性乳腺发育有三个典型的类固醇依赖性发病年龄高峰:新生儿期、青春期(10～30 岁)和所谓男性更年期(50～70 岁)。其中新生儿期与母体胎盘分泌雌二醇有关,通常可自行消退;青春期,以 11～16 岁为多,乳房直径 2～2.5 cm,少数可达 4 cm 以上,少数可持续发展,系乳腺对雌激素敏感性增高、雌激素较多所致;而老年期男性乳腺发育系雄激素降低所致。

(一)临床概述

1.流行病学、病因及病理

病理性的男性乳腺发育是男性最常见的乳房疾病,可发生于任何年龄,在男性群体中的发生率可达 40%～65%。发病病因和发病机制目前尚不十分清楚,但比较明确的病因有以下几种疾病:先天性睾丸发育不全、睾丸萎缩或切除、睾丸恶性肿瘤、肾上腺皮质肿瘤、肢端肥大症、甲亢或甲减、慢性肝病致肝功能减退、创伤性截瘫、长期服用雌激素、洋地黄、螺内酯、异烟肼等。这些疾病与药物造成了机体内雌激素浓度升高,男性乳腺对雌激素敏感性增高,进而引发男性乳腺增生发育肥大。尤其老年前列腺癌患者长期应用雌激素治疗后可出现男性乳腺发育。

大体检查上男性乳腺发育常表现为局限性乳腺组织增大,切面质硬、灰白色。组织病理学上表现为具有上皮和肌上皮细胞的导管数量增多,周围为含成纤维细胞和肌成纤维细胞的细胞性黏液样间质,其中常有淋巴细胞和浆细胞。小叶结构较少,可有或没有分泌功能改变。增生期过后为不活动性的纤维期,表现为上皮细胞扁平和导管周围间质透明变性。具有以上两期复合特点的中间期也可发生。

2.临床表现

以乳房增大、胀痛及触及肿块为主要症状,一般累及双侧乳腺,但是临床上常在一侧乳腺更明显。触诊时乳晕下出现硬结,质地中等,边界清,与皮肤、胸肌无粘连,可伴有触痛。个别可有乳头溢液现象,为浆液性或血性分泌物。

3.实验室检查或其他检查

在钼靶 X 线片上,正常男性乳腺表现为低密度脂肪,仅在乳头后方有少许条索状致密影,代表残余的导管和纤维组织,若在乳头后方有任何较明显的异常致密影,都应怀疑男性乳腺发育或其他疾病。男性乳腺发育 X 线主要表现:①最常见以乳晕为中心的片状致密影,X 线主要表现为乳晕下区呈现三角形、锥形片状致密影,有的尚伴有刷状或树枝状突起阴影,向下弥散,伸入周围脂肪组织;②结节肿块状影,表现为以乳晕为中心的圆形或卵圆形、密度大致均匀的边缘清晰的致密块影。

(二)男性乳房发育的超声表现

1.灰阶超声

男性正常乳房由脂肪、纤维组成,少数人有少许腺体成分,表现为乳晕后片状低回声区,与周围组织界限清楚。男性乳腺发育表现为乳房外形增大,除正常脂肪纤维组织外,出现不同程度的乳腺增厚、增大,超声表现为以乳头为中心呈盘状或略偏向一侧的扇形低回声,最大腺体厚度为 1.0～2.5 cm,内部中央呈低回声,边缘部回声增强,并可见导管样结构,通向乳头方向,腺体内未见钙化,后方回声无衰减;可呈结节样改变,边界清晰,无包膜,内部回声不均。

2.彩色/能量多普勒超声

男性乳腺发育患者彩色血流显像可检测到血流信号增多。

(三)超声对男性乳腺发育的诊断价值

超声对男性乳房发育的诊断应注意与男性乳腺及假性乳腺肥大相鉴别,假性乳腺肥大只是由于肥胖所致,过度肥胖所致的男子乳房增大,其实质为脂肪增多,而没有乳腺成分,这时触诊较难将两者区分开来,而超声则有助于两者的区别。男性乳腺癌好发于老年,发病率约占乳癌 1‰,肿块质硬,多有乳头溢液、凹陷或偏离等皮肤改变。多为单发于偏乳头乳晕区的孤立结节,质地坚韧且边界不清,形状不规则,后方多有衰减,且可有泥沙样钙化及其他类似于女性乳腺癌的一切特征,必要时可借帮助穿刺活检鉴别。

(四)治疗原则

应根据所找病因不同采用对因的个体化治疗,同时消除心理障碍。婴儿和青少年的男性乳腺发育通常情况下不需要治疗,它会自行消失。如果是因药物或疾病引起的,停止药物的使用或对疾病进行治疗常会治愈男性乳腺发育。对有明确病因所致者应采取对因治疗,临床上多采用药物治疗。但对一些乳房外形已女性化的患者、应用激素疗法无效或肥大的乳腺消退后还留有硬结者,患者心理压力较大或疑为恶变者,均为手术指征,传统手术方式的缺点是切口大,术后瘢痕影响外观,会给同样注重胸部外观的男性患者造成较大心理压力。而腔镜手术技术用于乳腺疾病的治疗,对于 GYN 的外科治疗带来了新的方法和较好的美容效果。

三、乳腺过早发育

女性性早熟即青春期发育明显提前,由于每个正常儿童青春期发育的开始时间变异较大,故很难确定青春期发育开始的正常和早熟时间的绝对界限,一般认为女孩 8 岁以前出现乳腺发育、阴毛生长、腋毛生长,或月经初潮出现于 10 岁以前等任何一项或多项,即为女性性早熟。

(一)临床概述

1.流行病学、病因及病理

近年来,女性性早熟发病呈上升趋势。上海市 20 世纪 90 年代中期 5 岁以内女童乳房过早发育的患病率为 15.15%(52/3432),小儿平均年龄为 5.4 岁(2.3～6.6 岁)。

女性性早熟可分成真性性早熟、假性性早熟和部分性性早熟三大类,其中真性性早熟系完全性性早熟,又称为促性腺激素释放激素依赖性(GnRH dependent)性早熟,由于不明原因(特发性性早熟,idiopathic precocious puberty,ICPP)、中枢神经肿瘤或非肿瘤性病变等造成下丘脑-垂体-性腺轴功能建立,患儿除表现与性别相一致的第二性征外,同时有生长加速,骨龄增加和出现排卵性月经周期,具备生育力,约占女性性早熟的 90% 以上。而女性假性性早熟系不完全性性早熟,又称为非 GnRH 依赖性(GnRH independent)性早熟,是性腺或肾上腺来源的雌激素或外源性雌激素过多刺激靶器官,造成第二性征发育,月经来潮。因未建立正常下丘脑-垂体-性腺轴功能,故无生育力。部分性性早熟是指只有单纯乳房发育而无其他发育表现的性早熟。

2.临床表现

本病的临床表现差异较大。多数在 4～8 岁发病。部分患儿在洗澡或体检时发现,以乳房增大、胀痛及触及肿块为主要症状,一般累及双侧乳腺,但是临床上常以一侧乳腺更明显。触诊时乳腺增大,部分患儿乳晕下出现硬结,质地中等,边界清,与皮肤、胸肌无粘连,可伴有触痛。个别可有乳头溢液现象,为浆液性或血性分泌物。

3.实验室检查或其他检查

真性性早熟时促卵泡激素(FSH)、人促黄体生成素(LH)和雌二醇(E2)水平显著增高,达到成人月经周期之卵泡水平,尤以 FSH 升高明显。假性性早熟只有 E2 明显增高,FSH、LH 无显著性增高。单纯乳腺发育(premature thelarche,PT)生化检查提示,激素水平处于青春早期,FSH 和 LT 水平增高,促性腺激素释放激素(GnRH)激发实验阳性,表现为腺垂体促卵泡激素(FSH)分泌占优势,并且显著高于正常对照组,而促黄体生成激素(LH)水平与正常对照无显著差别。中枢性性早熟患者 GnRH 激发试验后表现 LH 分泌占优势。

骨龄即人体的生物年龄,它直接客观地反映出同一生活年龄在发育上的个体差异,骨发育分为正常、早熟和晚熟三种类型,即骨龄与生活年龄相吻合者(两者之差在±1岁以内)为正常;骨龄大于生活年龄1岁以上者为早熟;骨龄小于生活年龄1岁以上者为晚熟。

盆腔超声检查能直接观察女童性激素作用靶器官子宫、卵巢及滤泡的形态学变化,是判断发育成熟和诊断特发性真性性早熟的一种方法,间接反映下丘脑-垂体-性腺轴启动情况,具有准确、可靠及无创的优越性。

MRI 或 CT 能明确性早熟患儿中枢神经系统、性腺、肾上腺等器官有无器质性病变。

(二)乳腺过早发育的超声表现

1.灰阶超声

正常儿童组女童乳房区皮肤皮下脂肪菲薄,乳房区未探及明显腺体回声;青春前期女童乳房区乳头后方探及盘状低回声区,中央稍厚,周围渐变薄,周围未见明显腺体回声;青春期女性乳房区乳头后方探及盘状低回声区,周围可见腺体回声,乳腺导管开始出现,呈微细导管状。

性早熟组女童乳房区皮肤皮下脂肪菲薄,乳头后方探及盘状低回声区,中央厚,周围渐变薄,周边出现中强回声的腺体层,由低回声的乳腺导管与强回声的乳腺小叶和间质组成。

单纯性乳腺早发育女童乳房区皮肤皮下脂肪菲薄,乳头后方探及盘状低回声区,周边未见中强回声的腺体层。

2.彩色/能量多普勒超声

有关乳腺过早发育血供特征文献尚鲜有报道,彩色/能量多普勒超声腺体内均无异常血流信号。

(三)超声对乳腺过早发育的诊断价值

通过性早熟女童的乳腺高频超声检测能了解乳房的内部结构、腺体发育与否,明确乳腺有无占位性病变,尤可观察腺体的具体情况,间接提示 HPGA 轴功能状态,对鉴别真性性早熟与单纯乳房早发育有重要意义。本病需依赖详细的病史、全面的体检和必要的实验室检查及其他辅助检查。同时需要严密的随访观察,方能对其病因作出诊断。特发性性早熟只有当完全排除其他各种可以引起性早熟的疾病后方能确诊,在随访过程中要特别注意早期的和进展缓慢的亚临床颅内肿瘤存在的可能,颅脑 CT、MRI、脑电图等特殊检查有可能发现异常征象。性早熟早期只有乳腺发育时不易与单纯性乳腺过早发育鉴别,但如果进行严密的随访观察,其鉴别并不难。性早熟幼女子宫及卵巢大小明显增加,GnRH 刺激后的 LH/FSH 常>1,而单纯乳腺过早发育者子宫、卵巢大小没有变化,且刺激后 LH/TSH 常<1。

(四)治疗原则

　　单纯乳房早发育属于部分性早熟,以前一般认为此病多为良性自限性疾病,无需治疗。但是,近年来国内外学者普遍认为乳腺早发育女童的活动能力、社交能力和学习情况均较正常女童欠缺,并存在不同程度的心理行为问题,也可影响其身高及骨骼发育,且部分患儿可转变为真性性早熟。而且乳房早发育常常是性早熟最早出现的症状,临床因此就诊的患儿大多病程较短,难以判断是否有生长加快等其他第二性征出现,因此早期干预及治疗逐渐受到临床医生的重视。真性或假性性早熟不仅促使第二性征提前出现,甚至会影响最终身高,故应早期诊断、早期治疗以使其暂停发育。对有明确病因所致者应采取病因治疗,临床上多采用药物治疗,包括中草药、中成药及激素治疗。

第五篇 介入超声及其他超声诊断

第十章 介入性超声诊断

第一节 甲状腺穿刺活检

近年来,甲状腺结节的发病率和检出率逐渐升高,其中绝大多数结节为良性,仅有 7%～15% 的结节为恶性。不同病理类型的甲状腺结节的临床处理和预后均不同,因此,术前评估甲状腺结节的良恶性尤为重要。超声检查作为甲状腺疾病的首选检查方法,依据声像图特征可对结节的恶性风险程度进行评估,但是仍有部分甲状腺结节良恶性鉴别诊断存在困难,超声引导下甲状腺穿刺活检仍然是鉴别甲状腺结节良恶性的首选技术,不仅提高了甲状腺癌术前的诊断准确率,对术后复发及淋巴结转移的诊断也至关重要。甲状腺穿刺活检主要包括细针穿刺抽吸细胞学检查(fine needle aspiration biopsy,FNAB)及组织学检查(core needle biopsy,CNB)。

一、超声引导下 FNAB

(一)目的

对甲状腺结节或颈部淋巴结进行定性诊断,指导临床治疗方案。

(二)适应证

(1)最大径≥1 cm 的结节、具有可疑恶性的超声征象。

(2)最大径≥1.5 cm 的等回声/高回声实性结节,或实性部分呈偏心分布的囊实性结节。

(3)最大径≥2 cm 的海绵状囊实性结节。

(4)最大径<1 cm 的结节,具有可疑恶性超声征象,患者有甲状腺癌的高危因素或要求进一步诊断和治疗。

(5)甲状腺弥漫散在分布的钙化灶。

(6)高度怀疑甲状腺癌转移的颈部淋巴结。

(7)甲状腺癌外科手术后可疑复发病灶。

(三)禁忌证

1.绝对禁忌证

(1)患者不合作。

(2)原因不明的出血病史。

(3)出血倾向,活化部分凝血活酶时间高于正常上限 10 秒,凝血酶原时间高于正常上限 3～5 秒,纤维蛋白原小于 1 g/L,血小板计数<50 000/mm³(50×10⁹/L),且聚集功能差,经临床会诊不能进行穿刺活检)。

(4)近期应用抗凝血药物。

(5)严重高血压(收缩压>180 mmHg)者。

（6）超声引导下不能确定穿刺安全路径。

2.相对禁忌证

穿刺点局部皮肤感染者。

（四）操作前准备

（1）完善血常规、凝血功能及血清检查（血清至少包括乙肝、丙肝、梅毒、艾滋病）。

（2）了解超声检查结果，明确靶结节的位置、大小、数量、与周围组织的关系，确定安全穿刺路径。

（3）穿刺前可进行超声造影检查。完全无增强的结节为良性，无需穿刺活检；有增强的结节，可针对造影可疑区域进行穿刺活检。

（4）超声仪器：甲状腺超声检查或穿刺引导首选配有高频线阵探头的高质量超声诊断仪。

（5）穿刺用品应备齐，包括无菌穿刺包、消毒手套、碘伏、95％乙醇、玻片、铅笔、注射器针筒、22～27G 穿刺针（如果需要做穿刺洗脱液基因检测需要相应试剂瓶）。

（6）备好麻醉药品和急救药品。

（7）向患者及其家属告知活检目的及可能发生的并发症和防范措施，令其签署"介入超声穿刺知情同意书"。

（8）指导患者配合穿刺术。

（五）操作方法

（1）患者取仰卧位，肩部垫高，颈部呈过伸位，充分暴露颈前区。操作者坐于患者头侧，调整超声仪器显示屏，使操作者可以同时方便地看到手术区域和超声图像。

（2）常规消毒、铺巾，超声探查甲状腺结节和周围组织。

（3）在超声引导下，避开大血管、气管及神经等重要组织结构。操作者一只手固定超声探头，另一只手持穿刺针沿着扫描平面斜行插入，实时观察进针过程。

（4）穿刺针到达结节中心，拔出针芯，在结节内沿不同针道来回提插 10 下左右，如果细胞量不够可以适当负压抽吸，迅速退针，用纱布压迫进针点。

（5）回抽预备的注射器，使注射器内充满空气，尽快将取材后的穿刺针连接于注射器上，使针尖斜面向下对准载玻片，快速推动注射器活塞，将吸取物推射到载玻片的一端，并用另一块载玻片将标本均匀涂抹开，之后立即置于固定液中。

（6）如为含较多囊性成分的囊实性病变，则先用穿刺针吸尽囊液，然后再对实性部分进行活检，囊液和实性穿刺液均送病理检查。如需要做穿刺洗脱液基因检测，可将穿刺针在试剂瓶内用针筒反复冲洗数次，然后低温保存并送检。

（7）穿刺结束后，压迫穿刺点 30 分钟，医生示范压迫的力度和位置，并观察患者情况。

（六）注意事项

（1）行 FNAB 检查时应注意多方向穿刺，对结节进行多点取材，尤其对超声提示的可疑部位进行重点取材。

（2）对于位于被膜下的甲状腺结节，穿刺针应经过少许正常甲状腺组织再对结节进行穿刺。

（3）FNAB 穿刺前指导患者进行呼吸练习，若在穿刺中患者出现吞咽或咳嗽应立即将穿刺针拔出。

(4)首次 FNAB 无法确诊的结节,可对结节进行再次 FNAB 检查、组织活检或甲状腺癌分子标记物检测。

(5)对可疑淋巴结行 FNAB 检查时,联合 FNAB-Tg 冲洗检查有助于减少假阴性结果。

(6)对于缺乏安全穿刺路径的甲状腺结节,可改用小微凸探头或者取与声束垂直的平面进针。

(七)并发症

1.出血和血肿

由于穿刺针损伤血管或针道压迫不当造成,血肿发生率极低,一般不严重。压迫止血是关键,多由压迫不及时或压迫部位不准确引起,可给予冰敷 30～60 分钟,通常有效。对于少量渗血的患者,局部加压 10 分钟即可止血;穿刺后引起大出血的患者,应让患者平卧休息,严密观察生命体征、颈部肿胀程度及出血量,运用多普勒超声判断出血部位,并快速局部压迫,应用止血药,不宜包扎,以便于超声随时观察。对于穿刺后形成血肿的患者,应严密观察患者有无呼吸困难的表现,及时进行对症处理。

2.声音嘶哑

发生率较低,是由于穿刺针损伤喉返神经所致,在超声引导下避开重要组织进行准确定位穿刺,可避免上述并发症。

3.局部不适或疼痛

极少数患者在穿刺后可出现轻度疼痛或不适,疼痛可向耳后及颌下放射,一般不需要处理。如疼痛明显可用一般止痛药物处理。

(八)穿刺活检后记录内容及要求

1.基本信息

患者的姓名、性别、年龄、住院号/门诊号、超声检查号、申请科室、穿刺部位、申请目的、仪器和探头型号及操作前诊断。

2.图像采集

采集的图像应包括穿刺结节切面的灰阶声像图、CDFI 声像图、穿刺针及其针道声像图及穿刺后复查的图像。

3.文字描述

(1)操作名称:超声引导下甲状腺细针穿刺细胞学检查术。

(2)一般情况:穿刺结节部位、数目、大小、回声、血流、周围有无重要脏器及血管。

(3)穿刺过程:包括引导方法、穿刺针规格、进针次数、标本玻片的数量及大体病理表现,标本的保存和送检,压迫穿刺点方法和时间。

(4)穿刺后复查:穿刺活检后超声检查有无出血。

(5)结果评价:对操作过程和效果的总体评价,记录患者有无不适表现和反应,并描写患者离开操作室时的一般情况。

(6)注意事项:穿刺后压迫止血 15 分钟,必要时卧床休息,保持伤口干燥,禁止剧烈运动。告知患者可能发生的并发症,如有异常应及时随诊。

4.署名

包括医师签名、操作日期和时间、记录者姓名。

二、超声引导下CNB

(一)目的

对甲状腺结节或颈部淋巴结进行定性诊断,指导临床治疗方案。

(二)适应证

(1)最大径≥1 cm的结节具有可疑恶性的超声征象。

(2)最大径≥1.5 cm的等回声/高回声实性结节,或实性部分呈偏心分布的囊实性结节。

(3)最大径≥2 cm的海绵状囊实性结节。

(4)最大径<1 cm的结节,具有可疑恶性超声征象,患者有甲状腺癌的高危因素或要求进一步诊断和治疗。

(5)甲状腺弥漫散在分布的钙化灶。

(6)高度怀疑甲状腺癌转移的颈部淋巴结。

(7)甲状腺癌外科手术后可疑复发病灶。

(三)禁忌证

1.绝对禁忌证

(1)患者不合作。

(2)原因不明的出血病史。

(3)出血倾向(活化部分凝血活酶时间高于正常上限10秒,凝血酶原时间高于正常上限3~5秒,纤维蛋白原小于1 g/L,血小板计数<50 000/mm^3(50×10^9/L),且聚集功能差,经临床会诊不能进行穿刺活检)。

(4)近期应用抗凝血药物。

(5)严重高血压(收缩压>180 mmHg)者。

(6)超声引导下不能确定穿刺安全路径。

2.相对禁忌证

(1)局部皮肤感染。

(2)甲亢患者,甲状腺或肿瘤组织内血流异常丰富。

(3)结节周边紧邻颈部大血管。

(4)结节直径小于1 cm,且紧邻前包膜的结节。

(四)操作前准备

(1)完善血常规、凝血功能及血清检查(血清至少包括乙肝、丙肝、梅毒、艾滋病)。

(2)了解超声检查结果,明确靶结节的位置、大小、数量、与周围组织的关系,确定安全穿刺路径。

(3)穿刺前可进行超声造影检查。完全无增强的结节为良性,无需穿刺活检;有增强的结节,可针对造影可疑区域进行穿刺活检。

(4)超声仪器 甲状腺超声检查或穿刺引导首选配有高频线阵探头的高质量超声诊断仪。CNB通常选择18~21G活检针。

（5）穿刺用品应备齐,包括无菌穿刺包、消毒手套、碘伏、甲醛溶液、活检针（如果需要做穿刺洗脱液基因检测需要相应试剂瓶）。

（6）备好麻醉药品和急救药品。

（7）向患者及其家属告知活检目的及可能发生的并发症和防范措施,令其签署"介入超声穿刺知情同意书"。

（8）指导患者配合穿刺术。

（五）操作方法

（1）患者取仰卧位,肩部垫高,颈部呈过伸位,充分暴露颈前区。操作者坐于患者右侧,调整超声仪器显示屏使操作者可以同时方便地看到手术区域和超声图像。

（2）常规消毒、铺巾,超声探查甲状腺结节和周围组织。

（3）在超声引导下,避开大血管、气管及神经等重要组织结构。操作者一只手固定超声探头,另一只手持穿刺针沿着扫描平面斜行插入,实时观察。

（4）穿刺针到达结节前缘,激发活检枪,取材后迅速拔出,用纱布压迫穿刺针道。

（5）推动穿刺针芯,将组织条置于干净的滤纸片上,置于甲醛固定液中。

（6）当穿刺取样不满意时,可重复穿刺2～3次。

（7）穿刺结束后,以无菌纱布团压迫穿刺针道15～30分钟,医生示范压迫的力度和位置,并观察患者情况。

（六）注意事项

（1）对超声提示的可疑部位进行重点穿刺。

（2）穿刺前指导患者进行呼吸练习,若在穿刺中患者出现吞咽或咳嗽应立即将穿刺针拔出。

（3）首次CNB无法确诊的结节,可对结节进行再次CNB检查或甲状腺癌分子标志物检测。

（七）并发症

1.出血和血肿

穿刺针越粗,损伤越大,在满足诊断的前提下,尽量采用较细的穿刺针。穿刺后准确有效的压迫是减少出血的关键,如果穿刺后压迫不及时或压迫部位不准确,可出现针道出血或血肿形成,可用超声观察出血和血肿部位后,准确压迫出血点,以防止进一步加重。经上述处理效果不佳者,可静脉应用止血药,严重者血肿压迫气管,应及时行气管插管,甚至手术止血。血肿多在1～2日内消退,不需要特殊处理。

2.声音嘶哑

发生率较低,是由于穿刺针损伤喉返神经所致,在超声引导下避开重要组织进行准确定位穿刺可避免上述并发症。

3.气管损伤

可出现呛咳和咯血,嘱患者安静休息,避免紧张。呛咳症状明显者可肌注地西泮。

4.局部不适或疼痛

极少数患者在穿刺后可出现轻度疼痛或不适,疼痛可向耳后及颌下放射,一般不需要处理。如疼痛明显可用一般止痛药物处理。

(八)穿刺活检后记录内容及要求

1.基本信息

患者的姓名、性别、年龄、住院号/门诊号、超声检查号、申请科室、穿刺部位、申请目的、仪器和探头型号及操作前诊断。

2.图像采集

采集的图像应包括穿刺结节切面的灰阶声像图、CDFI声像图、穿刺针及其针道声像图及穿刺后复查的图像。

3.文字描述

(1)操作名称:超声引导下甲状腺粗针穿刺组织学检查术。

(2)一般情况:穿刺结节部位、数目、大小、回声、血流、周围有无重要脏器及血管。

(3)穿刺过程:包括引导方法、穿刺针规格、进针次数、组织条的数量及大体病理表现,标本的保存和送检,压迫穿刺点方法和时间。

(4)穿刺后复查:穿刺活检后超声检查有无出血。

(5)结果评价:对操作过程和效果的总体评价,记录患者有无不适表现和反应,并描写患者离开操作室时的一般情况。

(6)注意事项:穿刺后压迫止血15～30分钟,必要时卧床休息,保持伤口干燥,禁止剧烈运动。告知患者可能发生的并发症,如有异常应及时随诊。

4.署名

包括医师签名、操作日期和时间、记录者姓名。

第二节　肝穿刺活检

近年来,由于高分辨率超声仪器的使用及穿刺针具的改进,尤其是自动活检枪的应用,使穿刺组织学活检的有效性和安全性显著提高。此外,众多研究表明,在对肝脏肿瘤的诊断方面,组织学活检明显优于细胞学活检。因此,超声引导下肝组织学活检的应用越来越普遍,而细针抽吸细胞学检查的应用逐渐减少。超声引导下经皮肝穿刺活检是在局部麻醉下利用活检装置自动切割或抽吸式穿刺肝脏,获取少量肝组织进行病理学和免疫组织化学等检查的一种操作技术,是各种肝局灶性病变或弥漫性病变最可靠的诊断方法之一。具有适应证广、损伤小、操作简单和检查结果迅速可靠等特点。肝组织病理学检查在肝疾病的诊断、分类及预后判定上占有重要的地位。是明确诊断、评估疾病程度及判定治疗效果的重要依据。

近年来,由于高分辨率超声仪器的使用及穿刺针具的改进,尤其是自动活检枪的应用,使穿刺组织学活检的有效性和安全性显著提高。此外,众多研究表明,在对肝脏肿瘤的诊断方面,组织学活检明显优于细胞学活检。因此,超声引导下肝组织学活检的应用越来越普遍,而细针抽吸细胞学检查的应用逐渐减少。超声引导下经皮肝穿刺活检是在局部麻醉下利用活检装置自动切割或抽吸式穿刺肝脏,获取少量肝组织进行病理学和免疫组织化学等检查的一种操作技术,是各种肝局灶性病变或弥漫性病变最可靠的诊断方法之一。具有适应证广、损伤小、操作简单和检查结果迅速可靠等特点。肝组织病理学检查在肝疾病的诊断、分类及预后判定上占有重要的地位。是明确诊断、评估疾病程度及判定治疗效果的重要依据。

一、肝弥漫性病变

(一)目的

(1)了解肝组织损害程度,明确肝损害的病因。

(2)评估慢性肝炎的炎症分级及纤维化程度分期。

(3)指导临床合理治疗及判定疗效。

(二)适应证

(1)肝弥漫性病变需组织病理学诊断者。

(2)慢性肝炎需判断肝纤维化程度者。

(3)原因不明的黄疸且已排除肝外胆道梗阻者。

(4)长期肝功能异常需病理诊断者。

(5)肝移植后排斥反应或不明原因的肝功能损害者。

(三)禁忌证

(1)一般情况差,不能耐受穿刺,呼吸无法配合者。

(2)有明显出血倾向及凝血功能障碍者(凝血酶原时间≥正常对照 3~5 秒、血小板计数＜$50×10^9$/L、出血时间≥10 分钟)。

(3)月经期女性,术前服用抗凝药物,停药时间未达到术前准备要求者,以及不能停用抗凝药物的患者。

(4)严重肝硬化及大量腹腔积液者。

(5)胆系、膈肌周围或穿刺路径上腹壁感染等,穿刺后易发生继发感染者。

(6)严重肝外阻塞性黄疸者。

(四)术前准备

1.患者准备

(1)检查血常规、凝血功能及血型,必要时查心电图。

(2)对有明显出血倾向及凝血功能障碍的患者应予术前对症或预防性处理(肝功能较差,凝血酶原时间不符合穿刺条件者,术前应静脉给予冷沉淀或新鲜干冻血浆;血小板低者应输血小板纠正,补充至许可范围)。

(3)患者需禁饮食 6 小时以上。

(4)询问有无抗凝血药物使用史和药物过敏史,服用抗凝药物的患者,穿刺前停用抗凝药物(华法林停用 5 天以上,肝素停用 24 小时以上,抗血小板药物停用 1 周以上,其他药物停用时间按说明书或咨询药剂师)。

(5)症状较重的咳喘患者应在症状缓解后再行穿刺。

(6)向患者说明穿刺目的、过程和围术期注意事项,取得患者配合(嘱患者术前排空大小便;练习屏气,有咳嗽者术前 1 小时可服用可待因;明显紧张的患者术前 1 小时可服用地西泮 10 mg;告知可能出现的并发症)。

（7）术前常规签署知情同意书。

2.器械准备

（1）选用可供导向穿刺的探头或导向器,穿刺经验丰富者也可以不用导向器。

（2）无菌活检装置,包括活检枪及活检针等,肝活检通常采用 18G 自动活检针或 21G 手动抽吸活检针。

（3）承载标本的滤纸纸片和标本盒。

（4）无菌穿刺包和探头无菌隔离套。

3.药品准备

常规抢救药品、麻醉药物、抗过敏药物、止血药物等。

（五）操作方法

（1）患者一般取仰卧位,常规扫查整个肝区,重点了解穿刺部位有无大血管,有无扩张胆管等。

（2）选择穿刺路径,避开较大的血管、肠管、胆管、胆囊、膈肌等重要器官,选择进针点及穿刺路径。选择最短途径,如无特殊要求,一般选择穿刺右肝。选择经右侧肋间隙穿刺者取左侧卧位,一般取腋前线第 8 肋间和腋中线第 9 肋间为穿刺点。

（3）患者取最佳体位,充分暴露肝区。常规消毒、铺巾,用无菌塑料套包住探头后再次确定进针点及穿刺路径,2％利多卡因局麻至肝被膜。

（4）进针时嘱患者屏气配合,当观察到穿刺针到达肝内至少 1 cm（肝硬化背景至少 1.5 cm）,触发扳机,实时观察穿刺针弹射过程,迅速退针,可选取不同区域进行 2～3 次穿刺取材,避免在同一点反复穿刺。观察针槽内组织的颜色、质地和长度,大致判断所取组织是否满意,根据临床检查需求,标本进行相应的处理,常规病理检查需要把标本和纸片放入 95％乙醇溶液或甲醛溶液固定;如果需做基因等特殊检查,标本不需固定,直接用新鲜标本送检。

（5）穿刺后根据获取的标本量、色泽、质地等肉眼外观特点,决定穿刺次数,通常取材次数一般不超过 3 次。每次取材,应对活检针进行清洁处理。

（6）穿刺后适当压迫穿刺部位,穿刺部位覆盖无菌纱布或止血贴,用腹带压迫。观察生命体征等 2 小时以上,超声确认穿刺部位肝脏无出血后可用轮椅或平车送回病房。嘱患者平卧 4 小时以上。

（7）超声引导肝穿刺比盲穿具有更高的安全性。穿刺标本的质量与穿刺针的内径和操作者的经验有关。弥漫性病变的穿刺取材长度应≥25 mm,包含的汇管区≥11 个。

（8）移植肝的穿刺活检:移植肝的穿刺活检方法与自体肝活检相似。局部麻醉应到达肝包膜下,建议采用右侧肋间隙或肋缘下途径。通常选用 18G 自动活检针进行单次活检。穿刺后需卧床休息,严密观察 4 小时以上。穿刺后的严重并发症发生率＜0.3％。

（六）注意事项

（1）严格掌握适应证与禁忌证。

（2）穿刺前检查活检装置和引导器的配套情况。

（3）注意穿刺进针方向与引导线有无误差。

（4）术前训练患者屏气,以便配合。

（5）进针前全面了解穿刺部位及周围血管、胆管的走行，选择合适的穿刺路径和通道，以防止出血等并发症的发生。

（6）嘱患者放松，使身体呈舒适状态。由于患者呼吸易造成病灶移动，甚至划伤肝包膜或其他脏器，故确定患者完全屏气后方可进针。

（7）调整穿刺针角度时不能在肝表面进行，以避免划破肝被膜而引起出血。

（8）术后嘱患者卧床休息4小时以上，并监测生命体征，避免因过早活动而造成穿刺点出血。

（9）选择合适的穿刺针，通常情况下，穿刺针内径较粗者，所取标本满意。

（10）同一穿刺点不宜超过3针，否则容易出现针道闭合不良而引起的并发症。

（11）穿刺标本的保存与固定要根据检查项目需求而分别处理。

（七）不良反应和并发症预防

超声引导肝脏穿刺活检并发症发生率较低，严重并发症发生率约1%。并发症的发生与操作者经验、使用针具及病灶位置有关。主要并发症包括疼痛、血管迷走神经反应、出血、气胸、血胸、胆汁性腹膜炎、腹腔脏器损伤、皮下气肿、菌血症、脓肿等。并发症约60%发生于术后最初2小时内，80%发生于4小时内。

1.局部疼痛

最常见，发生率约20%，通常较轻微，不需处理。少数患者有较严重的疼痛（约3%），可伴发低血压及血管张力失调性晕厥，需要对症处理。术前详细向患者解释穿刺步骤，可缓解其紧张情绪，减少疼痛的发生。在穿刺前对穿刺路径上各层次做充分的浸润麻醉直达肝包膜，以减轻疼痛。

2.出血

发生率1%～20%，包括肝血肿、腹腔出血、胸腔出血、胆道出血等。一般出血量很少，很快会停止。严重出血者少见，通常见于门脉高压或肿瘤位于肝表面合并明显坏死者，出血在术后2～3小时内逐渐明显。胆道出血少见，一般在穿刺术后5天内，可表现为典型的三联征：胃肠道出血、腹痛和黄疸。小的肝内或皮下血肿可不经处理自行吸收，较大的血肿可引起心跳加快、血压下降和血细胞比容降低，出血量大时应输液、输血改善循环，同时准备血管造影和外科处理。超声造影可以帮助发现活动性出血，指导消融凝固止血。合理选择穿刺适应证、穿刺路径和取材靶区，是降低出血风险的有效措施。对于有出血倾向者尽可能避免使用18G或以上穿刺针，并减少穿刺次数。避免直接穿刺位于肝表面的病变，途经正常肝组织穿刺等措施可减少出血的发生。在进针和退针瞬间，患者应屏气以防止针尖划破肝表面。多次取材时，禁忌在同一穿刺点附近反复穿刺活检。穿刺时用彩色多普勒引导以避开肝内大血管、异常血管及较表浅的血管，可减少出血的发生。用Tru-cut粗针活检后可先将针芯取出，在退出针鞘前，向针鞘内灌注12.5%孟氏液或推注吸收性明胶海绵微粒及其他止血药，以封堵针道防止出血。

3.发热

少数病例一过性发热，一般低于38℃，可自行缓解。

4.感染

以局部感染多见，可发展为腹腔脓肿、膈下脓肿，有胆道梗阻和胆管炎的患者可发生败血症。探头及穿刺针等要严格消毒。穿刺过程应遵循无菌原则,通常可以避免。

5.邻近脏器损伤

超声引导下的穿刺活检术,可能会误伤胆管、胆囊或肝外器官,如肾脏、膈肌、肺、结肠等,而引起胆汁漏、气胸、腹膜炎等并发症。术前应选择最佳的体位、进针角度和深度,术中清晰显示穿刺针的行进路径,尽量减少不必要的穿刺进针次数,以防止邻近脏器的损伤。

6.动静脉瘘

罕见,多发生于肝内,较大的动静脉瘘需要进行介入治疗。

7.死亡

发生率极低,0.0081%～0.03%。可继发于严重出血、胆汁性腹膜炎、严重胆管炎等。

(八)穿刺活检后的护理

穿刺术后要询问患者症状,注意患者主诉,监测患者血压、脉搏、呼吸等生命体征,及时发现并发症,需门诊留观 4 小时。肿瘤较大、位于肝表面或凝血功能较差者,穿刺后应卧床 2～4 小时。每隔 15～30 分钟测血压、脉搏 1 次,发现脉搏增快细弱、血压下降、烦躁不安、面色苍白、出冷汗等表现,应立即进行抗休克处理。

(九)术后记录内容和要求

1.基本信息

患者的姓名、性别、年龄、门诊号/住院号和床号、超声检查号、申请科室、检查部位、申请目的、仪器和探头型号、术前诊断。

2.图像部分

采集的图像最好 4 张以上,包括标有病灶大小测量值的二维声像图、彩色多普勒(CDFI)声像图、超声造影图像、穿刺针及其针道的声像图、术后复查的图像。

3.文字描述

(1)术前诊断与手术名称:超声引导肝穿刺活检术。

(2)一般情况:患者所取的穿刺体位,穿刺前的准备程序,如常规消毒、铺巾,局部麻醉。肝组织回声、血供情况。

(3)穿刺过程:包括引导方法、穿刺针规格、进针次数、取出组织长度、数量及大体病理表现、标本的保存和处理方式、压迫穿刺点方法和时间等。

(4)术后复查:15～20 分钟后超声检查有无术后出血。

(5)结果评估:手术过程和结果的总体评价,记录生命体征是否平稳,术后有无不适及并发症,描述患者离开诊室时的一般情况。

(6)术后注意事项:术后压迫止血 15 分钟,卧床休息 4～8 小时、少量进食、保持伤口干燥 3 天,禁止剧烈运动 1 周。告知可能并发症,如有异常,及时随诊。

4.署名

包括医师签名、操作日期和时间、记录者姓名等。

二、肝局灶性病变
(一)目的

(1)明确肝局灶性病变的性质、病理类型及分化程度。

（2）了解肝肿瘤的分子标记。

（3）评价射频、微波等各种微创治疗的疗效。

（二）适应证

（1）各种影像学检查无法确诊的肝内局灶性病变。

（2）临床表现和检查结果不一致的肝内局灶性病变。

（3）肝硬化背景下不能排除恶性的结节性病变。

（4）恶性肿瘤病理需要了解组织学类型、分级、肿瘤分子标记，帮助确定诊疗方案者。

（5）需要病理组织结果指导消融后续治疗的肝内肿瘤病变。

（6）需要病理组织结果指导化疗的肝内肿瘤病变。

（7）原发灶不明的肝内转移性病变。

（8）长期追踪但影像学检查不能确诊的良性病灶，患者要求明确病理诊断者。

（9）手术未取活检或活检失败者。

（三）禁忌证

（1）病灶位于肝脏表面、穿刺路径上没有正常肝组织的病变。

（2）肿瘤内血管丰富，或肿瘤组织邻近大血管，穿刺难以避开者为相对禁忌证。

（3）其他禁忌证与肝弥漫性病变相同。

（四）操作方法

（1）根据病灶位置，患者一般取仰卧位或左侧卧位，常规扫查整个肝区，超声观察病灶的数量、大小、位置、形态、边界、内部回声、肿块内部及周边血流等情况。对于少数病例超声图像未显示或显示不清楚，可以利用术前 CT 或 MRI 影像资料，采用融合影像技术引导穿刺。

（2）选择穿刺病灶，避开较大的血管、肠管、胆管、胆囊、膈肌等重要器官，选择进针点及穿刺路径。选择最短途径，穿刺针尽可能经过正常肝组织穿刺病灶。

（3）患者取最佳体位，充分暴露肝区。常规消毒、铺巾，用无菌塑料套包住探头后再次确定进针点及穿刺路径，2%利多卡因局麻至肝被膜。

（4）进针时嘱患者屏气配合，针尖刺入至少 1 cm（肝硬化背景至少 1.5 cm）肝组织后，当观察到穿刺针到达病灶边缘时，触发扳机，实时观察穿刺针所在位置后迅速退针，可选取肿块不同区域进行 2～3 次穿刺取材，避免在同一点反复穿刺。观察针槽内组织的颜色、质地和长度，大致判断所取组织是否满意，根据检验项目要求来确定标本是否需要固定。

（5）穿刺后根据获取的标本量、色泽、质地等肉眼外观特点，决定穿刺次数，通常取材次数一般不超过 3 次。每次取材，应对活检针进行清洁处理，降低针道种植风险。

（6）穿刺后适当压迫穿刺部位，穿刺部位覆盖无菌纱布或止血贴，用腹带压迫。观察生命体征等 2 小时以上，超声确认穿刺部位肝脏无出血后可用轮椅或平车送回病房。嘱患者平卧 4 小时以上。

（7）超声造影引导穿刺活检：对于较大的、容易发生出血、坏死的病灶或常规超声显示不清的病灶，有条件者可采用超声造影引导穿刺，以降低肝脏局灶性病变活检的假阴性率。

穿刺前超声造影：应详细记录病灶的大小、位置和形态，确认病灶内的增强区和无增强区及毗邻关系，灌注时相变化及消退时间，周边血管分布情况等，以供确定穿刺方案参考。

超声造影引导穿刺方法：推荐选择实时双幅模式，同时显示组织谐波成像和超声造影成像，注射造影剂后显示病灶异常增强的区域或造影剂消退区域，避开无增强的区域，在超声造影引导下行穿刺活检，对应的组织谐波成像可以更加清晰地显示病灶和穿刺针，实时观察穿刺过程。如果超声仪器未配备实时双幅造影软件，可在超声造影后即刻转换为常规超声模式，在病灶异常增强或造影剂消退对应的区域取材。

（五）不良反应和并发症预防

（1）肝脏肿瘤穿刺后针道种植的发生率很低，为 $0.003\%\sim0.009\%$，可能与穿刺操作过程和患者自身免疫功能有关。选择较短的射程、最短的穿刺距离、较少的穿刺次数。如果用同一根针重复穿刺，每次取材后，应对活检针进行清洁处理，一般采用 95% 乙醇擦拭三遍。在满足诊断需要的前提下，活检针外径的选择应遵循"宁细勿粗"的原则，降低针道种植的概率。对于可切除的肿瘤，应将穿刺针道置于手术可切除的肝段内。上述措施可以减少针道种植的发生。

（2）其他并发症见肝弥漫性病变。

第三节　肾穿刺活检

一、肾弥漫性病变

肾弥漫性病变主要是指累及双侧肾小球的各种疾病，多有相似临床表现，如血尿、蛋白尿、高血压等，但病因、发病机制、病理改变、病程和预后均不同的一组病变，可分原发性、继发性和遗传性肾小球病。肾活检病理学诊断现已成为肾疾病临床诊断和研究必不可缺少的手段，使肾小球疾病从临床诊断提高到组织病理学诊断的新水平，为治疗方案的选择及预后评估提供重要依据。目前，肾活检最常用的方法为超声引导下经皮穿刺活检。

（一）目的

超声引导下经皮肾穿刺活检是获取肾组织的主要手段，对获取的组织进行病理学诊断确定疾病病理学类型，对选择治疗方案及判断预后有重要意义。

（二）适应证

（1）肾小球肾炎或肾病的分型。

（2）全身性免疫性疾病引起的肾损害。

（3）不明原因的肾功能衰竭。

（4）不明原因的持续性高血压、蛋白尿、血尿。

（5）移植肾怀疑排斥反应等。

（三）禁忌证

（1）各种原因的凝血功能障碍均属禁忌，必须纠正后才可施行肾穿刺活检，以免术后出血不止。

（2）高血压是肾炎和肾病的常见症状，对严重高血压患者，肾活检前应控制血压。

（3）孤立肾或另一侧肾功能丧失者虽非绝对禁忌，但肾穿刺活检后，有时会出现氮质血症或尿毒症。

（4）肾实质萎缩，肾皮质甚薄时，所取活检标本很难获得有意义的诊断资料，因此不宜活检。

（5）多囊肾。

（6）大量腹腔积液、肾周积液、全身多脏器衰竭、妊娠等。

（7）神志不清或激烈咳嗽等症状难以控制不能配合操作者。

（四）术前准备

1.实验室检查

检查血常规、凝血功能和肾功能，排除凝血功能障碍；尿常规，怀疑有尿路感染时应行中段尿细菌培养。

2.患者准备

告知患者穿刺目的、存在的风险、并发症的防范等，令其签署知情同意书。训练患者呼吸屏气动作，有严重高血压时先控制血压，接受透析的患者穿刺前后3天暂时停用抗凝血药物。

3.器械选择

自动穿刺活检枪和一次性穿刺活检针，一般成人选用16G活检针，儿童可用18G活检针。术后加压包扎用的腹带。

4.超声检查及定位

了解双侧肾大小及肾内结构，排除穿刺活检禁忌，测量肾皮质厚度、肾下极至皮肤的距离。

（五）操作方法

（1）患者取俯卧位，腹部垫一硬枕，压迫固定肾脏，避免穿刺时肾脏退让移位。肾穿刺活检一般先选右肾，穿刺点一般选在肾下极皮质较宽厚处并避开肾窦回声，确定穿刺点及穿刺路径后，做好体表标志。

（2）常规消毒、铺巾，2％利多卡因做穿刺点浸润局麻，之后用尖刀破皮，将皮肤戳一深2mm小口。

（3）嘱患者屏气，超声引导活检枪配16G活检针沿穿刺引导线经皮肤及肾周脂肪囊后快速刺入浅层肾皮质内，激发活检枪后立即拔针即可，一般穿刺2～3针。观察穿刺标本的颜色及长度，判断穿刺标本中肾小球组织的量是否足够。

（4）穿刺完毕后，穿刺点75％乙醇消毒，加压包扎，可用腹带包扎腰腹部，平卧休息24小时。术后严密观察血压、脉搏和尿液性状等。有肉眼血尿时，应延长卧床时间，一般在24～72小时内肉眼血尿可消失。

（5）将穿刺标本分为三等份，分别送光镜（甲醛固定）、免疫荧光（生理盐水处理）、电镜检查（戊二醛固定），送检标本需冷藏。

（六）注意事项

（1）穿刺部位的选择与穿刺成功率和并发症的发生有密切关系。穿刺点应选择在肾下极无肾窦回声部位，该处肾皮质宽厚且无大的血管，容易取到较多肾小球组织。穿刺点过高，达到肾窦区会造成标本长度不够，含髓质多而皮质少，且易损伤肾盏，发生大量血尿或持续血尿；穿刺点过低，接近肾边缘容易导致穿刺失败。此外，穿刺深度不要过深，针尖达肾脏前缘为宜。

（2）术后患者保持平卧24小时，密切观察生命体征、腹部情况及尿液性状等。适当多饮水,对24小时后仍有肉眼血尿者应当继续卧床休息3天,在1周内应少活动,3个月内不剧烈活动和进行体力劳动。

(七)不良反应和并发症预防

1.疼痛

少数患者在活检部位有轻微的钝痛,一般2～5天消失,如疼痛长期持续存在应予关注,需排除肾周血肿。

2.感染

感染并不常见,只要严格遵守无菌操作,一般可以预防,对出现感染症状者应进行抗生素治疗。

3.血尿

血尿是肾穿刺活检的主要并发症,由于穿刺针直接穿刺肾组织,穿刺后几乎所有患者都有镜下血尿,可持续数小时至2天左右,肉眼血尿早年发生率较高,近年来由于活检器具及技术改进已呈明显下降趋势。穿刺时,尽量避开集合系统,在下极肾实质穿刺,术后多饮水,均可减少血尿的发生。

4.出血

包括穿刺点出血、肾被膜下出血及血肿形成,穿刺针划伤肾被膜是造成肾被膜下血肿的重要因素,肾周围血肿发生率为1%左右,与操作者技术熟练程度及患者配合不充分有关,另外与穿刺部位的选择有关,如切割肾脏包膜可导致出血。

5.动静脉瘘

肾活检穿刺术后的动静脉瘘多发生在3级分支以下,大多数没有临床症状,无症状者多可自行愈合,少数未能自愈者伴有长期肉眼血尿。穿刺后在肾区出现杂音者应警惕此并发症。缺乏影像引导、穿刺技术不良及适应证选择不当是其主要原因,目前已很少见。穿刺后彩色多普勒超声检查能早期发现动静脉瘘形成。

6.肾撕裂伤

多由于穿刺时患者剧烈咳嗽导致,患者的配合、术前呼吸训练十分重要。

7.损伤其他脏器

常由盲目穿刺、引导不准确或穿刺过程中穿刺针偏离引导线导致。

(八)术后记录内容和要求

1.基本信息

患者的姓名、性别、年龄、门诊号/住院号和床号、超声检查号、申请科室、检查部位、申请目的、仪器和探头型号、术前诊断。

2.图像部分

采集的图像最好4张以上,包括显示穿刺切面的二维声像图、CDFI声像图、穿刺针及其针道声像图、术后复查的图像。

3.文字描述

(1)施行手术名称:超声引导下肾脏穿刺活检术。

(2)一般情况:穿刺体位,穿刺前的准备程序,如常规消毒、铺巾、局部麻醉。包括术前双肾位置、大小、边界、回声、血供情况。

（3）穿刺过程：包括引导方法、穿刺部位、穿刺针规格、进针次数、取出组织长度、数量及大体病理表现、标本的保存和处理方式，压迫穿刺点方法和时间。

（4）术后复查：穿刺后 15～20 分钟超声检查术后有无出血。

（5）结果评估：穿刺过程和结果的总体评价，记录生命体征是否平稳，术后有无不适及并发症，描写患者离开诊室时的一般情况。

（6）术后注意事项：术后立即压迫止血 15 分钟，必要时腹带压迫止血 2 小时，术后卧床休息 24 小时、少量进食、保持伤口干燥 3 天，禁止剧烈运动和体力劳动 1 周。告知可能的并发症，如有异常，及时随诊。

4.署名

包括医师签名、操作日期和时间、记录者姓名等。

二、肾占位性病变

(一)目的

获取肾脏占位性病变组织进行病理学诊断可明确疾病性质，为制订治疗方案及判断预后提供依据。

(二)适应证

（1）肾实性占位性病变的诊断和鉴别诊断。

（2）原发灶不明的肾转移瘤。

(三)禁忌证

（1）各种原因引起的凝血功能障碍均属禁忌，必须纠正后才可施行肾穿刺活检，以免术后大出血。

（2）大量腹腔积液、肾周积液、全身多脏器衰竭、妊娠等。

（3）神志不清或激烈咳嗽等症状难以控制不能配合操作者。

(四)术前准备

1.术前检查

术前查血、尿常规及凝血功能，超声检查确定穿刺点及穿刺路径，做好体表标志，签署手术知情同意书。

2.仪器及器械

彩色多普勒超声仪，3.5 MHz 探头，穿刺引导架；组织学活检多使用可调式活检枪，配套活检针 18G（弹射距离 15～22 mm），也可用一次性自动弹射活检枪。

(五)操作方法

（1）患者采取俯卧位，常规消毒、铺巾、局麻，然后尖刀破皮，将皮肤戳一深 2 mm 小口。超声引导活检枪配 18G 活检针沿穿刺引导线将穿刺针经过一段正常肾组织快速进入肾肿瘤表面，嘱患者屏气，激发活检枪后立即拔针，一般穿刺 2～3 针。

（2）标本送组织学和细胞学检查。

（3）术后加压包扎，平卧休息 24 小时。术后观察血压、脉搏和尿液性状变化等。

（六）注意事项

（1）严格选择适应证，对于能够确诊的肾恶性肿瘤应避免穿刺活检。

（2）穿刺针穿入肾包膜时，应嘱患者屏气，穿刺针应经过一段正常肾组织才进入靶肿块，避免损伤肾包膜及肾内大血管；穿刺途径避开大的血管及集合系统。

（3）穿刺部位选取肿块内实性部分有血供的区域并避开大血管分支。

（4）超声引导下 18G 粗针活检与细针针吸活检同样安全，但细针细胞学获得组织较少，常不能满足病理诊断需要，18G 以上粗针组织学活检阳性率高于细针抽吸活检。因此，目前多行 18G 粗针穿刺活检。

（5）术后可出现血尿，大多 12 小时内能消失，但若血尿超过 12 小时应怀疑集合系统损伤。穿刺时须用彩色多普勒超声引导，进针路径避开大血管，避免穿刺针进入集合系统。

（七）不良反应和并发症预防

超声引导下肾肿瘤穿刺活检术通常较安全，并发症发生率较低，常见并发症主要包括术后局部疼痛、出血等，但亦有穿刺活检后形成气胸及损伤腹腔内脏器的报道，针道种植虽然少见，但也应引起临床注意。

1.出血

是最常见的并发症，多为肾周少量出血，大量出血少见。粗针活检出血概率高于细针活检。少量出血时，多数患者无临床症状，多能自行吸收。

2.血尿

多有术后镜下血尿，肉眼血尿并不多见，发生率为 5%～7%，与集合系统穿刺损伤有关，大多能够自行缓解，如血尿持续存在，首先应排除由动静脉瘘所致。

3.针道种植

肾肿瘤经皮活检有可能发生针道种植，粗针、细针活检后都有针道种植的发生，但发生率很低。

4.气胸

双肺下叶后段可随着吸气而降低，患者俯卧位穿刺肾上极的肿瘤时，有刺伤肺造成气胸的可能，但在超声引导下很少发生。改变患者体位，侧卧位穿刺或者在呼气末进针，有助于减少或避开病灶前方的肺组织。

（八）术后记录内容和要求

1.基本信息

患者的姓名、性别、年龄、门诊号/住院号和床号、超声检查号、申请科室、检查部位、申请目的、仪器和探头型号、术前诊断。

2.图像部分

采集的图像最好 4 张以上，包括显示穿刺肿物切面的二维声像图、CDFI 声像图、穿刺针及其针道声像图、术后复查的图像。

3.文字描述

（1）施行手术名称：超声引导下肾脏肿物穿刺活检术。

（2）一般情况：穿刺体位，穿刺前的准备程序，如常规消毒、铺巾，局部麻醉。包括病变位置、大小、形态、边界、内部回声、血供情况。

（3）穿刺过程：包括引导方法、穿刺针规格、进针次数、取出组织长度、数量及大体病理表现、标本的保存和处理方式，压迫穿刺点方法和时间等。

（4）术后复查：15～20分钟后超声检查术后有无出血。

（5）结果评估：手术过程和结果的总体评价，记录生命体征是否平稳，术后有无不适及并发症，描写患者离开诊室时的一般情况。

（6）术后注意事项：术后立即压迫止血15分钟，必要时腹带压迫止血2小时，术后卧床休息24小时、少量进食、保持伤口干燥3天，禁止剧烈运动和体力劳动1周。告知可能的并发症，如有异常，及时随诊。

4.署名

包括医师签名、操作日期和时间、记录者姓名。

第四节　产科穿刺活检

一、绒毛活检

绒毛细胞是由受精卵发育分化的滋养层细胞和绒毛间质中的胚外中胚层细胞组成，绒毛细胞与胎儿组织同源，具有同样的遗传性，通过产前对绒毛的检测，可准确地反映胎儿的情况，故绒毛活检（chorionic villus sampling，CVS）可以用于胎儿遗传病的产前诊断。CVS的主要优点是能更早得到诊断结果，能采取更简单、安全的方法终止异常胎儿妊娠。

（一）目的

利用细胞遗传学、分子生物学、生物化学等技术对绒毛组织进行染色体分析、基因分析和生化测定。

（二）适应证

（1）高龄孕妇（孕妇年龄≥35岁）。

（2）孕早期血清学筛查异常，第一孕期超声筛检高危或发现胎儿结构异常者。

（3）染色体异常儿生育史。

（4）家族遗传病史。

（5）单基因遗传病或代谢性疾病儿生育史。

（6）不良妊娠史。

既往推荐绒毛活检适宜在怀孕的10～13周施行，但目前更多的研究建议为更好地获取绒毛标本并尽量减少胎儿横向截肢缺陷、小下颌及舌头过小等畸形的发生率，改为在孕11～13周行绒毛活检。

（三）禁忌证

（1）Rh阴性孕妇已被Rh阳性胎血致敏。

（2）宫颈病变或阴道炎症行经宫颈绒毛活检。

（3）HIV阳性。

（4）凝血功能异常或正在服用抗凝药物。

（5）无医学指征的胎儿性别鉴定。

（6）先兆流产。

（7）其他不宜介入检查的疾病。

（四）术前准备

（1）孕妇查血常规、HIV 抗体、HBsAg、抗梅毒抗体、ABO 血型和 Rh 因子，如 Rh（一），查间接 Coombs 试验，告知胎母输血的风险，建议准备抗 D 球蛋白。

（2）操作前准备：准备托盘放置无菌生理盐水约 40 mL，并放入少许肝素抗凝。穿刺套管针内预先浸润少许抗凝生理盐水，20 mL 针筒抽 2～4 mL 抗凝生理盐水待用。

（五）操作方法

1. 经宫颈绒毛活检（transcervical chorionic villus sampling，TC-CVS）

（1）孕妇适当充盈膀胱，取膀胱截石位，经腹或经阴道超声观察子宫位置、胚胎或胎儿情况、绒毛位置。

（2）在超声引导下，将长 25 cm、直径 1.5 mm 的聚乙烯套管（内置硬导丝）经宫颈插入宫腔，套管顶端到达叶状绒毛膜所在位置，退出导丝。

（3）20 mL 注射器抽吸 1 mL 肝素生理盐水，连接套管，抽拉注射器栓至 10 mL 产生负压，并在保持负压的状态下缓慢退管。

（4）将混有绒毛的肝素盐水送检。

（5）如 1 次活检的绒毛组织量不够，可按上述方法再操作 1 次。

（6）术毕立即观察胎囊大小及胎心搏动，孕妇卧床休息 1 小时。3 次取样均未抽取到绒毛组织为活检失败。

2. 经腹壁绒毛活检（transabdominaa chorionic villus sampling，TA-CVS）

超声引导下徒手或利用穿刺引导架采用双针套管技术完成（引导套针为 18G 或 19G，活检针为 20G 或 21G）。

（1）孕妇仰卧位，在超声引导下将引导套针沿胎盘的长轴方向进针。

（2）引导套针经腹壁及子宫壁穿刺入胎盘后，退出针芯。

（3）将活检针经引导套针送至胎盘绒毛组织内，去除针芯，连接含 1 mL 肝素生理盐水的 20 mL 注射器，抽拉注射器栓至 10 mL，在保持负压的状态下，小幅度上下提插活检针抽取绒毛组织。

（4）将混有绒毛的肝素盐水送检。

（5）如 1 次活检的绒毛组织量不够，可再次将活检针插入引导套针内抽吸。

国外在 1990 年后逐渐淘汰 TC-CVS，实行 TA-CVS。

（六）注意事项

（1）经阴道绒毛活检，声像图可以准确显示导管从颈部到胎盘取样位置的进针路线。在吸取绒毛组织之前，导管的尖端应在胎盘的分叶中停留一段时间后再抽吸。

（2）经腹绒毛活检时，对后位胎盘穿刺针应尽量避免穿破羊膜结构。

（3）母体的膀胱完全排空和超声探头加压可以使子宫变直，后位胎盘可以经腹壁监视经阴道穿刺或经阴道超声引导穿刺。

(七)不良反应和并发症预防

(1)胎儿丢失 0.5%~1.64%。

(2)绒毛膜下血肿或穿刺后阴道出血,经腹部操作的阴道出血率低于经阴道操作的出血率(0.2%∶2.5%)。

(3)感染:采用 TA-CVS 并严格无菌操作可以尽量避免发生。

(4)胎盘植入:局限性胎盘植入的发生率约 1%。

(5)穿刺失败率 0.19%。

(6)母体组织污染率低于 1%。

(7)胎儿肢体缺损可能性约 0.22%。

(8)取材不足导致无法进行产前诊断的发生率 0.1%。

(八)穿刺活检后的护理

手术结束拔针后消毒并无菌敷料固定,持续穿刺点按压。超声立即对胎心及胎盘、腹壁扫描,检查有无胎心减慢及穿刺点有无出血。穿刺点压迫 10~15 分钟并休息室卧床休息,术后 30 分钟超声再次扫描,内容同前。

(九)术后记录内容和要求

1.基本信息

患者的姓名、性别、年龄、孕周、门诊号/住院号、床号、超声检查号、申请科室、检查部位、申请目的、仪器和探头型号、术前诊断。

2.图像部分

采集的图像最好 3 张以上,包括有显示靶绒毛的二维声像图、术前胎儿胎心搏动频谱图、穿刺针及其针道的声像图、术后复查胎儿胎心搏动频谱图。

3.文字描述

(1)施行手术名称:超声引导下(经腹或经阴道)绒毛活检术。

(2)一般情况:孕妇的穿刺体位,穿刺前的准备程序,如常规消毒、铺巾,局部麻醉。包括绒毛位置、血供情况。记录胎儿活动和胎心情况。

(3)穿刺过程:包括引导方法、穿刺针规格、进针次数、取出组织数量、标本的保存和处理方式、压迫穿刺点方法和时间等。

(4)术后复查:术后 15~20 分钟后超声检查有无穿刺点、子宫周围、腹腔、羊膜囊出血,胎儿活动和胎心是否正常。

(5)手术过程的总体评价:孕妇和胎儿生命体征是否平稳,术后有无不适及并发症,描写患者离开诊室时的一般情况。

(6)术后注意事项:术后压迫止血,卧床休息、少量进食、保持伤口干燥 24 小时,禁止剧烈运动 1 周。告知可能并发症,如有异常随诊。

4.署名

包括医师签名、操作日期和时间、记录者姓名等。

二、羊膜腔穿刺

羊膜腔穿刺术起始于 20 世纪 30 年代,现已成为围产医学临床上不可缺少的一种手段,应用范围越来越广,在 1960 年超声引导技术也逐渐开始应用于羊膜腔穿刺术,使其拥有了取材方便、流产率低,并发症少等优点。在新生儿群体中,染色体异常儿的发生率为 0.5%～0.7%,其中 21-三体最高,其次为性染色体异常和染色体结构异常,而羊水培养后进行传统的染色体核型分析,为目前国内外公认的诊断染色体疾病的金标准,同时,在治疗方面,由于超声导向操作的可视化使通过羊膜腔的各种治疗方法成为可能。

(一)目的

1.诊断

包括胎儿染色体核型检查、胎儿成熟度评估、各项指标测定等。

2.治疗

包括羊水减量、羊水灌注、促胎儿成熟治疗、羊膜腔内注药终止妊娠等。

(二)适应证

1.中期妊娠(16～20 周)

(1)胎儿染色体核型检查。

(2)胎儿发育异常、代谢性疾病的羊水生化指标测定。

(3)羊水过多时羊水减量,或过少时的羊膜腔灌注。

(4)羊膜腔内注药终止妊娠。

2.晚期妊娠

(1)胎儿成熟度评估。

(2)母子血型不合的诊断。

(3)促胎儿成熟治疗。

(4)胎儿宫内发育迟缓或羊膜炎患者羊膜内注药治疗。

(三)禁忌证

(1)先兆流产。

(2)有盆腔或宫腔感染征象。

(3)术前两次测量体温(腋温)高于 37.2 ℃。

(4)有出血倾向(血小板≤70×10⁹/L,凝血功能检查有异常)。

(5)非医学需要的胎儿性别鉴定。

(四)术前准备

1.患者准备

(1)认真核对适应证、妊娠周数、胎儿大小、羊水量、胎盘附着情况等有无穿刺禁忌证。

(2)二维超声检查排除胎儿畸形。

(3)查血常规、HIV 抗体、HBsAg、抗梅毒抗体、ABO 血型和 Rh 因子,如 Rh(-),查间接 Coombs 试验,告知胎母输血的风险,建议准备抗 D 球蛋白。

(4)量体温,腋温低于 37.2 ℃孕妇方可手术。两次体温在 37.5 ℃以上者,穿刺暂缓。

(5)术前有关手术风险及并发症与孕妇及家属详细沟通,并令其签署手术知情同意书。

2.器械准备

超声诊断仪器、凸阵探头、穿刺针(20～22G)、无菌探头薄膜、注射器(5 mL、20 mL)、羊水采集瓶等。

3.预备物品

无菌敷贴、肝素等。

(五)操作方法

(1)孕妇术前排空膀胱,平躺手术床上,取仰卧位。

(2)超声检查了解胎儿情况、胎盘位置、羊水深度,选择穿刺点,做标记,尽可能避开胎盘、胎儿头面部,多数选择在羊水较多的胎儿肢体侧。

(3)常规消毒铺巾。

(4)左手固定穿刺部位皮肤,右手持穿刺针(20～22G、长 15～20 cm)在超声引导下刺入羊膜腔,垂直进入宫腔,有两次突破感,拔出针芯,见淡黄色液体流出,抽取 2 mL,废弃(因混有母体组织,不能做细胞培养),换 5 mL 注射器抽取 5 mL 留作 TORCH 培养,再换 20 mL 注射器抽取 20 mL 羊水,速度不宜过快,插入针芯,拔出穿刺针。

(5)穿刺点局部无出血则敷以无菌敷料,若有出血则局部轻按止血后敷以无菌敷料。

(6)再次超声检查胎心、胎盘及胎儿情况。

(7)羊水注入无菌试管,即送实验室接种,如羊水中混有血液,应在标本中加入肝素抗凝,羊水采集瓶或培养瓶,需注明孕妇姓名、编号及取样日期,以防混乱。

(8)进行宫内治疗者注入相应的药物。

(9)穿刺后孕妇观察 2 小时,若无异常则可离院,并告知注意事项。

(六)注意事项

(1)穿刺过程中出现子宫收缩或胎动频繁,应停止操作。

(2)一次穿刺失败只允许重复 1～2 次,且不能在同一部位重复进针。

(3)如果两次穿刺未获得羊水标本则为穿刺失败,可于 2 周后重新行羊膜腔穿刺。

(4)双胎妊娠时,在超声引导下先穿刺一个妊娠囊,抽吸羊水后,换穿刺针穿刺另一个妊娠囊。

(5)术毕超声观察胎心、胎动和羊水情况。

(七)不良反应和并发症预防

1.流产

孕中期羊膜腔穿刺的流产率在 0.5% 左右,多次穿刺会使流产率增加。

2.损伤和出血

包括母体腹壁、子宫、脐带、胎盘或胎儿损伤,可发生腹壁、子宫浆膜下、脐带或胎盘血肿、胎儿出血。损伤会导致羊水内血液污染。

3.羊水渗漏

羊水渗漏会导致羊水过少,很少发生。

4.宫内感染

消毒不严格时可能发生感染,反复穿刺羊膜腔可能增加宫内感染和早产的风险。

(八)穿刺后的护理

(1)敷料保持干燥 3 天。

(2)术后若有腹痛、阴道流血、阴道流液等不适应立即就诊。

(3)每天多饮开水。

(4)禁止性生活两周。

(九)术后记录内容和要求

1.基本信息

患者的姓名、性别、年龄、孕周、门诊号/住院号和床号、超声检查号、申请科室、检查部位、申请目的、仪器和探头型号、术前诊断。

2.图像部分

采集的图像最好 5 张以上,包括穿刺前羊膜腔声像图、进针后的针尖位于羊膜腔内的针道切面图像、穿刺后羊膜腔的图像、穿刺前胎心频谱图。

3.文字描述

(1)手术名称:超声引导下羊膜腔穿刺术。

(2)一般情况:孕妇的穿刺体位,穿刺前的准备程序,如常规消毒、铺巾。羊膜腔回声和周围有无大血管。记录胎儿活动和胎心情况。

(3)穿刺过程:包括引导方法、穿刺途径和穿刺点、穿刺针规格、进针深度、抽吸羊水量、颜色和性状。

(4)术后复查:术后 15～20 分钟后超声检查有无穿刺点、子宫周围、腹腔、羊膜囊出血,胎儿活动和胎心是否正常。

(5)手术过程的总体评价:孕妇和胎儿生命体征是否平稳,术后有无不适及并发症,描写患者离开诊室时的一般情况。

(6)术后注意事项:术后压迫止血 10～15 分钟,术后卧床休息 4～8 小时,普通进食,保持伤口干燥3天,禁止剧烈运动。告知复查时间和可能并发症,如有异常随诊。

4.署名

包括医师签名、操作日期和时间、记录者姓名等。

三、脐带血穿刺

出生缺陷是影响我国人口素质的重要问题,染色体病是出生缺陷的常见原因之一,活产新生儿染色体异常率为 0.5%～1.0%,介入性产前诊断是目前最有效的预防手段。1983 年首次报道了超声引导下的经母腹抽取胎儿脐静脉血的宫内采血技术,由于该技术具有可获取纯胎血、对母儿造成的风险小、并发症少,较少受孕周限制等优越性,能更广泛地应用于胎儿遗传性疾病的诊断和胎儿宫内状态的评价,因此在临床上已逐渐开展和应用,使产前了解胎儿宫内状态,开展宫内诊断与治疗产生了一个飞跃。

(一)目的

1.诊断

包括胎儿脐血细胞染色体核型分析和单基因病诊断、血液系统疾病、免疫缺陷综合征的诊断等。

2.评估

包括评估胎儿宫内治疗的效果等。

(二)适应证

(1)胎儿脐血细胞染色体核型分析和单基因病诊断。

(2)血液系统疾病、免疫缺陷综合征的诊断。

(3)胎儿脐血血气分析。

(4)胎儿宫内感染的诊断。

(5)绒毛及羊水培养出现假嵌合体或培养失败进行矫正或补救诊断。

(6)评估胎儿宫内治疗的效果。

(三)禁忌证

(1)先兆流产。

(2)术前两次测量体温(腋温)>37.2 ℃。

(3)有出血倾向(血小板计数≤$70×10^9$/L,凝血功能检查有异常)。

(4)有盆腔或宫腔感染征象。

(5)无医疗指征的胎儿性别鉴定。

(四)术前准备

(1)术前经产前诊断医师与患者充分交流并签署产前穿刺知情同意书。

(2)严格掌握适应证及禁忌证。

(3)查血常规、HIV 抗体、HBsAg、抗梅毒抗体、ABO 血型和 Rh 因子,如 Rh(一),查间接 Coombs 试验,告知胎母输血的风险,建议准备抗 D 球蛋白。

(4)术前孕妇排空膀胱,给予孕妇服镇静剂,可使孕妇镇静,减少胎动以利取血。

(5)二维超声了解胎儿、羊水及胎盘附着情况。

(五)操作方法

(1)穿刺点的选择首选部位应选择脐带显示清晰,较固定,且离胎盘、胎体较远处,如脐带插入胎盘10～20 mm处,也可以在脐带进入胎儿脐部或游离段取样。

(2)选择好穿刺点,按羊膜腔穿刺方法,穿刺针(21～22G)首先进入羊膜腔内,达穿刺段脐带表面。

(3)超声引导下快速进针,进入脐静脉中,然后轻轻上提穿刺针,见脐带随针上移,证实针已刺中脐血管,超声屏幕上脐静脉管腔内可见一针尖强回声点,若针尖穿过脐血管,轻轻旋转上提穿刺针使针尖强回声点上移至脐静脉管腔内,抽出针芯,连接注射器抽吸脐血 1.5～3.0 mL。

(4)用棉球压迫穿刺点片刻,术毕观察胎心、胎动及羊水情况。

(5)若两次穿刺均未刺入脐血管内则为穿刺失败,1 周后重新穿刺。

(六)注意事项

(1)若羊水过少,可以在羊膜腔灌注 100～300 mL 温生理盐水,以帮助显示合适的穿刺部位。若羊水过多,可以先进行羊膜穿刺抽液治疗,以减小腹壁与脐带插入胎盘处之间的距离。

(2)不宜在孕妇空腹时进行穿刺。因胎儿在低血糖的情况下,脐带血管易发生痉挛或出现胎心过缓。

（3）术后卧床休息 4～8 小时。

（七）不良反应和并发症预防

1.并发症

（1）流产：发生率为 1.6%～6.0%。

（2）胎儿心动过缓：可能与脐带受刺激而发生痉挛、仰卧位综合征等因素有关，发生率为 3%～12%。胎心心动过缓大多数为一过性，可在术后立即恢复正常水平，无须给予特殊处理。如果穿刺后即刻出现胎心减慢，孕妇四肢发冷、脉搏细弱，可嘱孕妇左侧卧位，吸氧可缓解，必要时给予 10% 葡萄糖和维生素 C 或阿托品 0.5 mg 加葡萄糖 20 mL 静脉注射。

（3）脐带出血：为针刺部位出血，出血常在 1～2 分钟内停止。偶尔可能导致胎儿严重失血。脐带血肿的发病率为 0.5%～1.0%，主要发生在脐带游离段的穿刺，大多数脐带血肿不影响脐带的血流量，但较大的血肿可能部分或完全压迫脐带血管，导致胎儿窘迫或死亡。

（4）胎盘出血：为针刺部位的出血。常见于针杆多次抽插时或拔针后，前壁胎盘者多见。出血持续时间 3～90 秒。

（5）胎儿宫内死亡：发生率约 1.1%。

（6）子宫阵发性收缩：多为子宫前壁局部应激性收缩。超声图像上可见穿刺部位肌层局部增厚、隆起，施术者感觉针杆抽插困难。少数为子宫体收缩，子宫变硬。子宫收缩发生除与子宫敏感性有关外，还与手术时间及针杆抽插频率成正比。子宫收缩发生时暂停针杆抽插 2～3 分钟可得到缓解。胎心率正常者待缓解后可继续手术。子宫收缩导致的胎儿缺氧可能是引起胎心过缓甚至胎儿死亡的原因之一。

（7）其他：感染。

2.降低并发症发生率的建议

（1）术前与患者进行沟通，通过看穿刺录像、宣传册等形式解除孕妇的紧张及恐惧，术前避免空腹，如喝奶等防止孕妇低血糖。

（2）提高施术者的熟练程度，超声定位要准确，进针深度测量要准确，宁深勿浅，保证穿刺针和脐带在同一切面，避免穿刺针和脐带平行重叠的现象，另外，穿刺速度要快而稳。严格执行无菌操作。

（3）最佳穿刺孕周为 25～30 周。

（4）穿刺时间不应超过 20 分钟。

（5）穿刺进针次数尽量减少，进针力度适中，抽血避免过速。

（6）出现子宫收缩应暂缓操作，出现脐带痉挛应暂缓抽血，出现胎心率过缓应停止操作。

（八）穿刺活检后的护理

（1）敷料保持干燥 3 天。

（2）术后若有腹痛、阴道流血、阴道流液等不适应立即就诊。

（3）禁止性生活两周。

（九）术后记录内容和要求

1.基本信息

患者的姓名、性别、年龄、孕周、门诊号/住院号、床号、超声检查号、申请科室、检查部位、申请目的、仪器和探头型号、术前诊断。

2.图像部分

采集的图像包括取样前胎心频谱、脐带切面的二维图像、CDFI 图像、进针后的针尖位于脐带内的针道切面图像,以及取样后脐带 CDFI 的图像、取样后胎心频谱。

3.文字描述

(1)手术名称:超声引导下经皮脐带血取样术。

(2)一般情况:孕妇的穿刺体位,穿刺前的准备程序,如常规消毒、铺巾。脐带位置、血流和周围有无大血管。记录胎儿活动和胎心情况。

(3)穿刺过程:包括引导方法、穿刺途径和穿刺点,穿刺针规格、进针深度、抽吸脐带血量、颜色和性状。

(4)术后复查:术后 15～20 分钟后超声检查有无穿刺点、子宫周围、腹腔、羊膜囊出血,胎儿活动和胎心是否正常。

(5)手术过程的总体评价:孕妇和胎儿生命体征是否平稳,术后有无不适及并发症,描写患者离开诊室时的一般情况。

(6)术后注意事项:术后压迫止血 10～15 分钟,术后卧床休息 4～8 小时,普通进食,保持伤口干燥3 天,72 小时内避免穿刺部位接触不洁物品、禁止剧烈运动、避免进食生冷或不洁食物,告知复查时间和可能并发症,如有腹痛或阴道流水等异常情况就近诊治。

4.署名

包括医师签名、操作日期和时间、记录者姓名等。

四、胎儿心脏穿刺

随着产前诊断水平的迅速发展,胎儿宫内取血已成为了解胎儿有无先天性缺陷及评估胎儿宫内状况的重要手段,这使产前诊断进入分子遗传学阶段。经母腹穿刺脐静脉取血是目前最常用的宫内采血术,当脐血管或肝内血管穿刺困难或失败时,胎儿心脏穿刺术可作为一种补救方法,获得胎血。另外,胎儿心脏穿刺术也可以为血管内治疗、选择性减胎和先天性心脏疾病的子宫内治疗等提供另一种途径。该技术为胎儿宫内诊断和治疗提供了新的方法,但是,其相关的风险比脐带穿刺更高,必须在产生的预期结果大于相关胎儿和母体的风险时采用胎儿心脏穿刺。

(一)目的

1.诊断

包括胎儿染色体核型分析和单基因病诊断、血液系统疾病、免疫缺陷综合征、胎儿心包积液等的诊断。

2.治疗

包括多胎妊娠减胎术、胎儿心包积液治疗,血管内治疗,先天性心脏疾病的子宫内治疗等。

(二)适应证

(1)有脐静脉穿刺适应证,但脐静脉穿刺困难或失败者。

(2)胎儿心包积液的诊断和治疗。

(3)胎儿心脏内注药治疗。

(4)多胎妊娠减胎术。

(三)禁忌证

(1)先兆流产。

(2)术前两次测量体温(腋温)>37.2 ℃。

(3)有出血倾向(血小板≤70×10⁹/L,凝血功能检查有异常)。

(4)有盆腔或宫腔感染征象。

(四)术前准备

1.患者准备

(1)严格掌握适应证及禁忌证。

(2)超声检查了解胎儿、胎儿心脏、羊水及胎盘附着情况。

(3)查血常规、出凝血功能、HIV 抗体、HBsAg、抗梅毒抗体、ABO 血型和 Rh 因子,如 Rh
(—),查间接 Coombs 试验,告知胎母输血的风险,建议准备抗 D 球蛋白。

(4)量体温,腋温低于 37.2 ℃孕妇方可手术。两次体温在 37.5 ℃以上者,穿刺暂缓。

(5)术前有关手术风险及并发症与孕妇及家属详细沟通,并签署手术知情同意书。

2.器械准备

超声诊断仪器、凸阵探头、穿刺针(21～22G、长 15～20 cm)、无菌探头薄膜、注射器等。

3.预备药品

无菌敷贴等。

(五)操作方法

(1)孕妇术前排空膀胱,平躺手术床上,即仰卧位。

(2)超声检查了解胎儿情况,胎盘位置,尽可能避开胎盘。

(3)常规消毒铺巾。

(4)超声引导下使用穿刺针(21～22G、长 15～20 cm),垂直进入宫腔,见针尖达胎儿左侧
胸壁,经肋间隙快速进针达心腔内,拔出针芯,抽出血液标本。如需治疗或减胎,注入相应药
物。尽量以右心室为进针目标,避免针道穿过室间隔。

(5)穿刺点局部无出血则敷以无菌敷料,若有出血则局部轻按止血后敷以无菌敷料。

(6)术毕观察胎心、胎动、羊水及是否有心包积血。

(7)穿刺后孕妇观察 2 小时,若无异常则可离院,并告知注意事项。

(六)注意事项

当脐静脉穿刺困难或失败时可行胎儿心脏穿刺术,彩超引导可清晰显示胎儿心内血流变
化并缩短穿刺时间。胎儿心脏穿刺术有一定的风险性,应慎重选择。

(七)不良反应和并发症预防

1.胎儿心脏停搏、心包积血

严重并发症,这是该技术被谨慎使用的重要原因。有报道 6 例胎儿心脏穿刺术均出现心
包积血和心动过缓的并发症。尽量选用较细的穿刺针(22G),可减少心包积血发生。

2.胎儿心动过缓

最常见的并发症,常见一过性心动过缓,心率<80 次/分。其发生可能与子宫收缩、直接穿刺胎儿心脏、心电传导系统受损或取血过多导致胎儿血容量急剧下降有关。在术前超声检查评估,确定胎儿位置,并确定右心室作为最前心腔。尽量以右心室为进针目标,确保最短的路径。

3.胎盘渗血

也时有发生,其与穿刺部位、穿刺针的选择及进针力度直接相关,也与胎盘位置有很大关系。穿刺时应尽量避开胎盘,如实在无法避开,进针方向应垂直胎盘,以减少对胎盘的损伤,选用细针穿刺也是很重要的,同时进针力度也要加以控制,要以有节制的冲击力进针。胎盘渗血不需特殊处理,均可自行停止,这可能与羊水对胎盘有一定的压力及羊水内含有促凝物质有关。

4.流产

一项胎儿产前诊断研究的报道中,158 例胎儿心脏穿刺,总流产率为 6.5%。可于术后 1～2 小时进行胎心监测,并注意子宫收缩情况。必要时术后 24 小时后复查 B 超。

(八)穿刺后的护理

(1)敷料保持干燥 3 天。

(2)术后若有腹痛、阴道流血、阴道流液等不适应立即就诊。

(3)禁止性生活两周。

(九)术后记录内容和要求

1.基本信息

患者的姓名、性别、年龄、住院号和床号、超声检查号、申请科室、治疗部位、申请目的、仪器和探头型号、术前诊断。

2.图像部分

采集的图像最好 4 张以上,包括有显示穿刺部位的二维声像图、CDFI 声像图、穿刺针及其针道的声像图、术后复查的图像。

3.文字描述

(1)术前诊断与手术名称:超声引导下胎儿心脏穿刺术。

(2)一般情况:孕妇的穿刺体位,穿刺前的准备程序,如常规消毒、铺巾,局部麻醉。包括穿刺部位及周围脏器情况。

(3)穿刺过程:包括引导方法、穿刺针规格、进针次数、抽出血样的量、颜色和性状、有无注射药物、种类、用量、压迫穿刺点方法和时间等。

(4)术后复查:术后 15～20 分钟超声检查有无穿刺点、子宫周围、腹腔、羊膜囊出血,胎儿活动和胎心是否正常。

(5)结果评估:孕妇和胎儿生命体征是否平稳,术后有无不适及并发症,描写患者离开诊室时的一般情况。

(6)术后注意事项:术后压迫止血 15 分钟、卧床休息 8 小时、少量进食、保持伤口干燥 3 天,禁止剧烈运动 1 周。告知可能并发症,如有异常随诊。

4.署名

包括医师签名、操作日期和时间、记录者姓名等。

五、减胎术

近年来，随着诱发排卵药物及辅助生殖技术的广泛应用，多胎妊娠的发生率明显升高。多胎妊娠的母婴并发症发生率明显增加。随着孕周缩短，新生儿并发症及由于低体重儿带来的后遗症如眼科异常、呼吸道窘迫综合征、小肠坏死及脑瘫等增加，而且新生儿围产期死亡率，双胎妊娠比单胎高4倍，三胎妊娠比单胎高6倍。超声介导下减胎作为多胎妊娠后最有效的补救措施，可有效降低多胎妊娠母婴并发症。

(一)目的

多胎妊娠早期选择性减胎术，可有效减少生产胎儿数目，减少产妇并发症，提高新生儿成活率。适当减少胎儿数目可降低妊娠丢失率、早产率、新生儿发病率和病死率。

(二)适应证

(1)三胎及三胎以上的多胎妊娠，孕龄在8～14周者。

(2)双胎妊娠合并子宫畸形或内科合并症不能承受双胎妊娠者。

(3)双胎妊娠坚决要求保留单胎妊娠者。

(三)禁忌证

(1)无绝对禁忌证。

(2)已有阴道流血的先兆流产者，慎行减胎术。

(3)患有泌尿生殖系统急性感染或性传播疾病者。

(四)减胎的途径

常用的多胎妊娠减胎的途径有如下几种。

1.经宫颈途径

因需扩张宫颈吸出孕囊，改变了宫腔容积致使减胎术后流产率高，现已弃用。

2.经阴道途径

减胎一般在妊娠早期(7～8周)被选择，因为此时施行手术相对安全且母胎并发症较少。经阴道途径的优点是施术时间较早，手术时间短、安全有效，可不必向胎体注射药物。

3.经腹途径

通常是注射高浓度氯化钾，其手术对象较明确，定位准确。经腹减胎术也会因腹肌张力大，针尖活动方向难以控制，尤其当胚芽较小更不易将药物准确注入胎心，所以早期妊娠时其减胎失败率高。大多数学者也认为选择性减胎应在妊娠中期时进行，因为在妊娠中期可准确而有效的灭活异常胎儿，降低严重妊娠并发症的发生率，改善妊娠预后。

(五)术前准备

(1)通过向孕妇讲解治疗的方法，使孕妇了解治疗过程，减轻其紧张、恐惧等心理，积极主动配合治疗。

(2)进行血生化、血常规、凝血，以及白带等常规检查。

(3)利用超声准确扫查子宫及妊娠囊情况(位置、大小、心管搏动等)，防止误穿。

(4)手术前向孕妇以及孕妇家属讲述手术效果、可能后果等，并令其确认签署手术知情同意书。

（5）术前预防性使用抗生素。

（六）操作方法

1.经腹壁穿刺减胎术

孕妇排空膀胱,取仰卧位。减胎操作前再次认真核实被减胎儿,常规消毒铺巾,超声探头套无菌套,安放穿刺支架,超声显示心脏最大切面,在超声引导下用 21G 穿刺针快速刺入胎儿心腔,回抽见血后注入 10％氯化钾 2～5 mL。注药后被减胎儿心跳及血流消失,继续观察 15分钟,未见心跳恢复即可拔针结束操作。

2.经阴道穿刺减胎术

孕早期患者于孕 7～8 周时,超声确认心管搏动后,行减胎术。术时排空膀胱,1‰醋酸氯己定液消毒外阴、阴道后用生理盐水冲洗干净并擦干。穿刺前再次确认有心管搏动的孕囊数目。选择好减灭目标胚胎后调整减灭胚胎的心管搏动区处在屏幕显示的穿刺径线上,用 16G穿刺取卵针由阴道穹窿部进针,沿着穿刺径线经宫壁刺入胚胎胚芽心管搏动处,开动负压吸引器,小幅度、一次或重复抽吸直至胚胎组织全部或大部分吸出,尽可能不抽吸羊水;确认胚胎完全吸出后或残留胚胎无胎心搏动时,退出穿刺针。需要减灭第二胚胎时,可不必拔针,仅转动探头改变针尖方向即可连续穿刺。对其他待减孕囊重复上述步骤。

（七）不良反应和并发症预防

1.感染

可致胎膜早破及妊娠胎儿丢失,减胎术中应严格无菌操作,术后抗生素预防感染。对于术后有阴道流血者应加强管理,除住院保胎治疗外,应进行宫颈的细菌培养,合理应用抗生素。

2.流产及早产

引起多胎妊娠减胎术后流、早产的原因很多,可能为感染、多胎妊娠及被减胎儿坏死物质的释放,心理压力也是原因之一,因此要掌握好减胎的适应证、确定合适的被减胎儿数目,稳定孕妇情绪减轻其心理负担,特别是孕 28 周后,若出现早产迹象,应卧床休息,积极保胎、对症治疗,提高新生儿的存活率。

3.凝血功能障碍

虽然死胎可发生胎儿血管栓塞综合征引起血栓形成及弥散性血管内凝血（DIC）,但胎儿死亡后胎盘血管的闭塞,胎盘表面纤维素的沉积可阻止凝血酶的释放,使凝血障碍产生的危险性大大减小,因此许多减胎患者并无 DIC 的临床、亚临床表现。

4.氯化钾误入母体的处理

当氯化钾注入胎儿体内时,孕妇应无任何不适,若注药时孕妇突感明显的下腹疼痛,应考虑误注入孕妇体内的可能。为防止这一严重的并发症,首先应确定针尖的位置,注药时应缓慢,一旦出现孕妇突然的疼痛立即停止。

（八）术后护理

（1）术后适当卧床休息,严密观察腹痛及阴道分泌物情况。

（2）保持外阴清洁,每日用 0.2％碘伏擦洗外阴。

（3）鼓励孕妇多进富含维生素、蛋白质、纤维素的易消化饮食,保持大便通畅。

(九)术后记录内容和要求

1.基本信息

患者的姓名、性别、年龄、孕周、门诊号/住院号和床号、超声检查号、申请科室、检查部位、申请目的、仪器和探头型号、术前诊断等。

2.图像部分

采集的图像最好 3 张以上,包括有显示穿刺部位的二维声像图、CDFI 声像图、穿刺针及其针道的声像图、术后复查的图像。

3.文字描述

(1)施行手术名称:超声引导下减胎术。

(2)一般情况:孕妇的穿刺体位,穿刺前的准备程序,如常规消毒、铺巾。包括穿刺部位及周围血管情况。

(3)穿刺过程:包括引导方法、穿刺针规格、进针次数、有无注入药物、种类、用量等。

(4)术后复查:术后 15～20 分钟后超声检查有无穿刺点、子宫周围、腹腔、羊膜囊出血,检查胎儿活动和胎心情况。

(5)手术过程的总体评价:生命体征是否平稳,术后有无不适及并发症,描写患者离开诊室时的一般情况。

(6)术后注意事项:术后压迫止血 15 分钟,卧床休息 8 小时、少量进食、保持伤口干燥 3 日,禁止剧烈运动 1 周。告知可能并发症,如有异常随诊。

4.署名

包括医师签名、操作日期和时间、记录者姓名等。

六、异位妊娠介入超声治疗

异位妊娠是妇产科常见的急腹症,指的是胚泡着床于子宫内膜以外,超过 95％以上的异位妊娠发生在输卵管。传统的治疗方法为手术或药物保守治疗,但手术创伤较大,药物治疗疗效多不确定。介入超声是近几年发展日趋成熟的一门新技术,介入超声穿刺注射药物治疗异位妊娠,具有操作简便、安全有效、微创、副作用小等优点,为临床非手术治疗异位妊娠提供了一种新的治疗方法。

(一)目的

1.诊断

明确异位妊娠诊断并定位。

2.治疗

胚囊内注药终止妊娠。

(二)适应证

(1)异位妊娠未破裂,生命体征平稳,血流动力学稳定。

(2)经 B 超检查附件混合型包块≤5 cm,盆腔液性暗区<3 cm,未见明显原始心管搏动。

(3)血 β-HCG<5000 IU/L,肝、肾功能正常,血常规正常。

(4)孕周不超过 8 周被认为是局部药物灌注疗法的较佳时机。

(5)无氨甲蝶呤用药禁忌。

（三）禁忌证

（1）异位妊娠已破裂大出血。

（2）术前两次测量体温（腋温）高于 37.2 ℃。

（3）有出血倾向（血小板≤70×10⁹/L，凝血功能检查有异常）。

（4）氨甲蝶呤用药禁忌。

（四）术前准备

1.患者准备

（1）认真核对适应证、妊娠周数、胎儿大小等有无穿刺禁忌证。

（2）查血常规、HIV 抗体、HBsAg、抗梅毒抗体、ABO 血型和 Rh 因子，如 Rh（一），查间接 Coombs 试验，告知胎母输血的风险，建议准备抗 D 球蛋白。

（3）量体温，腋温低于 37.2 ℃孕妇方可手术。两次体温在 37.5 ℃以上者，穿刺暂缓。

（4）术前有关手术风险及并发症与孕妇及家属详细沟通，并令其签署手术知情同意书。

2.器械准备

超声诊断仪器、凸阵探头、阴道探头、无菌探头薄膜、21G PTC 针，灭菌注射器（5 mL、10 mL）等。

3.预备药品

氨甲蝶呤、利多卡因、生理盐水、无菌敷贴等。

（五）操作方法

（1）孕妇术前排空膀胱，平躺手术床上，即仰卧位。

（2）常规超声扫查病变部位，确定穿刺点。

（3）依据异位妊娠囊的位置分别采用腹部或经阴道穿刺路径介入治疗。穿刺路径选择原则，应避开血管、肠管等重要脏器和穿刺障碍物，尽量缩短穿刺距离，以减少并发症。其中宫颈妊娠选择经阴道途径，宫角妊娠选择经腹部途径，输卵管妊娠则以异位妊娠囊距腹壁的距离近或远选择经腹部穿刺途径或经阴道穿刺途径。

（4）常规消毒铺洞巾，探头套无菌套，安装穿刺架，使用穿刺针。

（5）采用表面麻醉下或经腹部局部浸润麻醉，当超声仪屏幕上显示异位妊娠包块最清晰时，经阴道或经腹部将穿刺针在超声引导下刺入妊娠囊，针尖进入胚囊后拔出针芯，回抽液体，待胚囊形态皱缩后，停止回抽，再缓慢推注用生理盐水稀释的氨甲蝶呤 20 mg（2～5 mL）于胚囊内，停留观察 2～3 分钟取针。

（6）穿刺后孕妇观察 0.5 小时，若无异常则可返回病房，术后卧床休息 3～5 天，并告知注意事项。

（六）注意事项

（1）因异位妊娠包块较硬且活动度较大，为确保药物注入妊娠囊内，超声引导穿刺治疗时需于异位妊娠囊上方加压腹部（起固定作用）并快速进针，确定针尖在妊娠囊内，再用 2 mL 注射器缓慢抽尽囊内液，显示囊内无回声区基本消失，抽出血性液体时再次确认针尖在妊娠囊内，才能开始缓慢注入氨甲蝶呤，注药过程中超声显示妊娠囊内呈"云雾状翻滚"的强回声即证实药物准确注入妊娠囊内，注药完毕后缓慢退出穿刺针。

(2)一次穿刺失败只允许重复 1～2 次,且不能在同一部位重复进针。

(3)术毕观察血压、脉搏、阴道流血等情况,适当应抗生素预防感染。

(七)不良反应和并发症预防

(1)血肿形成。

(2)损伤和出血。

(3)妊娠囊破裂。

(4)感染:消毒不严格时可能发生感染。

(5)药物不良反应:恶心、呕吐、口腔溃疡。

(八)术后护理

(1)敷料保持干燥 3 天。

(2)术后若有腹痛、阴道流血、阴道流液等不适立即就诊。

(3)每天多饮白开水。

(4)禁止性生活两周。

(九)术后记录内容和要求

1.基本信息

患者的姓名、性别、年龄、孕周、门诊号/住院号和床号、超声检查号、申请科室、检查部位、申请目的、仪器和探头型号、术前诊断。

2.图像部分

采集的图像最好 3 张以上,包括穿刺前异位妊娠声像图、进针后的针尖位于异位妊娠囊内的针道切面图像及穿刺注药后妊娠囊的图像。

3.文字描述

(1)手术名称:超声引导下介入治疗异位妊娠。

(2)一般情况:孕妇的穿刺体位,穿刺前的准备程序,如常规消毒、铺巾,局部麻醉。异位妊娠囊回声和周围有无大血管。

(3)穿刺过程:包括引导方法、穿刺途径和穿刺点、穿刺针规格、进针深度、药物注入。

(4)手术过程的总体评价:患者生命体征是否平稳,术后有无不适及并发症,描写患者离开诊室时的一般情况。

(5)术后注意事项:术后压迫止血 10～15 分钟,术后卧床休息 3～5 日,普通进食,保持伤口干燥 3 日,禁止剧烈运动。告知复查时间和可能并发症,如有异常随诊。

4.署名

包括医师签名、操作日期和时间、记录者姓名等。

第五节 妇科穿刺活检

一、妇科疾病穿刺

对盆腔、卵巢或附件区肿瘤穿刺活检有导致种植或播散的可能,历来比较谨慎。但是,近年来,随着新辅助化疗的需求,对妇科肿瘤的穿刺活检也逐渐增多。

(一)目的

获取女性盆腔病变组织,明确其病理性质,为临床治疗提供依据。

(二)适应证

(1)无法耐受手术或需术前化疗的盆腔肿瘤。

(2)盆腔炎表现、抗炎治疗效果不佳的盆腔包块。

(3)妇科检查呈冰冻骨盆、边界不清的盆腔包块。

(4)妇科肿瘤术后又出现性质不明的盆腔包块。

(5)疑似恶性肿瘤、宫颈活检阴性的宫颈管内包块。

(6)需除外转移癌的肿大盆腔淋巴结。

(三)禁忌证

(1)凝血功能异常,有出血倾向。

(2)无安全的穿刺径路。

(3)超声显示病变不清晰。

(4)大量腹腔积液患者,需要先抽腹腔积液,而后活检。

(四)术前准备

(1)了解病史:既往患有慢性病者如糖尿病、高血压等,需要时术前应请相应专科会诊,以控制病情,保证操作安全顺利地进行。患者是否服用抗凝药、抗生素等。若使用抗凝药,应停用至少一周。

(2)向患者解释穿刺活检的必要性、基本流程和安全性及存在的风险,重点说明可能出现术后出血、损伤周围脏器等并发症,以取得患者配合。还需向患者说明有出现取材不满意,导致不能明确诊断的可能。

(3)血常规、凝血功能、感染四项(乙肝、丙肝、艾滋、梅毒)检测。

(4)签署知情同意书。

(五)操作方法

(1)选择穿刺路径:经腹壁或经阴道选最短路径并能避开肠管及血管等脏器。

(2)局部碘伏消毒、铺无菌巾。

(3)超声探头消毒或无菌塑料膜隔离,安装穿刺引导架。

(4)经腹壁穿刺进行局部麻醉(经阴道穿刺无需麻醉)。

(5)选择包块血供丰富的区域作为靶目标进行穿刺。

(6)采用自动活检枪、18G 活检针在超声实时引导下沿穿刺引导线穿刺,获取组织 2～3 条。

(7)组织条置于滤纸片上甲醛溶液固定后送病理科检查。

(六)注意事项和并发症

(1)穿刺活检的取材成功率可达 98% 以上,获得病理诊断的概率可达 90% 以上,少数病例穿刺后仍可能无法明确诊断。

(2)穿刺活检可能引起穿刺部位出血,必要时需进行局部按压。

（3）穿刺活检可能会导致肿瘤的针道种植转移。

（七）术后记录内容和要求

1.基本信息

患者的姓名、性别、年龄、门诊号/住院号和床号、超声检查号、申请科室、检查部位、申请目的、仪器和探头型号、术前诊断。

2.图像部分

采集的图像最好3张以上，包括有显示肿物大小测量值的二维声像图、CDFI声像图、穿刺针及其针道的声像图、术后复查的图像。

3.文字描述

（1）施行手术名称：超声引导下妇科疾病穿刺活检术。

（2）一般情况：穿刺体位，穿刺前的准备程序，如常规消毒、铺巾，局部麻醉，穿刺位置、大小、形态、边界、内部回声、血供情况。

（3）穿刺过程：包括引导方法、穿刺针规格、进针次数、取出组织长度、数量、标本的保存和处理方式等。

（4）术后复查：15～20分钟后超声检查术后有无出血。

（5）结果评估：对手术过程和效果的总体评估，记录患者有无不适表现和反应，术中处理、用药和效果，并描写患者离开诊室时的一般情况。

（6）术后注意事项，告知可能并发症，如有异常随诊。

4.署名

包括医师签名、操作日期和时间、记录者姓名等。

二、妇科盆腔囊肿硬化治疗

超声表现为囊性的盆腔病变病因复杂，特别是卵巢含液性病变所包含的疾病种类繁多，声像图表现无特异性，良性和恶性含液性病变声像图有时难以鉴别。因此，国际上对卵巢囊肿多采用腹腔镜下的微创治疗，较少采用超声引导介入治疗。在亚洲，卵巢良性含液性病变采用超声引导下介入治疗已有多年历史，其不仅可以避免手术损伤和不良反应，还可以保留卵巢的分泌功能，其对单纯性囊肿治疗效果最佳，其次是巧克力囊肿。但是，前提是必须排除黏液性或恶性病变，严格掌握适应证。

（一）目的

在超声引导下以最小的损伤、最少的痛苦对妇科囊性病变进行治疗。

（二）适应证

经阴道或经腹壁穿刺可及且能避免损伤其他脏器、血管的妇科良性囊性病变，尤其是术后并发、复发的病变，主要包括以下几种情况。

（1）盆腔包裹性积液（持续存在，有症状，非手术治疗无效）。

（2）子宫内膜异位症（囊液极黏稠似淤泥者不适合）。

（3）卵巢或卵巢冠单纯性囊肿（壁薄光滑，无乳头及实性凸起，持续存在3个月以上不消失且无明显增大）。

（4）宫颈及阴道囊肿。

(5)盆腔脓肿,包括输卵管积脓。

(6)症状性输卵管积水。

(7)巨大疼痛性淋巴囊肿等。

(8)复发囊肿的二次介入治疗。

(三)禁忌证

(1)不能除外卵巢恶性肿瘤的囊性包块(囊壁及分隔不规则增厚、囊内有乳头样凸起等)。

(2)不能除外黏液性囊肿。

(3)囊性畸胎瘤。

(4)多房性、液体浓稠不易抽吸或脓肿腔小、分隔多。

(5)血肿瘤标记物明显升高。

(6)无安全穿刺径路。

(7)对乙醇过敏者不能进行无水乙醇硬化治疗。

(四)术前准备

(1)治疗应安排在非月经期,卵巢巧克力囊肿最好在月经干净后一周内施行。

(2)血常规、尿常规、凝血功能、肝功能、感染四项(乙肝、丙肝、艾滋病、梅毒)及肿瘤标记物检测。

(3)向患者及家属介绍超声介入治疗的特点,术中、术后可能遇到的问题及各种并发症等,取得理解与配合,并令其签署手术知情同意书。

(4)治疗前再次超声检查了解病变的位置、大小、囊液黏稠程度,据此决定使用的穿刺针型号及穿刺路径等,准备好治疗需要的相关药品。

(五)操作方法

1.穿刺路径及体位

病变位于盆腔前上部接近前腹壁者选择经腹壁途径穿刺,患者取平卧位;病变位于盆腔底部靠近阴道穹隆的已婚患者,选择经阴道途径穿刺,患者取膀胱截石位。选择穿刺路径以距离最短,又能避开其他重要脏器为宜。若两个途径均可,应首选经阴道途径,后者显示病变清晰,囊液易抽净,更能保证效果。

2.消毒与麻醉

用碘伏消毒,经腹壁穿刺可用2%利多卡因于穿刺点局部浸润麻醉,亦可不进行麻醉,后穹隆进针者不用麻醉。

3.穿刺抽液及冲洗

根据病变位置、大小与囊液黏稠度选择不同长度与粗细的一次性穿刺针,经腹壁穿刺可选用较短(如15 cm长)的针,经阴道穿刺至少应选用18 cm长的针,囊液黏稠者需选用较粗的针(如16G),病变体积小、张力低的囊肿可选用非常细的21G针,一般囊肿则选用18G针。进针时宜采用快速有力的手法,针尖进入囊腔后调整至囊腔中心,拔出针芯,针尾连接塑料延长管及注射器,将囊液抽吸干净。若囊腔内的液体为黏稠的陈旧性积血或脓液,需注入生理盐水或抗生素生理盐水反复冲洗囊腔,至冲洗液干净清亮后完全抽出。

4.硬化治疗

以无水乙醇为硬化剂,单次注入量为抽出囊液容量的 1/4～2/3,较大囊肿单次注入量以不超过60 mL为宜,注入硬化剂留置 3 分钟后完全抽出。若抽出无水乙醇量多于注入量的 10％说明囊液残留过多无水乙醇被稀释,计为一次无效硬化治疗,应重新注入硬化剂。若对乙醇过敏,可以选择其他硬化剂(平阳霉素、聚桂醇等)。

5.其他囊内用药

盆腔脓肿在冲洗干净后注入抗生素留置,有药敏结果的据此使用敏感抗生素,无药敏结果的常规使用甲硝唑注射液＋庆大霉素治疗。

6.单纯抽液及置管引流

巨大卵巢黄素囊肿及妇科恶性肿瘤淋巴清扫术后出现的持续性症状性淋巴囊肿,单纯抽液即可,无须进行硬化。单纯抽液仅能短时间缓解症状,需反复穿刺抽液的巨大持续症状性淋巴囊肿及晚期妇科恶性肿瘤顽固性腹腔积液的患者还可采用置管引流的方法,使不断产生的液体能随时流出,从而减轻患者的痛苦。

(六)注意事项

(1)选择穿刺路径时一定要注意避免损伤肠管、膀胱、血管等重要脏器,一定要在能清楚显示的条件下进行穿刺;要选择合适的针具,囊液黏稠时若选用细针可能无法完成治疗,经阴道穿刺若选用的针太短,有可能治疗过程中针尖脱出囊腔导致治疗失败。

(2)治疗的病变为多房囊肿时应对每个囊腔逐个分别穿刺抽吸硬化,治疗开始前仔细检查设计好治疗方案,应由近及远、由大到小进行治疗,尽可能一次经皮或经阴道穿刺,在囊肿内部通过改变针尖的方向和位置逐个完成全部囊腔的治疗,尽量避免每次都退出病变后再重新穿刺。抽液及硬化治疗整个过程中注意调整针尖位置,使其始终位于囊腔中央部位,以免针尖贴壁致使囊腔内液体不能完全抽净或刺穿囊壁。

(3)无水乙醇作为硬化剂,注入囊腔后患者都会有不同程度的疼痛反应,多数患者能耐受,但个别患者疼痛反应剧烈,可能导致硬化治疗失败。注入无水乙醇前,可以先注入 5％利多卡因 10 mL,以减轻疼痛。

(4)当囊液过于黏稠时,如巧克力囊肿,可在抽出少量囊液后注入生理盐水反复稀释抽吸。也可注入糜蛋白酶注射液,隔日再穿刺治疗。

(5)囊肿体积巨大者,单次穿刺硬化治疗常不能达到治愈,可间隔一些时间(2～3 个月)后重复硬化治疗,以提高治愈率。

(6)拔针时应一边向囊肿缓慢推注 5％利多卡因,一边拔针,以免乙醇溢出,引起剧烈腹痛。

(7)拔针后,患者静卧 10 分钟,避免立即活动,造成乙醇从针道外溢。

(七)不良反应和并发症预防

1.出血

经阴道穿刺者,穿刺针及引导架有可能划伤阴道壁,应在窥器暴露下放置附上引导架的阴道探头,且尽量一次放置到后穹隆的预定进针点,避免大范围盲目调整探头位置,探头位置固定好后再将穿刺针沿引导支架进行穿刺。发现有活动性出血者,应及时用纱布加压止血,卧床休息,出血多能自行停止。选择套管针穿刺,穿刺成功后撤出钢针,留置套管抽吸和冲洗,可以有效避免损伤和脱出。

2.乙醇吸收与刺激反应

部分患者治疗后会出现乙醇吸收反应,特别是乙醇保留过多者,如头晕、恶心、呕吐、心动过速等,个别患者拔针后甚至出现一过性虚脱,为微量乙醇刺激针道所致,以上症状经卧床休息,对症处理多可缓解。

3.发热

少数患者有治疗后吸收热,通常不高于38 ℃,多持续3天左右消失,若体温持续不降,伴有血象增高,盆腔压痛、反跳痛,提示继发感染,非手术治疗不奏效时,应及时穿刺引流后抗生素灌洗留置并配合全身抗生素治疗。

4.其他

偶尔会发生少量乙醇漏至盆腔、盆腔内出血、膀胱损伤等并发症,术后应积极对症处理,严密观察患者生命体征,有无腹痛、盆腔内积液量及尿液颜色改变等。门诊患者治疗后应观察0.5小时,生命体征平稳及一般状况良好者可离开,并交代注意事项。只要严格掌握穿刺适应证和操作方法,妇科囊性病变的超声介入治疗是安全的,术后很少发生严重并发症。

(八)疗效评价

通常介入治疗3个月后囊肿逐渐闭合。疗效评价标准:囊性病变消失为治愈;体积缩小＞1/2为有效;体积不缩小或缩小＜1/2为无效。未达治愈的患者,可以进行重复介入治疗。

(九)术后记录内容和要求

1.基本信息

患者的姓名、性别、年龄、门诊号/住院号和床号、超声检查号、申请科室、检查部位、申请目的、仪器和探头型号、术前诊断。

2.图像部分

采集的图像最好3张以上,包括治疗前囊肿最大切面的图像、进针后针尖位于囊腔内的针道切面图像、治疗中及治疗后囊肿缩小闭合的图像,以及旁边遗留尚未治疗囊肿的图像,以便随诊和疗效评估。

3.文字描述

(1)手术名称:超声引导下盆腔囊肿穿刺治疗术。

(2)一般情况:穿刺体位,穿刺前的准备程序,如常规消毒、铺巾,局部麻醉。囊肿大小、回声和囊肿周围有无大血管。

(3)穿刺过程:包括引导方法、穿刺途径和穿刺点,穿刺针规格、进针深度、抽吸囊液量、颜色和性状、硬化剂名称、量等。必要时囊液标本送检。

(4)术后复查:15～20分钟后超声检查术后穿刺路径和盆腔有无出血。

(5)结果评估:对手术过程和效果做总体评估,记录患者有无不适表现和反应,术中处理、用药和效果,并描写患者离开诊室时的一般情况。

(6)术后注意事项:术后压迫止血10～15分钟,术后卧床休息4～8小时,普通进食,保持伤口干燥3天,禁止剧烈运动。告知复查时间和可能并发症,如有异常随诊。

4.署名

包括医师签名、操作日期和时间、记录者姓名等。

第十一章　浅表器官超声诊断

第一节　涎　腺

一、概述

分泌唾液进入口腔的腺体被称之为涎腺,属外分泌腺,是消化腺,又称唾液腺,除了许多位于唇、颊、舌、腭等处的黏膜固有层及黏膜下层的小唾液腺外,三对大涎腺为腮腺、颌下腺和舌下腺。涎腺由实质和间充质两部分组成。实质部分包括腺泡和导管系统,是分泌单位,分泌腺液进入润管;腺泡分为浆液腺泡、黏液腺泡和混合腺泡,小唾液腺属黏液性腺,腮腺属浆液性腺,颌下腺属以浆液性为主的混合性腺,舌下腺则属以黏液性为主的混合性腺;导管按顺序分闰管、纹管和排泄管,直径由细变粗,呈树枝状,分支末端的闰管与腺泡相连,终末开口于口腔。间充质为结缔组织,内含神经和血管,组成间隔和腺体的被膜,伸入腺体内,将腺体分隔成腺叶和腺小叶。腺体的分泌活动主要受神经支配,有些小的腺体有自主的分泌活动。唾液有润滑食物、湿润口腔黏膜的作用,并含有消化酶,协助完成食物的咀嚼、吞咽及消化的功能。涎腺随年龄的增长会有一定变化,以70岁以后明显,腺泡细胞萎缩、变性,数量减少,导管扩张、增生,腺实质为纤维组织和脂肪组织所取代。

二、正常涎腺的解剖位置和分布

(一)腮腺的解剖

腮腺是人体唾液腺中最大的一对,位于包括颧弓以下、下颌支及其后缘深侧的下颌后窝的腮腺区,由于受邻近结构的影响,形态不规则,大致呈楔形,底朝外,尖向前内,底略呈三角形。质软,呈浅黄色,长4～5 cm,宽3～3.5 cm,厚2～2.5 cm,重15～30 g。腮腺的大小因人而异,但就同一个体而言,左右两侧的腮腺基本是对称的。腮腺可分上、下两端,深浅两叶和前、后、内三缘。深浅两叶是由于腮腺前部被咬肌、下颌支和翼内肌嵌入所致,前叶位于咬肌后部的表面,又叫面突,形似倒置的锥体,其浅面宽而平;深叶位于下颌支后内侧,为腮腺突入下颌后窝的部分,其深部突向咽侧壁,又称咽突;深浅两叶于下颌支后缘以腮腺下部相连。腮腺有来自颈部深筋膜浅层的腮腺囊(腮腺鞘)包绕,与腮腺紧密相连,向腮腺实质内发出小隔,将腮腺分成无数小叶,其浅面部分的腮腺囊致密,向上附于颧弓,向前续于咬肌筋膜,向后续于胸锁乳突肌筋膜;腮腺深面的部分腮腺囊较薄弱,在茎突与翼内肌之间有一间隙。腮腺导管可分单干型、双干型和三干型,以单干型多见;导管长3.5～5 cm,直径约0.3 cm,管壁厚0.3～0.4 cm,内径0.1～0.15 cm,粗细较为均匀,开口于上颌第二磨牙相对处的颊内膜上,开口处的黏膜隆起,状似瓣膜叫颊泌涎乳头,是腮腺导管最狭窄处,易有结石潴留。腮腺的毗邻关系主要是,浅叶上邻颧骨下缘,下邻下颌支、二腹肌后缘、颈内外动脉和颈内静脉,前邻咬肌的后部,后邻胸锁乳突肌前缘;深叶上面临外耳道软骨和下颌关节后面,前面内侧邻咬肌后部、下颌支后缘和翼内肌;后内侧面邻乳突前缘、胸锁乳突肌前缘、茎突,并隔薄层腮腺囊与咽旁间隙相邻。在腮腺的后缘上端有颞浅静脉、颞浅动脉、耳颞神经穿出;前缘和下端有面神经及分支和面动脉穿出;整个腮腺的浅面有皮肤、皮下组织、耳大神经分支、淋巴结和部分颈阔肌遮盖,腮腺内还有血管神经通过,也有淋巴结位于腺体内。腮腺的血供来自颈外动脉,具体由穿行于腮腺内的颞浅动脉的分支以及耳后动脉的分支供应,其静脉血主要通过面后静脉回流至颈外静脉。腮腺的淋巴结约有 20 个,分深浅两群,浅群位于咬肌筋膜和腮腺的浅面,主要有耳前淋巴结和耳下淋巴结;深群位于深层腮腺实质内,集中分布在面后静脉和神经周围。

(二)颌下腺的解剖

颌下腺为第二对大唾液腺,位于以下颌骨下缘、二腹肌前腹及后腹围成的颌下三角内,呈扁椭圆形,约如核桃大小,长 2～2.5 cm,宽 1.0～2 cm,厚 1.0～1.5 cm,重 10～20 g;组织结构与腮腺相近;分浅深两叶,浅叶较大,邻近皮下,深叶较小,又称延长部,位于浅叶的深面,浅深两叶在下颌舌骨肌后缘处相互延续。浅叶向前达二腹肌的前腹,向后借茎突下韧带与腮腺分隔,向上延伸到下颌骨体的内侧,向下常覆盖二腹肌中间腱。颌下腺浅叶的下面有皮肤、皮下组织、颈阔肌及颈深筋膜覆盖,有面前静脉及面神经的颈支、下颌缘支横过;浅叶的外面是下颌骨的颌下窝;内面与下颌舌骨肌、舌骨舌肌、茎突舌肌相邻,有舌神经、血管伴行。深叶位于下颌舌骨肌与舌骨舌肌之间,与舌下腺的后端相邻。由颈深筋膜浅层包绕腺体形成颌下腺鞘,鞘的浅层较致密,深层较疏松,均与腺体连接不紧密。颌下腺导管长约 5 cm,直径约 0.2～0.4 cm,管壁较腮腺导管薄,导管开口于口底舌系带两侧的舌下肉阜。颌下腺的血供来自颌外动脉及舌动脉的分支,静脉与动脉伴行,经面前静脉及舌静脉回流到颈内静脉。颌下淋巴结位于腺体表面或腺体与下颌骨之间。

(三)舌下腺的解剖

舌下腺在三对大唾液腺中是最小者,位于舌系带两侧,口底黏膜与下颌舌骨肌之间,形如杏仁,长 4～4.5 cm,宽 2～2.5 cm,重 3～4 g;腺体外侧是下颌骨体内面的舌下腺窝,内侧是颏舌肌,在腺体与颏舌肌之间有舌神经通过;与腮腺和颌下腺不同,舌下腺的导管有 20 余条,开口于口底的黏膜上;由于腺体表面仅有薄层口底黏膜覆盖,形成舌下皱襞,超声一般看不到正常的舌下腺。舌下腺的血供来自舌动脉的分支及颌外动脉的分支颏下动脉,静脉与动脉伴行,经面总静脉或舌静脉回流颈内静脉;淋巴回流直接入颈上深淋巴结。

三、使用仪器和检查方法

由于超声波显像具有无创性、可重复进行的特点,是临床较为方便、理想的检查方法。适应证主要有:确定有无占位性病变、确定囊性肿块、初步判断肿瘤的性质、超声引导下肿块活检等。检查前患者无需做特殊准备,患者平卧于检查床上,采取仰卧位或头侧向一边。由于涎腺位置表浅,有条件者应选择高频线阵探头,探头频率 7.5～12 MHz,小器官的扫查条件。若采用间接探测法加用水囊或隔离垫时,探头频率可为 3.5～5 MHz。扫查方法有直接探测法和间接探测法,前者是将高频探头直接置于要检查区域的皮肤之上;后者是在探头与皮肤之间加一透声的隔离物体,如水囊、高分子块状胶冻等,以增加皮肤与探头间的距离,减少近场声波的干扰,有利于浅表器官的清楚显示,对于较大肿块或所用探头频率较低者,这种方法可改善检查效果,观察范围也可扩大。检查时要注意所检涎腺的形态、大小、边缘、血管及导管等,并与对侧比较;注意肿块与涎腺的位置关系,是位于腺体内、还是位于腺体外。注意涎腺病变与周围组织、邻近结构的关系以及周邻有无肿大淋巴结。

四、正常涎腺的超声表现

(一)腮腺

在两侧耳前及耳下的腮腺区扫查可见腮腺图像。正常腮腺位于皮肤及浅筋膜的深面,纵切面呈倒三角形,横切面形态欠规则。腮腺的表面光滑、整齐,表面有一层薄膜,内部实质回声呈分布均匀的中低回声点,较周围软组织的回声稍强,边缘回声尚清晰,后面回声不甚清晰;超声图像尚不能分辨出腮腺的深浅叶,也因下颌骨升支的遮挡,声像图难以观察到正常腮腺的全貌;腮腺导管表现为腺体实质内的一高回声的管状结构;CDFI 显示腮腺血流不丰富,内部可见散在的点状血流信号。

(二)颌下腺

在颌下三角区扫查可以观察到完整的颌下腺,位于下颌骨体与二腹肌之间,表面有皮肤及皮下组织、颈阔肌等,深部有二腹肌等肌群,其大小约为腮腺的一半,呈杏形或椭圆形,内部回声与腮腺近似,为均匀的中低回声,较周围软组织回声略强,后方回声无衰减,边缘更清楚,较腮腺显示更充分,导管一般不能显示;CDFI 显示颌下腺的血流信号不丰富。

(三)舌下腺

在下颌骨与颏面肌之间,口腔底部扫查舌下腺,位置较深,腺体较薄,一般正常的舌下腺超声不能看到,只有当舌下腺肿大或有病变时方可观察到。

五、常见疾病的超声表现

(一)多形性腺瘤

1.病理与临床

唾液腺多形性腺瘤(即唾液腺混合瘤)含有肿瘤性上皮组织和黏液样组织,组织学上呈混合性。该病是最常见的唾液腺良性肿瘤,占唾液腺良性肿瘤的 90% 以上,主要发生于腮腺。临床主要表现为无痛性、生长缓慢的唾液腺肿物。触诊肿物呈圆形或不规则形,表面结节状,边界清晰,质地中等,可活动。该肿瘤可局部浸润性生长,手术切除不彻底时极易复发。

2.声像图表现

声像图上肿瘤位于腮腺腺体内,以浅叶多见,肿物为圆形、椭圆形或分叶状低回声,边界光滑,与周围组织分界清晰,内部回声明显低于正常腺体回声,多回声均匀,较大肿瘤内部可见无回声、分隔等表现,肿瘤后壁回声可增强。CDFI 可见提篮样血流信号,部分肿瘤内部血流信号较少。

3.报告书写举例

右侧腮腺下极内见 3.1 cm×2.6 cm×2.5 cm 低回声,边界清,内回声欠均匀,CDFI:内部可见少许血流信号,可探及动脉频谱。腺体其余部分回声未见明显异常。腮腺周围未见异常肿大淋巴结。

超声提示:右侧腮腺实性占位,混合瘤可能性大。

4.鉴别诊断

(1)良性与恶性混合瘤的鉴别:如肿瘤生长较快,伴有疼痛,声像图上肿瘤边界不规则,内部回声不均,血流信号紊乱,探及高速低阻血流时,应考虑恶性的可能。颈部淋巴结肿大有助于恶性混合瘤的诊断。

(2)与唾液腺炎症的鉴别:少数慢性唾液腺炎可以表现为唾液腺区无痛性、局限性肿块,但病变区声像图上无明显边界,回声不均匀,结合临床症状可以和混合瘤鉴别。

(二)腺淋巴瘤

1.病理与临床

腺淋巴瘤又名乳头状淋巴囊腺瘤,主要发生于腮腺,体积一般在 3~4 cm 内,镜下可见肿瘤由上皮和淋巴样组织组成,前者形成不规则大腺管或囊腔。临床主要表现为无痛性唾液腺肿块,生长缓慢。

2.声像图表现

肿物位于腮腺内,多数位于腮腺下极,圆形或卵圆形,边界清晰,内部为低回声,回声较均匀,部分内可见无回声区,后壁回声增强。彩超可见与淋巴结相似的门样血流进入瘤内。

3.报告书写举例

右侧腮腺下极内见 2.1 cm×1.2 cm×1.0 cm 低回声,边界清,内回声均匀,后方回声略增强;CDFI:瘤体中下部可见穿入血流,频谱为动脉波形。腺体其余部分回声未见明显异常。腮腺周围未见异常肿大淋巴结。

超声提示:右侧腮腺下极实性占位,不除外腺淋巴瘤。

4.鉴别诊断

(1)腺淋巴瘤与混合瘤的鉴别:腺淋巴瘤和混合瘤都具有良性肿瘤的特点,但腺淋巴瘤回声较混合瘤更低,后壁回声增强更明显,多位于腮腺下极,很少超过 4 cm,其门性血流表现较特异,与混合瘤血供特点明显不同。

(2)腺淋巴瘤与腮腺区淋巴结的鉴别:淋巴结肿大时也表现为低回声结节,但临床上有感染史,结节时大时小,体积变化快,与腺淋巴瘤不同。[99m]Tc 检查也是鉴别方法之一,腺淋巴瘤[99m]Tc 浓度聚集较其他肿瘤明显。

(三)脂肪瘤

腮腺脂肪瘤较少见,声像图上与其他部位脂肪瘤相似,呈圆形或椭圆形低回声,边界清,内部可见条状、线状中强回声,肿瘤有一定的压缩性,内部一般无血流信号。

(四)血管瘤

腮腺血管瘤主要见于儿童,声像图上表现为边界不清的中等回声,可压缩,内部为蜂窝状低回声,内可探及低速静脉血流信号。

(五)唾液腺恶性肿瘤

黏液表皮样癌是最常见的唾液腺恶性肿瘤,多发生于腮腺。高分化型病理表现与混合瘤相似,大部分有不完整的包膜;低分化型切面以实性为主,完全缺乏包膜,低分化者预后较差。声像图上高分化型病灶多较小,呈均匀低回声,边界尚清晰,与腮腺良性肿瘤难以鉴别,低分化者肿瘤呈浸润性生长,边界不规则,与周围组织界限不清,内部回声不均,血流丰富,流速较高。

腺样囊腺癌也是较常见的唾液腺恶性肿瘤,生长缓慢,易浸润神经。肿瘤较小时声像图表现与良性肿瘤相似,较大时与唾液腺其他恶性肿瘤相似,如侵犯面神经出现面瘫,应考虑到本病的可能。

唾液腺恶性混合瘤多由良性混合瘤复发而来，两者的鉴别见本节前述混合瘤部分。

(六)唾液腺化脓性炎症

唾液腺化脓性炎症通常只累及一侧腺体。急性唾液腺炎常伴有高热、病变区肿胀、疼痛等症状，声像图上表现为唾液腺增大，脓肿形成时可见腺体内无回声区伴点状、絮状回声，边界不规则。慢性唾液腺炎可由急性唾液腺炎转变而来或因结石、异物梗阻所致。常表现为局部肿大、反复肿痛、不适、唾液量减少。

声像图上可表现为腺体均匀性增大，回声减低并伴有条索状强回声，导管不均匀扩张。病变也可局限于腮腺的一部分，呈腺体内局限的低回声区，需与肿瘤鉴别。

(七)唾液腺淋巴上皮病

唾液腺淋巴上皮病包括 Mikulicz 病和 Sjögren 综合征，关于二者是否是同一疾病的不同阶段尚无定论。病理改变主要为唾液腺内淋巴组织增生，中老年女性多见。临床表现主要为唾液腺无痛性肿大，多为双侧受累。常伴有口干、眼干等症状。

早期声像图上主要表现为腺体增大，回声减低，腺体内可见多个相邻的结节状低回声区，其内可见扩张的腺管呈无回声区随病情进展，低回声结节可增大、融合，腺体回声明显不均，后期由于纤维化和炎性改变，腺体可萎缩，回声明显减低、不均匀。

(八)涎石症

因涎管内结石形成而导致的一系列病理改变，发生于下颌下腺者占 80%，其次为腮腺。中年男性多见，当结石引起梗阻时，可出现进食后唾液腺区疼痛、肿大，涎石症常伴有腺体慢性炎症，表现为肿大、质硬、压痛等。根据临床表现和 X 线表现能较好地诊断阳性结石，对于腮腺内容易出现的阴性结石，超声检查是行之有效的诊断方法。

涎石在声像图上表现为点状、条状或团状强回声，后方伴声影。其旁可见扩张的涎管，呈低回声或无回声。唾液腺实质可均匀性增大，呈慢性炎症表现。

六、临床价值

腮腺和下颌下腺位置浅表，超声容易显示，高频探头的应用极大地提高了超声对唾液腺内细微结构的分辨能力，彩色多普勒超声的应用则增强了超声对唾液腺疾病的鉴别诊断能力，超声技术的改进和完善使超声对唾液腺疾病的诊断能力不断提高，目前超声可以检查绝大多数唾液腺疾病，其方便、安全、无创的优势使其在唾液腺各种疾病的诊断中发挥着越来越重要的作用。

第二节　淋巴系统

一、正常淋巴结的解剖和功能意义

淋巴系统由淋巴管、淋巴组织和淋巴器官组成。淋巴器官分中枢淋巴器官和周围淋巴器官。淋巴结属周围淋巴器官，主要由淋巴组织组成。淋巴结呈圆形或类圆形，大小不一，长径为 0.1～2.5 cm，多在0.2～0.5 cm 之间。新鲜的淋巴结呈灰黄色，质地柔软，边缘清晰。淋巴结一侧凹陷,一侧凸隆;凹陷处有1～2条输出管、小动脉、小静脉及神经进出,称之为淋巴结门;凸侧则可有数条称之为输入管的小淋巴管进入。因为有的淋巴管在行进的途中串联数个淋巴结,故一个淋巴结的输出管也可能是另一个淋巴结的输入管。淋巴结的表面包有致密结缔组织构成的被膜,输入管穿入被膜后与被膜下淋巴窦相通。被膜中的结缔组织纤维束排列不规则,有些胶原纤维与弹性纤维束伸入淋巴结内形成粗细不等、相互连接的小梁,构成淋巴结的网状支架,小梁内有血管和神经穿行。淋巴结被膜内面为淋巴结实质,主要由淋巴组织和淋巴窦构成。周围靠近被膜下的部分称为皮质,皮质区的淋巴组织较为致密,染色深;中央部分称为髓质,其内的淋巴组织较疏松、染色浅,两部分之间无明显界限。

皮质区主要由间质性结缔组织和各类型的细胞构成,包括皮质淋巴窦、副皮质区和淋巴小结区。皮质区的纤维参与淋巴结的网状支架构成。皮质淋巴窦包括被膜下淋巴窦、皮质间小梁淋巴窦和副皮质区淋巴窦,这些淋巴窦相互通连并与髓质淋巴窦相通。淋巴小结也称为淋巴滤泡,位于皮质浅层,呈圆形结构,由密集的淋巴细胞、巨噬细胞和较少的浆细胞组成。淋巴小结的中央部分染色较浅,是B淋巴细胞的主要分化增殖区,又称之为生发中心;由于B淋巴细胞的生长发育依赖于腔上囊同类器官和抗原的作用,故也称为腔上囊依赖区。淋巴小结的周围是弥散的淋巴组织,存有T淋巴细胞。副皮质区位于皮质深层,成纤维细胞和网状细胞较多,由胸腺迁移而来的T淋巴细胞在此区分化增殖,因而又称为胸腺依赖区。

髓质位于淋巴结的中央,主要由髓索和髓质淋巴窦组成。髓索是由淋巴组织构成的条索状结构,相互连接成网,淋巴细胞和成纤维细胞较少,主要由B淋巴细胞、浆细胞和巨噬细胞构成。当抗原引起淋巴结的体液免疫反应后,其中的B淋巴细胞可转化为浆细胞,产生抗体。髓质淋巴窦,即髓窦,位于髓索之间,结构与皮质窦基本相似,腔隙比皮质窦宽阔,由皮质窦处延续而来。

淋巴结的血液由1～2条进入淋巴结门的小动脉供应,动脉的分支部分走入皮质,部分进入髓质,形成毛细血管网,营养皮质区、副皮质区、淋巴小结及髓质,然后在近髓质处形成毛细血管后静脉,再汇合成小静脉经淋巴结门走出淋巴结。

青春期以前的淋巴结多呈圆形或卵圆形,且较宽大,淋巴细胞密集,青春期发育到达高峰,成人之后,淋巴结逐渐变小,淋巴细胞排列稀松,淋巴结呈不整圆形,淋巴小结和髓索变细变小,网状纤维变粗,出现结缔组织增生,在淋巴结门和被膜下出现脂肪化,即出现逐渐退化现象,有些出现残余缺损。

淋巴细胞从淋巴结经淋巴窦、输出管走出淋巴结,进入淋巴干,然后经胸导管或右淋巴管进入静脉加入血液循环。血液循环中的淋巴细胞沿各级动脉分支再回到淋巴结,然后穿过结内的毛细血管后微静脉到达胸腺依赖区和囊位依赖区,此后重新进入淋巴窦,经过淋巴管,汇入血液循环,此过程称为淋巴细胞的再循环。再循环的淋巴细胞主要是T淋巴细胞和少量B淋巴细胞,其意义是将全身的免疫器官联系成一个整体,把免疫信息传递给全身各淋巴器官中的淋巴细胞和其他有关细胞,激活这些细胞,共同参与免疫反应。

淋巴结的主要功能是滤过淋巴、产生淋巴细胞和参与免疫反应。异物、毒素、细菌可经过起自全身皮肤和黏膜的毛细淋巴管带入机体,它们流经结构迂曲、流速缓慢的淋巴窦时,被巨噬细胞清除处理,使淋巴得到滤过;侵入淋巴结的癌细胞也可被阻留,通过免疫反应将癌细胞清除或使其扩散速度变慢,但当癌细胞在结内增殖到一定程度时,仍可沿着输出淋巴管继续扩散,侵入其他淋巴结或直接进入血液循环,累及全身器官。淋巴结的淋巴小结是产生 B 淋巴细胞和浆细胞的生发中心,淋巴小结的周围和副皮质区的胸腺依赖区是 T 细胞的增殖部位,这些淋巴结经淋巴窦进入输出管,最终汇入血液循环。免疫反应分为先天性(非特异性)和后天性(特异性)免疫,是一个复杂的生物学过程,主要通过吞噬、体液免疫和细胞免疫的作用来完成。实现特异性免疫的主要细胞是 B 淋巴细胞和 T 淋巴细胞,其免疫特点是具有抗原专一性,且排斥作用强。B 淋巴细胞主要参与体液免疫,T 淋巴细胞主要参与细胞免疫,达到消灭、抑制或排斥抗原的作用。

由于淋巴结具有滤过淋巴的功能,也是阻截癌细胞在体内扩散的屏障和转移的主要途径,因此身体各部位的病变(如炎症、恶性肿瘤)均可引起局部淋巴结的形态、大小及结构的变化,而表现为一定的体征。临床可通过体格检查、影像检查及组织活检来及时发现肿大的淋巴结,明确其病变的性质,了解其收受淋巴的范围及与邻近器官的关系,同时结合全身情况,做出正确的诊断。

二、正常淋巴结位置和分布

淋巴结数目较多,在成人,总数为 200～600 个,个体之间有差异,儿童淋巴结数量较多,老年人的有些淋巴结钙化纤维化,淋巴结少量减少,淋巴结多集合成群,全身约有 50 多个淋巴结群,沿血管周围分布,范围广泛,主要分布在脉管分叉、躯体和关节的凹陷处等淋巴回流的路径上,例如腋窝、腘窝、腹股沟部,以及胸、腹、盆腔脏器的"门"和大血管附近,并多依据其所在的部位和伴随血管来命名,即淋巴结的名称可以反映其位置关系。身体各部位和各器官的淋巴引流多遵守就近引流的原则,通过淋巴管引流注入附近的淋巴结,然后再经过数个淋巴结或直接注入淋巴干与淋巴导管。局部区域或器官的集合淋巴管直接注入的淋巴结称为局部淋巴结,也可称为该器官的一级淋巴结。局部淋巴结的输出管再进入的淋巴结称为二级淋巴结、三级或四级淋巴结。通过的淋巴结屏障越多,越有利于机体消灭病菌和阻止其在体内的扩散。虽然有些淋巴管在行走中经过一些有无不定、位置也不定的小淋巴结,但多数局部淋巴结的位置恒定,接受一定部位和一定器官的淋巴管。了解局部淋巴结的位置、收受淋巴的范围及其淋巴流向,对原发病变的判断有重要意义。

(一)头颈部淋巴结

由面部的淋巴结群和颈部的淋巴结群组成。头面部的淋巴结沿头颈交界处环形排列,从正中向两侧依次为颏下淋巴结、下颌下淋巴结、腮腺淋巴结、乳突淋巴结和枕淋巴结等。面部淋巴结较小而分散,扁椭圆形,不恒定,多沿面部动、静脉分布,引流面部皮肤和空腔部分黏膜的淋巴。

1.颏下淋巴结

位于下颌舌骨肌的表面,两侧二腹肌前腹与舌骨体之间的三角区内,每侧 3～5 个,长径 0.2～0.6 cm,收纳颏部、下唇皮肤、舌前部和下颌前部牙龈淋巴,其输出管沿颏下动脉走行,注入下颌下淋巴结或颈内静脉淋巴结。

2.下颌下淋巴结

位于下颌下三角内,下颌下腺与下颌骨体之间,有 3～10 个,长径 0.2～0.7 cm,收集眼眶内、鼻、口腔等部位皮肤、黏膜和腺体的淋巴管,其输出管多注入颈内静脉淋巴结和颈外侧淋巴结,少数可注入颈静脉肩胛舌骨肌淋巴结。

3.腮腺淋巴结

可分为腮腺浅和腮腺深淋巴结两群,腮腺浅淋巴结位于腮腺表面,有 3～5 个,长径 0.5～1.0 cm,卵圆形,按位置又分为耳前淋巴结和耳下淋巴结。耳前淋巴结位于耳屏的前方、腮腺的表面,沿颞浅动、静脉分布,收纳额部、顶前部及颞部皮肤和耳郭、外耳道、颧部及眼睑外侧的淋巴,其输出管注入腮腺深部淋巴结、颈外侧深淋巴结群的颈内静脉淋巴结。耳下淋巴结位于腮腺下部的表面,沿面后静脉排列,收纳骨膜、耳郭前下部及颊部的淋巴管,其输出管注入腮腺深淋巴结、颈外侧浅淋巴结及颈内静脉淋巴结。腮腺深淋巴结位于腮腺实质内,腺小叶之间,有 1～10 个,接受腮腺浅淋巴结的输出淋巴管,其输出管注入颈内静脉淋巴结。

4.面淋巴结

位于面部皮下,面肌的浅侧,位置比较分散,淋巴结细小,不恒定,有 1～3 个,只有在炎症或肿瘤的情况下才能查到,多沿面动脉的走行方向分布,包括下颌淋巴结、鼻唇淋巴结、颊淋巴结和颧淋巴结,收纳眼睑、眶、鼻、颊、唇、口腔黏膜及下颌部位的淋巴,其输出管注入下颌淋巴结、腮腺淋巴结或颈内静脉淋巴结。

5.乳突淋巴结

也称耳后淋巴结,位于耳郭的后方,多在耳后肌的深侧、胸锁乳突肌止点处的表面,有 1～3 个,呈扁椭圆形,长径 0.5 cm 左右,收纳枕顶后部、颞部皮肤和耳郭后面、外耳道的淋巴,其输出淋巴管注入颈内静脉淋巴结和副神经淋巴结及颈外侧淋巴结。

6.枕淋巴结

枕淋巴结有浅、深两群,前者位于枕部皮下,后者位于头夹肌的深面,有 1～3 个,长径 0.5～1 cm,收集枕、项部皮肤、肌肉和骨膜的淋巴,其输出管注入颈外浅淋巴结、颈外深淋巴结及副神经淋巴结。

7.颈前淋巴结

位于颈前正中部,分为颈浅淋巴结和颈深淋巴结。颈浅淋巴结沿颈前浅静脉排列,有 1～2 个,较小且不恒定,收集舌骨下颈前浅层结构的淋巴管,其输出管注入颈内静脉淋巴结或颈横淋巴结。颈深淋巴结位于颈部器官如喉、气管、甲状腺附近,包括喉前淋巴结、甲状腺淋巴结、气管前淋巴结及气管旁淋巴结,有 5～13 个,长径 0.1～0.8 cm,收集喉、气管、甲状腺的淋巴,其输出淋巴管注入颈内淋巴结。

8.颈外侧淋巴结

可分为颈外侧浅淋巴结和颈外侧深淋巴结,沿局部两侧颈静脉分布。颈外侧浅淋巴结位于皮下组织深层,沿颈外静脉排列,其上部淋巴结位于腮腺后缘与胸锁乳突肌前缘之间,下部淋巴结位于胸锁乳突肌的表面,有 1～5 个,收纳枕淋巴结、乳突淋巴结及耳下淋巴结的输出管。颈外侧深淋巴结也称颈深淋巴结,其内侧群沿颈内静脉和颈总动脉排列,称为颈内淋巴结,其外侧群沿副神经和颈横动脉排列,称为副神经淋巴结和颈横淋巴结;有 25～65 个,长径 0.2～2.2 cm,收集颈外侧浅淋巴结、颈前淋巴结、乳突、腮腺、颏下、下颌下等淋巴结的输出管,流向颈锁淋巴干、胸导管、骨下干和右淋巴导管。

9.咽后淋巴结

分咽后内侧淋巴结和咽后外侧淋巴结两组,分别位于咽上部正中缝附近和咽部外后方,有1～3个,小而不恒定,收集鼻腔、腭部、咽鼓管、扁桃体等处的淋巴,其输出管注入颈外侧深淋巴结。

(二)上肢淋巴结

上肢淋巴系有深、浅淋巴管和淋巴结组成。浅淋巴管引流皮肤的淋巴,与浅静脉伴行,深淋巴管引流肌肉、肌腱、骨、关节等处的淋巴,深浅淋巴管之间有交通,注入局部淋巴结。上肢的淋巴结多位于掌侧面与内侧面的凹陷处,如手掌侧、肘窝、臂部和腋窝,按解剖部位分为手部淋巴结、前臂淋巴结、肘淋巴结、上臂淋巴结及腋淋巴结。

1.手部及前臂的淋巴结

小而不恒定,一般沿桡、尺动脉及分支配布。肘淋巴结分为浅、深两群,肘浅淋巴结位于内髁上方,深筋膜浅面,沿贵要静脉分布,也称为滑车上淋巴结,有1～2个,平时很小,收纳手和前臂尺侧浅层的淋巴;肘深淋巴结沿肱动脉的末端、桡尺动脉的起始部分布,位于肘窝深筋膜的深面,有2～5个,接受手和前臂深部的淋巴,两组的输出管均注入手臂淋巴结或腋淋巴结外侧群。

2.上臂淋巴结

位于肘深淋巴结的上方,有1～5个沿肱动脉分布,收纳前臂、上臂深部的淋巴,接受来自肘浅、肘深淋巴结、前臂淋巴结的输出管的淋巴,其输出管注入腋淋巴结尖群、外侧群及锁骨上淋巴结。

3.腋淋巴结

腋淋巴结是上肢最大的一群淋巴结,位于腋窝腔内,沿血管和神经排列,数目较多,按分布的部位和收纳淋巴的范围,可分为以下几类。

(1)外侧淋巴结群位于腋窝的外侧壁,胸小肌下缘,沿腋静脉的前、内侧分布,有2～3个,收纳上肢大部分淋巴,其输出管注入中央群和尖群。

(2)前群又称为胸肌淋巴结群,位于胸大肌下缘的深面、腋窝内侧壁,沿胸外侧动、静脉排列,大致在第2～6肋之间,有1～6个,接受脐以上的腹前壁、侧壁与胸前外侧壁及乳房中央、外侧部的淋巴,其输出管注入中央群和腋尖群。

(3)后群又称为肩胛下淋巴结,位于腋窝后壁,沿肩胛下动静脉分布,有3～4个,接纳脐水平以上腹、胸后壁浅层淋巴,其输出管注入中央淋巴结和腋尖淋巴结群。

(4)中央群位于腋窝中央的脂肪组织内,有3～5个,为腋淋巴结中最大的淋巴结群,接受腋淋巴结前群、外侧群及肩胛下淋巴结群的淋巴,也可直接收纳乳房的部分集合淋巴管,其输出管注入尖群淋巴结。

(5)尖群位于腋窝的尖部,在胸小肌和锁骨下肌之间,也称为锁骨下淋巴结,沿腋静脉的前面和下面分布,有2～4个,接受腋淋巴结前群、外侧群、后群及中央群的输出淋巴管,并直接收纳乳房的集合淋巴管,乳腺的大部分淋巴都引流入该淋巴结,其输出管组成锁骨下淋巴干。

(三)下肢淋巴结

按解剖位置,下肢淋巴结分为小腿淋巴结、腘淋巴结、股淋巴结和腹股沟淋巴结,主要沿下肢深静脉配布，以腘窝和腹股沟部位的淋巴结数目较多且较恒定。

腘淋巴结位于腘窝内，分为浅、深两群。腘浅淋巴结位于小隐静脉与腘静脉的汇合处，筋膜的深面，有1～3个，收集足外侧、小腿后面浅层淋巴，其输出管注入腘深淋巴结，部分沿静脉上行注入股深淋巴结或腹股沟淋巴结。腘深淋巴结位于腘窝深部，沿动、静脉排列，有1～6个，接受浅淋巴结的输出淋巴管、小腿深部的集合淋巴管，其输出管沿腘静脉、股静脉上行汇入大腿深部的集合淋巴管，注入腹股沟淋巴结。

腹股沟淋巴结位于腹股沟韧带的下方，大腿根部的前面，股三角内，分为浅、深两群。腹股沟浅淋巴结是人体最大的一群淋巴结，位于阔筋膜浅面的皮下组织内，容易扪及，分上群和下群，上群沿腹股沟韧带的下方水平排列，有2～7个，收纳腹前壁下部、臀部、外阴部、会阴浅层、肛管皮肤部及子宫底部的淋巴；下群沿大隐静脉上端纵形排列，有2～6个，收纳除足外侧缘和小腿后外侧部以外的整个下肢的浅淋巴；腹股沟浅淋巴结的输出管注入腹股沟深淋巴结。腹股沟深淋巴结位于股静脉根部的周围，有1～6个，接受下肢深部、外阴区的淋巴和腹股沟浅淋巴结的输出管，其输出管注入髂外淋巴结。

(四)胸内淋巴结

包括纵隔前淋巴结、纵隔后淋巴结和气管支气管淋巴结，主要收纳胸腔内器官的淋巴。

纵隔前淋巴结分为上、下两群，位于主动脉弓的前上壁和前下壁、上腔静脉与左、右无名静脉的汇合处及心包的前面，有1～6个，收纳肺上叶、气管、心包及心脏的输出淋巴管，其输出管一部分合成纵隔前淋巴干，一部分注入颈静脉内淋巴结。

纵隔后淋巴结位于上纵隔的后部和下纵隔的后部，在心包后方、食管胸段和胸主动脉前方及两侧，相互连接成为两条纵行的淋巴链，数目较多，分布较广，主要包括位于食管胸段与胸主动脉之间的食管旁淋巴结和位于左、右肺韧带两层胸膜之间的肺韧带淋巴结，收纳胸段食管、后面心包、纵隔后部、两肺下叶及食管下段的淋巴，其输出管注入气管旁淋巴结或直接注入胸导管。

(五)腹腔的淋巴结

腹腔的淋巴结可分为两群：①位于腹后壁腹膜后间隙内、腰椎前与两侧、沿腹主动脉及下腔静脉周围配布的壁侧淋巴结，共有30～50个，又称腰淋巴结。②沿腹主动脉不成对的三大分支，即腹腔动脉、肠系膜上动脉及肠系膜下动脉配布的脏侧淋巴结，也是数目较多，分布广泛。

壁侧淋巴结又可分为左腰淋巴结、右腰淋巴结和中间腰淋巴结，主要收纳左右髂总淋巴结的输出淋巴管、腹膜后间隙器官、组织的集合淋巴管及来自腹腔淋巴结、肠系膜淋巴结与肠系膜下淋巴结的输出淋巴管。

左腰淋巴结包括主动脉外侧淋巴结、主动脉前淋巴结和主动脉后淋巴结，位于主动脉周围。主动脉外侧淋巴结位于腹主动脉的左侧，又称主动脉左侧淋巴结，可依左肾蒂分为上、中、下三群，借淋巴管相连形成淋巴链，其上端可达膈肌的主动脉裂孔，下端在腹主动脉分为左、右髂总动脉处与左侧髂总淋巴结连续，接受左髂总淋巴结的输出淋巴管以及左侧的肾、肾上腺、输尿管腹部、睾丸、卵巢、子宫、胰腺的淋巴，腹腔淋巴结、肠系膜上淋巴结的部分输出淋巴管也注入主动脉外侧淋巴结，其输出管形成左腰淋巴干，汇入乳糜池。主动脉前淋巴结位于腹主动脉前，部分位于胰腺的后方，在睾丸(卵巢)动脉起始部分为上下两组，接受髂总淋巴结及下组淋巴结的输出管,收纳睾丸、卵巢、输卵管、子宫、肾、肾上腺、输尿管腹部的淋巴,其输出淋巴管流向主动脉外侧淋巴结、主动脉腔静脉间淋巴结及左、右腰淋巴干。主动脉后淋巴结位于主动脉后方、腰椎的前面,接收后腹壁的深部组织肌肉的淋巴及部分主动脉外侧淋巴结的输出管,其输出淋巴管注入左腰淋巴干或乳糜池。

中间腰淋巴结位于腹主动脉与腔静脉之间,又称为主动脉腔静脉间淋巴结或主动脉右侧淋巴结,收纳睾丸、肾、肾上腺、卵巢、输卵管、子宫的淋巴及接受髂总淋巴结的输出淋巴管,并借淋巴管与左、右腰淋巴结相连,其输出淋巴管汇入右腰淋巴干和腔静脉后淋巴结。

右腰淋巴结分为腔静脉前、腔静脉外侧和腔静脉后淋巴结,位于腔静脉周围。腔静脉外侧淋巴结位于下腔静脉之右侧,腰椎体的前方,紧贴右侧的交感神经干,又称腔静脉右侧淋巴结,3～5个淋巴结借淋巴管相互连接形成右侧腰淋巴链,下端起自右髂总静脉与下腔静脉交角处的髂总淋巴结,向上止于右肾蒂上方膈肌的右内侧脚,接受右侧肾、肾上腺、卵巢、输卵管、子宫的淋巴和来自髂总静脉淋巴结、腹腔淋巴结、肠系膜上淋巴结的输出淋巴管,其输出淋巴管多注入右腰淋巴干。腔静脉前淋巴结位于下腔静脉前面,在右肾动脉起点水平以下,以肠系膜下动脉的起始处平面为界分为上、下两群,接收右侧肾、肾上腺、卵巢、睾丸的淋巴和来自髂总静脉淋巴结的输出管,其输出淋巴管汇入主动脉腔静脉间淋巴结、腔静脉外侧淋巴结。腔静脉后淋巴结位于下腔静脉与腹后壁之间,在肠系膜下动脉起始处,多分布于右肾静脉与下腔静脉起始部平面之间,收纳右侧肾、肾上腺、睾丸、卵巢、输卵管、子宫的淋巴和少数来自髂总静脉淋巴结、主动脉腔静脉间淋巴结、腔静脉前淋巴结的输出淋巴管,其输出淋巴管多注入右腰淋巴干。

脏侧淋巴结主要包括腹腔淋巴结、肠系膜上淋巴结和肠系膜下淋巴结。腹腔淋巴结位于腹腔动脉干周围,一部分常贴腹腔动脉三大分支(胃左动脉、肝总动脉和脾动脉)的根部,有1～3个,形体较大,接受沿腹腔动脉分支排列的淋巴结的输出淋巴管,即收纳胃、肝、胆囊、胰、脾的淋巴,其输出淋巴管参与组成肠淋巴干或直接注入乳糜池,部分汇入腰淋巴干,沿腹腔动脉各分支分布的腹腔淋巴结主要有位于胃小弯的胃胰淋巴结、位于贲门附近的贲门淋巴结、位于胃大弯的胃网膜淋巴结、位于幽门附近的幽门淋巴结、位于胰头与十二指肠之间的胰十二指肠淋巴结、位于小网膜两层腹膜之间与肝十二指肠韧带之间的肝淋巴结及沿脾动脉配布的脾淋巴结。肠系膜上淋巴结位于肠系膜上动脉的根部周围,部分紧贴腹主动脉的前面,接受沿肠系膜上动脉各分支排列的淋巴结输出管,即收集十二指肠下半部、空肠、回肠、阑尾、盲肠、升结肠、横结肠及胰头的淋巴,其发出的输出淋巴管参与组成肠淋巴干,沿肠系膜上动脉分支排列的淋巴结主要有位于腹膜两层之间沿空肠动脉和回肠动脉及其分支排列的肠系膜淋巴结、沿回肠动脉干排列的回肠淋巴结、沿右结肠动脉排列的右结肠淋巴结、沿中结肠动脉排列的中结肠淋巴结。肠系膜下淋巴结位于肠系膜下动脉根部周围,靠近腹主动脉前面,接受沿肠系膜下动脉分支排列的淋巴结之输出淋巴管,收集左半部横结肠、降结肠、乙状结肠和直肠壶腹部的集合淋巴管,其输出淋巴管组成肠淋巴干,沿肠系膜下动脉各分支排列的淋巴结主要有左结肠淋巴结、乙状结肠淋巴结和直肠上淋巴结。

(六)盆部淋巴结

盆部的淋巴结可分为位于盆壁内沿盆壁血管走行排列的壁侧淋巴结和沿盆腔脏器配布的脏侧淋巴结。盆部的淋巴结与子宫颈癌及膀胱癌的根治手术关系密切。

壁侧淋巴结主要包括位于髂总动脉周围的髂总淋巴结、位于髂外动静脉周围的髂外淋巴结和沿髂内动脉及其分支排列的髂内淋巴结。每侧髂总淋巴结有 2～6 个，借淋巴管相连成链，接受髂外淋巴结、髂内淋巴结、髂间淋巴结及骶淋巴结的输出淋巴管，并直接收纳子宫颈及子宫体下部的部分淋巴，其输出淋巴管多注入主动脉外侧淋巴结和主动脉腔静脉间淋巴结。髂外淋巴结有 3～10 个，沿髂外动、静脉排列，接受腹股沟浅淋巴结及腹股沟深淋巴结的输出淋巴管，并收纳子宫颈、子宫体下部、阴道上部、膀胱、尿道前列腺部、前列腺、阴茎头的淋巴，其输出淋巴管注入髂总淋巴结。髂内淋巴结沿髂内动脉干及分支排列，有 3～10 个，包括闭孔动脉周围的闭孔淋巴结、臀上动脉周围的臀上淋巴结和臀下淋巴结，接受子宫颈、阴道上中部、膀胱以及阴蒂、阴茎头、臀部深浅层、直肠肛管黏膜部的集合淋巴管，其输出淋巴管注入髂间淋巴结、髂外淋巴结及髂总淋巴结。脏侧淋巴结沿髂内动脉的脏支配布，其位置、数目、大小不恒定，常按淋巴结所伴的内脏名称称为某器官旁淋巴结，分为膀胱淋巴结、子宫旁淋巴结、阴道旁淋巴结及直肠旁淋巴结，分别接受膀胱、子宫颈及子宫体下部、阴道上部及子宫颈、直肠壶腹部的集合淋巴管，其输出淋巴管分别注入髂内淋巴结、髂间淋巴结及肠系膜下淋巴结。

三、淋巴结疾病的检查方法

淋巴结病变常表现为淋巴结肿大，因各种不同的病因所致，从病因学和病理学上可分为良性病变和恶性病变两大类。良性病变常见有反应性增生、感染性疾病、淋巴结核等。恶性病变常见的有恶性淋巴瘤、淋巴结转移瘤。因所处的位置分布和淋巴结受累程度的不同，淋巴结的超声检查方法可有不同。头面部、颈部、腋窝、锁骨上窝、腹股沟等浅表淋巴结的超声检查一般用频率为 7.5～13 MHz 的线阵探头，极为浅表的淋巴结则需用更高频率的探头或在探头与淋巴结之间加一薄的水囊。腹、盆腔、腹膜后、髂窝及纵隔等部位的淋巴结依患者的体形条件可选择 2.5～5.0 MHz 的凸阵或线阵探头。有条件时，食管旁、气管周围及纵隔内和胃、胰腺周围的淋巴结检查可选择内镜超声或经食管超声的途径。一般情况下，在检查淋巴结之前，应先找到所扫查部位的主要血管或主要解剖标志，以确定病变淋巴结的位置和分布范围及水平段，如检查颈部淋巴结时应显示颈总动脉和颈内静脉，检查腋窝淋巴结时应沿腋血管扫查，检查腹膜后淋巴结时应依据腹主动脉，下腔静脉或腹膜后器官作为判断淋巴结所处的解剖层面，并参考腹主动脉的分支或下腔静脉的属支来明确淋巴结的解剖水平段，乳腺内区域检查淋巴结则应在双侧的肋间扫查。做浅表淋巴结血流扫查时，手法要轻一些，因为即使轻微的挤压就可减弱结内低速血流信号。由于技术层面上方法学的不足和淋巴结病理学的复杂性，超声对淋巴结病变的评价一直受到限制。尽管超声仪器的空间分辨力已经得到了很大的改善，可以更深入地研究淋巴结的结构特征，CDFI、能量多普勒、声学造影提高了结内血流信号的显示率，但较低的敏感性和特异性使得超声仍无法与细针活检相媲美，后者能以微创的代价得到病变淋巴结结构特征的准确信息。因此，除了淋巴结超声图像的分析外，根据临床需要还可在超声引导下对病变淋巴结进行活检穿刺。

四、正常淋巴结的超声表现

(一)正常淋巴结超声显像

增大的淋巴结，尤其是位置浅表的肿大淋巴结，超声检查很容易检出，但由于正常结构改变的多样性和复杂性，淋巴结病理学对声像图的分析可能帮助不大。比如，临床上很难找到没有经历过淋巴结反应性变化的成年人,而另一方面,淋巴结炎症变化可以弥漫、也可以局限,有时的表现与局灶性肿瘤相似,同时微小的转移灶通常不破坏淋巴结的结构,故几乎不可能对"正常"淋巴结的超声图像标准下一个明确的定义。正常淋巴结的径线多较小,现有的超声设备难以清楚显示,但可分辨出大小 5 mm 左右的淋巴结,其长轴超声切面形态学结构类似肾脏,短轴呈"靶样"结构。淋巴结的周围部分主要为实质性组织,而皮质淋巴窦较少,内部的反射界面相对缺乏,故呈低回声带,或宽或窄,代表由淋巴结小结、副皮质区等构成的皮质区,回声较均匀,大部分淋巴结的皮质呈向心宽阔型,小部分呈狭窄型。淋巴结的中央部分为较强回声区,呈带状或团状,代表淋巴结门,有输出管、小动脉、小静脉及神经进出,并含有少许脂肪组织,同时髓质淋巴窦内有丰富的液体,与淋巴管、血管壁及脂肪构成较多的声反射界面,故回声增多。正常情况下,淋巴结门的回声也表现为宽阔型和狭窄型。正常淋巴结内也可探及血流信号,一般为少量的点状分布,淋巴结门的血流阻力指数 RI 通常在 0.6 左右。

(二)观察指标及临床意义

超声观察的指标多来自对浅表淋巴结的观测,包括淋巴结的形态学和血流信号两个方面。形态学指标中常用的有淋巴结的径线大小、纵横径比、淋巴结门、淋巴结皮质、内部回声、淋巴结之间的关系、解剖区域及与周邻组织结构的关系;血流信号包括淋巴结内部血流的分布形式、动脉血流阻力指数等。

1.淋巴结大小

要求在最大切面上测量淋巴结的纵径、横径,或长、短轴两个切面上测量长径(纵径)、厚径(横径)和宽径,一般认为横径比纵径有价值。就浅表淋巴结而言,有报道平均横径,反应性淋巴结多在(6.0±2.9)mm,转移性淋巴结多在(11.6±5.4)mm,恶性淋巴瘤(16.2±9.9)mm,当淋巴结横径大于10 mm时,约80%可能是恶性淋巴结,20%是良性增生,但有报道认为仅以淋巴结的大小不能判别良、恶性淋巴结,故应建议临床做细胞学检查。

2.纵横径比(L/S)

称圆形指数(roundness index,RI),即同一长轴切面上最大纵径(L)除以最大短径(S),是目前二维声像图上鉴别良、恶性肿大淋巴结的主要指标。据报道,以 L/S≥2.0 作为判断反应性淋巴结与恶性淋巴结区别的指标,其敏感性为81%~95%、特异性65%~96%。

3.淋巴结形态

纵横径比实际上是淋巴结形态的量化指标,单就淋巴结形状可分为长圆形和圆形。肿大淋巴结中,反应性淋巴结长圆形居多,而转移性和淋巴瘤性淋巴结圆形占的比例较大。

4.淋巴结门

与淋巴结皮质同为超声描述淋巴结形态的指标,是淋巴结病变定性判别的重要线索。通常表现为淋巴结门高回声区存在或消失,可分为三种类型:①宽阔型,在长轴切面上淋巴结门的形态与淋巴结一致,呈椭圆形。②狭窄型,淋巴结门回声区呈细缝状。③缺少型,淋巴结门高回声带不能显示。

5.淋巴结皮质

皮质回声依据其厚度也可分为三型:①狭窄型,长轴切面上,淋巴结最大横径处皮质厚度<淋巴结门直径的1/2。②向心宽阔型,长轴切面上,淋巴结最大横径处皮质厚度≥淋巴结直

径的 1/2。③偏心宽阔型,一侧皮质的厚度至少是另一侧的 2 倍。由以上标准所述,淋巴结门狭窄型的淋巴结也属皮质宽阔型,如果淋巴结门缺少,淋巴结皮质的厚度便难以评估,此两项指标要结合描述。

6.内部回声

根据病理性质的不同,淋巴结内部的回声强度可有增强或减低,内部回声光点分布也可以均匀或不均匀。正常和反应性淋巴结的内部皮质回声多是均匀的低回声区,恶性、结核和化脓性炎症性淋巴结内部回声的变化多样,可呈实质不均匀增强、局灶液性无回声区等。

7.彩色多普勒血流显像(CDFI)

因为炎症淋巴结与肿瘤淋巴结多普勒所见有明显的重叠,对于一部分患者而言,超声图像及血流分析并不能取代组织活检。CDFI 主要用于观察淋巴结内部血流信号的有、无、多少和分布情况,除了血流信号缺失之外,其血流的分布形式有多种报道,通常可见四种类型:①淋巴结门型,血流信号沿淋巴结门分布,可见单一的供血血管,或中央长轴走行的血管,或一淋巴结门血管伴有规则的、对称的由中央向外的分支。②斑片型,血管散在斑片状或血管的节段在淋巴结内杂乱分布,没有淋巴结门结构。③周边型,多条血管分布于淋巴结的周边部分,或呈提篮状,血流信号为向心性的。④混合型,为上述两种类型的混合。良性病变的淋巴结内部的血流分布多呈血流信号缺失或淋巴结门型,而恶性淋巴结则多表现为混合型、斑片型和周边型。

8.频谱分析

利用脉冲多普勒对淋巴结内的小动脉血流阻力参数进行测量,主要的观察指标有阻力指数(RI,resistive index)、搏动指数(PI,pulsatility index)、血流速度。有关的报道可能因观察样本的不同,在良、恶性淋巴结中这些指标意义有所差别。有学者认为反应性淋巴结的 RI 大多大于 0.6、恶性淋巴结的RI 多小于 0.6,即反应性淋巴结的动脉血流多为高阻力型,恶性淋巴结多见低阻力型,但更多的报道指出,以结内最大流速或次最大流速处取样,良性病变淋巴结的血流多为低阻力型,其平均 RI 为 0.59±0.11、PI 为 0.90±0.23,恶性病变淋巴结的平均 RI 为 0.92±0.23、PI 为 2.66±1.59,收缩期最大血流速度两者差别不大,但舒张期末速度恶性病变淋巴结要低于良性病变淋巴结。

9.解剖区域

非特异性感染的受累淋巴结一般与感染灶在同一解剖区域或同一侧肢体,特异性感染的淋巴结核和恶性淋巴瘤及转移淋巴结多累及整个解剖区域及相邻区域,甚至身体远离病灶的部位,如面部、口腔的炎症时,颈部淋巴结肿大,结肠恶性肿瘤的淋巴结转移多见于腹腔淋巴结群,而胃癌则可出现锁骨上窝的淋巴结肿大。

10.与周邻组织结构的关系

头颈部的淋巴结对颈部血管有无压迫,管壁是否完整,食管周围淋巴结是否侵犯降主动脉,腹腔淋巴结有无包绕腹主动脉及其分支,纵隔淋巴结对心包有无挤压等。

五、常见疾病的超声表现

(一)淋巴结反应性增生

1.病理与临床

淋巴结反应性增生是造成淋巴结肿大最常见的原因。多由急慢性感染、药物、异种蛋白产生的抗原引起免疫反应。主要的病理改变是淋巴滤泡增生,最初滤泡增生仅限于皮质,严重时可发展到髓质,髓质减少。随着感染的控制,淋巴结可恢复正常形态。

2.声像图表现

超声表现为淋巴结增大,可以单发或多发,多数不发生融合。增大的淋巴结仍保持规则的卵圆形,L/S>2。淋巴结皮质呈均匀性增厚的低回声,包绕髓质,皮髓质分界清晰,髓质所占比例相对减少。彩色多普勒超声显示血流增多,由淋巴门进入,呈规则分支状分布,血流指向皮质。

3.报告书写举例

右腋下可见多个淋巴结回声,呈椭圆形,其中较大者1.0 cm×0.4 cm,皮髓质分界尚清晰,皮质均匀增厚,CDFI:淋巴结内未见明确血流。

超声提示:右腋下淋巴结皮质增厚,不除外反应性增生。

4.鉴别诊断

(1)与正常淋巴结鉴别:正常淋巴结呈长的椭圆形或扁圆形,皮髓质分界清晰,髓质位于淋巴结一侧,一端或中央;正常淋巴结的血流主要位于髓质内,呈点状、线状。反应性增生的淋巴结短径稍增大,仍为椭圆形,皮髓质均增宽,分界仍然清晰;其血流可增加,仍由淋巴门进入,呈规则分支状分布于髓质内。

(2)与恶性淋巴结鉴别(表11-1)。

表 11-1　良、恶性淋巴结的超声鉴别要点

	良性	恶性
病因	急性或慢性炎性疾病	淋巴瘤或恶性肿瘤转移
淋巴结形态	扁平状或椭圆形,圆形少见	圆形或类圆形
长短径比值	≥2	<2
皮髓质	比值正常或变小,结构清晰	比值增大或髓质消失
皮质回声	正常水平,均匀	偏高不均匀(转移癌),偏低均匀(淋巴瘤)
淋巴门	居中,清晰	偏心或消失
血流信号	放射状分布,无非淋巴门处穿支血管	分布不规则,有非淋巴门处穿支血管
淋巴结融合	无	多见
Vmax	较低	较高
RI	较低	较高

(二)结核性淋巴结炎

1.病理与临床

结核性淋巴结炎可以是全身结核的局部表现,也可以是局部感染的结果,好发于颈部。主要病理改变是淋巴结肉芽肿性炎,伴干酪样坏死,可有液化坏死,偶有钙化形成。全身症状不明显,多以淋巴结无痛性肿大为首发症状。

2.声像图表现

超声表现为淋巴结增大,以短径增大较明显(L/S<2),淋巴结呈类圆形,常为多发,肿大

淋巴结之间可相互融合。淋巴结皮质呈不均质低回声,髓质受压偏向淋巴结一侧,严重者髓质显示不清。出现液化坏死时,肿大淋巴结内可出现极低回声甚至无回声。陈旧的病变以及治疗后的病变可以出现强回声钙化灶。除上述直接征象外,一些间接征象也有助于诊断,如皮肤与皮下组织受累时可肿胀、厚薄不均,淋巴结与周围组织分界不清。彩色多普勒超声显示淋巴结内部血流分布不均匀,血流信号减少。由于淋巴结髓质被挤压至一侧,所以彩色血流信号也偏于淋巴结一侧。

3.报告书写举例

左颈部可见多个明显增大淋巴结,边界不清,其中较大者 1.8 cm×1.0 cm,内部回声不均,髓质显示不清,CDFI:于淋巴结周边见较丰富血流。

超声提示:左颈部淋巴结肿大。

4.鉴别诊断

结核性淋巴结炎应与其他肿大淋巴结鉴别,特别是淋巴瘤。两者有很多相似之处,如 L/S 均<2,髓质可消失,肿大淋巴结相互融合较常见。正因为如此,两者的鉴别才十分重要。两者的不同之处在于:淋巴瘤皮质增宽多为非均匀性,而结核性淋巴结炎皮质增宽以均匀性多见;结核性淋巴结炎可有结内液化、坏死或钙化,结节与周边皮肤、组织有粘连,而淋巴瘤无上述改变。彩色多普勒超声显示结核性淋巴结炎的血流多位于结节周边,淋巴瘤的血流仍位于淋巴门的部位。

(三)恶性淋巴瘤

1.病理与临床

恶性淋巴瘤是原发于淋巴网状系统常见的恶性肿瘤,分为非霍奇金淋巴瘤(Non-Hodgkin's lymphoma,NHL)和霍奇金淋巴瘤(Hodgkin's lymphoma,HD)两大类。我国以 NHL 多见,国外 HD 较多见。其病因一般认为与辐射、化学致癌剂、病毒如类疱疹病毒(EB 病毒)等因素有关。本病主要侵犯淋巴结和结外淋巴网状组织。NHL 病变部位可以是全身淋巴结,也可以是结外淋巴组织。HD 病变部位主要是淋巴结,以颈部及锁骨上淋巴结最为多见,血管增生明显。

恶性淋巴瘤以男性多见,男女之比为 1.5∶1。各年龄段均可发生,国内以 50~60 岁人群发病率最高。早期无明显症状,仅以浅表淋巴结肿大为首发症状。凡淋巴结无原因渐进性持久性增大,或先有淋巴结肿大,后出现发热者均应高度警惕是否为恶性病变。

2.声像图表现

超声表现为淋巴结明显肿大,多数为多发,可仅局限于单一解剖部位,也可以多个解剖部位同时发生。对怀疑本病的患者要注意检查全身其他部位有无肿大的淋巴结及受累及的脏器,以利于临床分期及预后的判断。

常规二维超声检查可见淋巴结明显增大,形态呈卵圆形或圆形。L/S 比值<2。中央髓质强回声消失或呈细线状,皮质非均匀增厚,使髓质及门部变形偏向一侧。由于临床常见的 NHL 的病理改变主要是单一成分肿瘤细胞克隆性增生浸润,故大多数恶性淋巴瘤性淋巴结内较均匀的回声减低,仪器分辨力不够高时,显示近似于无回声,部分淋巴结有融合,融合的淋巴结之间仍能看出分界。

　　彩色多普勒超声显示淋巴结内血供丰富,血流信号几乎充满整个淋巴结,采用多普勒能量图技术可以更加清晰地显示血管分布状态,门部血管粗大呈主干状,从主干血管发出许多分支伸向髓质和皮质,分布于整个淋巴结,其分支纤细,走行弯曲,有时非淋巴门处可见穿支血管。

　　3.报告书写举例

　　双颈部可见明显增大淋巴结,回声减低,呈类圆形,边界尚清晰,其中较大者 1.6 cm×1.4 cm,髓质显示不清,CDFI:淋巴结内可见丰富且不规则血流。

　　超声提示:颈部淋巴结肿大,淋巴瘤可能性大。

　　4.鉴别诊断

　　与结核性淋巴结炎鉴别:见结核性淋巴结炎部分。

(四)淋巴结转移癌

　　1.病理与临床

　　经淋巴系统转移是全身各系统恶性肿瘤转移的主要途径之一。浅表淋巴结由于位置表浅易于被发现,临床上触诊淋巴结增大,质地硬,固定,但患者可能无明显临床症状,故正确判断淋巴结病变性质,确定有无淋巴结转移,对于肿瘤的确诊、分期、治疗方案的确定、疗效观察和肿瘤进展的监控均有一定的临床意义。

　　颈部淋巴结转移癌的原发灶绝大多数在头颈部,尤以鼻咽癌和甲状腺癌的转移最为多见。锁骨上窝淋巴结转移癌的原发灶多在胸、腹部。腋窝淋巴结转移癌的原发灶多在乳腺。肿瘤细胞的浸润,使淋巴结内结构破坏,并有肿瘤新生血管形成,由于肿瘤组织的环绕压迫,新生血管走行迂曲,不规则。

　　2.声像图表现

　　超声表现为淋巴结肿大,外周包膜不清晰或有切迹,形态呈圆形、类圆形或分叶状,L/S 比值<1.5～2.0,淋巴结的浸润程度与 L/S 比值的减低呈密切相关。中央髓质强回声消失,或变窄呈细线状,皮质回声为不均匀的低回声或回声增强,并可有皮质不均匀增宽,门部偏心,淋巴结融合,可有坏死或局灶性钙化,对周围组织、大血管有挤压和浸润等征象(图 20-7A)。

　　彩色多普勒超声显示淋巴结转移癌有多血供和少血供,多血供者居多。结内血管失去正常分布形态,血流信号分布不均匀,血管移位,分支纤细,走行迂曲、紊乱,有的沿周边走行,多普勒能量图能够更加完整、清晰地显示肿瘤血管分布形态,非淋巴门处可见穿支血管。少血供者,结内血流很少,可有 1～2 条血流信号。

　　3.报告书写举例

　　左腋下可见明显增大淋巴结,呈椭圆形,其中较大者 1.7 cm×0.9 cm,皮质不均匀增厚,皮质内可见点状强回声,髓质受压移位,CDFI:淋巴结内可见粗大且不规则血流。

　　超声提示:左腋下淋巴结肿大,皮质内可见点状钙化,考虑乳腺癌淋巴结转移。

　　4.鉴别诊断

　　与良性淋巴结肿大鉴别:见淋巴结反应性增生部分。

六、淋巴结超声造影

　　在恶性肿瘤的诊断和治疗中,对肿瘤引流区内的淋巴结进行评价是十分重要的。前哨淋巴结是最具肿瘤转移危险性的,通过对前哨淋巴结的评价能够早期发现肿瘤转移,并能预测整个淋巴引流区是否受到侵犯。此外,淋巴结肿大往往是全身疾病的局部表现,鉴别肿大淋巴结的良、恶性,对疾病的诊断和治疗有很大帮助。在高分辨率灰阶和彩色多普勒超声基础上,超声造影技术能进一步评价淋巴结的微循环情况,为明确肿大淋巴结的性质提供了更多信息。

淋巴系统的超声造影主要包括经静脉淋巴超声造影和经皮淋巴系统超声造影。当肿瘤转移到淋巴结时,肿瘤细胞会破坏其生长区域大部分微细血管。因此在灰阶超声造影上,淋巴结内部肿瘤浸润的区域常表现为低灌注区,坏死组织则表现为无灌注区。上述经静脉超声造影的特征为诊断转移性淋巴结提供了有力的依据。经皮淋巴系统超声造影可以显示从肿瘤的引流淋巴管,并追踪至前哨淋巴结。由于造影剂微泡颗粒较大,以及黏附、吞噬等因素,造影剂微泡只停留在第一级淋巴结内。这样可以准确定位前哨淋巴结,减少淋巴结清扫范围,减轻相应并发症。如果肿瘤细胞取代了正常的淋巴结内组织,则造影时显示该处充盈缺损。因此,发生转移的淋巴结常见的造影表现为不均匀增强、局灶性增强以及充盈缺损。

参考文献

[1] 任悠悠.医学影像学诊断精要[M].南昌:江西科学技术出版社,2020.

[2] 梁玉林.超声检查技术[M].北京:人民卫生出版社,2019.

[3] 孙医学,张顺花.医学超声影像学实验指导[M].安徽:中国科学技术大学出版社,2019.

[4] 杨舒萍,吕国荣,沈浩霖,等.超声影像报告规范与数据系统解析[M].北京:人民卫生出版社,2019.

[5] 蒋蕾,孟祥.影像诊断学[M].郑州:郑州大学出版社,2018.

[6] 杜立新.精编影像技术与诊断[M].昆明:云南科技出版社,2020.

[7] 宋晓燕,郑迎春,郑海平.超声检查与放射影像医学[M].天津:天津科学技术出版社,2018.

[8] 刘佩芳.乳腺影像诊断必读[M].北京:人民军医出版社,2018.

[9] 赵维鹏,潘翠珍,舒先红.心脏超声入门[M].上海:上海科学技术出版社,2019.

[10] 仇惠,张瑞兰,吴小玲,等.临床诊断影像系列 医学影像物理学实验[M].北京:人民卫生出版社,2018.

[11] 王学梅,刘艳君,宛伟娜.中国医科大学附属第一医院超声科病例精解[M].北京:科学技术文献出版社,2019.

[12] 徐昌.临床影像学[M].昆明:云南科技出版社,2016.

[13] 刘美兰.妇产科与影像学诊断[M].天津:天津科学技术出版社,2018.

[14] 张武.现代超声诊断学[M].北京:科学技术文献出版社,2019.

[15] 王忠民.女性盆底超声精细解剖图谱与实践操作[M].北京:科学技术文献出版社,2017.

[16] 董文波,苗重昌,仝军勇.现代影像与超声临床医学[M].昆明:云南科技出版社,2018.

[17] 王志刚,冉海涛,郑元义.超声分子影像学[M].北京:科学出版社,2016.

[18] 江浩.急腹症影像学[M].上海:上海科学技术出版社,2017.

[19] 许匀,蔡铭姬,赵珉.超声医学与影像研究[M].南昌:江西科学技术出版社,2018.

[20] (美)本多克.出血性和缺血性卒中 内科、影像、外科和介入治疗[M].上海:上海科学技术出版社,2017.

[21] 李斯琴.临床医学超声影像诊断要点[M].北京:科学技术文献出版社,2018.

[22] 卡姆兰·阿拉尔,桑贾伊·古普塔.影像引导下经皮穿刺活检[M].长沙:湖南科学技术出版社,2017.

[23] 李荐德.临床超声诊断技术[M].天津:天津科学技术出版社,2018.

[24] 王艳华,郑元元,王大伟,等.现代医学超声影像学[M].青岛:中国海洋大学出版社,2018.

[25] 崔志浩.实用医学影像诊断与鉴别诊断[M].长春:吉林科学技术出版社,2017.

[26] 陈懿,刘洪胜.基础医学影像学[M].武汉:武汉大学出版社,2018.

[27] 陈翠香.实用超声诊断与临床[M].武汉:湖北科学技术出版社,2017.